中国中医科学院科技创新工程：
间质通道在经脉行气作用中的功能探讨(C12021A03406)资助

国家自然科学基金原创探索计划项目：
间质通道及与中医经络关系的研究(No.82050006)资助

解析
《黄帝內经》

张维波　王燕平　李宏彦

著

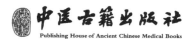

中医古籍出版社
Publishing House of Ancient Chinese Medical Books

图书在版编目（CIP）数据

解析《黄帝内经》/ 张维波，王燕平，李宏彦著 .
— 北京：中医古籍出版社，2022.12

ISBN 978-7-5152-2562-3

Ⅰ . ①解… Ⅱ . ①张… ②王… ③李… Ⅲ . ①《内经》
—研究 Ⅳ . ① R221

中国版本图书馆 CIP 数据核字（2022）第 152590 号

解析《黄帝内经》

张维波　　王燕平　李宏彦　著

责任编辑　吴　頔
封面设计　王　磊
出版发行　中医古籍出版社
社　　址　北京市东城区东直门内南小街 16 号（100700）
电　　话　010-64089446（总编室）010-64002949（发行部）
网　　址　www.zhongyiguji.com.cn
印　　刷　廊坊市鸿煊印刷有限公司
开　　本　787mm×1092mm　1/16
印　　张　20.5　　彩插　1
字　　数　440 千字
版　　次　2022 年 12 月第 1 版　2022 年 12 月第 1 次印刷
书　　号　ISBN 978-7-5152-2562-3
定　　价　89.00 元

前　言

　　《黄帝内经》堪称一部"天书"，它不仅为我们讲述了一套与现代医学完全不同的治病道理，还大量涉及了人体解剖、天文、历法等方面的知识，但这些内容与我们今天熟悉的知识却难以对接。比如，《内经》讲了人体有十几条纵贯全身的经脉，而现代解剖学却完全找不到对应的结构，理解起来十分困难，像是从另一个星球发来的密码。然而，就是这样一个与现代医学和科学大相径庭的理论却指导了两千年的中医临床实践。一些西医治不好的疾病到了中医这里，可以药到病除，就像这次用清肺排毒汤治疗新型冠状病毒感染的肺炎轻型、普通型和重型患者。中医大夫如果悟通了《内经》中的一句话，治病的水平就会大为提高，成为名医，甚至发展出一个流派，历史上这样的例子不胜枚举。

　　《内经》是公认的中医理论的奠基之作，或者说，它是中医学的第一本教科书。为什么这么说？就是因为它首次界定了构成一个理论所必需的概念体系，即对中医理论的主要概念术语进行了定义。《内经》使用了大量定义概念的语句，如"……者，所以……者也""谓之""命曰"等，这在《内经》之前的医学著作中是没有的。有了这些经过定义的基本概念，才能够对理论进行逻辑自洽的描述。

　　虽然《内经》对很多概念进行了定义，但用于定义概念的语言是古汉语，对于现代人而言仍然比较陌生，难以理解。其中一些我们很熟悉的概念，与现代人所理解的含义之间没有太大的偏差，如"汗、血、骨、毛、水谷"等，另一些概念的外延稍微复杂一些，如肉，它包括现代解剖学中的脂肪和可兴奋的肌肉，还是其中之一？皮也是一个外延模糊的概念，它是否包含解剖学中的皮下组织，有待讨论。筋和血脉等也是如此，它们不如前一种概念那样明确。还有一类概念更加隐晦，如营气、卫气、经脉、经隧，我们将这些概念称为未知概念，是需要文献工作者和现代科学研究者共同挖掘分析的内容。

　　我们现在通常会使用若干个已知概念的关系组合来定义一个未知概念，但理解《内经》的困难在于，一些未知概念的定义除了使用已知或基本已知的概念进行描述外，还夹杂了其他的未知概念。比如"所言节者，神气之所游行出入也，非皮肉筋骨也"。"……者……也"是典型的定义语式。这里对"节"这个概念的定义使用了"神气"和"皮""肉""筋""骨"5个术语，其中"皮""肉""筋""骨"术语属于已知概念，虽然与现代解剖学的定义有一些出入，但大体不差。关键是"神气"，在现代没有对应的概念，因此它也属未知概念，而且是两个未知概念，"神"和"气"的组合，因此，《内经》中的未知概念之间就形成了一种关系，类似于数学中的方程，多个概念形成的多种关系构成方程组样的集合，未知概念对应方程中的变量或未知数，已知概念则对应常量。通过反复分析这个集合，使得每一个未知概念都能被一个或几个已知的概念所表述，其过程类似于解析几何中解多元方程组未知数的过程。在这个过程中，有时需要分解或合并概念，有时则需要定义新的概念，有些则要像解方程组时拆解变量和设立中间变量。经过反复分析，才能最终搞清楚《内经》未知概念的含义，故笔者将这一分析方法称为"解析"。

由于古代文献多由不同的学者完成，在当时的历史条件下，学者之间的沟通交流较少，故不同文献之间的同一术语的内涵可能存在着差异，相对而言，同一部文献中所用的同一术语概念的吻合度较好，而处于同一篇章中的同一术语的概念吻合度最大。因此，我们将解析概念的范围尽量控制在《内经》以内，同时考察《内经》的各种注释本，这些注释本通常会使用更接近于现代的概念去阐释《内经》的不明确概念，是理解《内经》未知概念的重要途径。另外适当参考《内经》成书之前的古典文献。《内经》的形成有其社会文化的大背景，《内经》所用的概念不可能脱离文化背景而独立存在，故与《内经》相近时代出现的相同概念是理解《内经》概念的重要线索。

更重要的理解途径是运用现代科学知识。《内经》描述的是人体的生理病理规律，我们很难想象一个能有效指导临床的《内经》与现代科学知识之间毫无联系，各说各话。在解"《内经》方程组"时，我们会首先假设《内经》讲的人体各成分、各因素关系规律与现代科学阐明的关系规律有着某种内在一致性，是对客观规律的不同表述形式。我们需要做的是，在这两种语言描述的规律之间找到共同之处，使《内经》的概念关系集合尽量逼近现代科学的概念，同时还要考虑到当时的观察能力和条件，找到既符合历史条件，又符合现代科学已经证明的合理逻辑关系，最终破解《内经》的各种未知概念。

解方程的经验告诉我们，一个多元方程组的第一个未知数的破解往往是最难的，也是最关键的。本书内容与笔者多年从事的经络实验研究密切相关，正是由于有了对《内经》中"经络"这个核心概念的实证科学研究，才得以破解经络以及伴随的营卫之气，这两个最关键的未知概念，为随后一系列概念的破解奠定了基础。本书分为上、中、下三篇，上篇的内容就是围绕经络展开的，涉及经脉的实质、经脉中运行的营卫之气和经水的实质、任督二脉、肾经冲脉、手三阴的循行路线和经脉在体腔内的循行部位，最后对经气流注和经络理论进行了分析。中篇内容是在经络基础上的拓展，涉及经络以外的诸多中医概念，从与经脉密切相关的三阴三阳和经脉脏腑相关开始，包括营卫之外的其他气、精、神以及更复杂的阴平阳秘、补泻手法、脉象、生命观等。下篇是笔者对《内经》成书的一点探寻，它虽不属于概念解析的范畴，但由于本书探讨的概念均出自《内经》，对其书的追溯将有助于理解《内经》概念的形成，这也为这本千古奇书到底是如何诞生的，给出一个大致的说法，供医史专家们参考。

本书的部分内容已经以文章的形式发表，每篇文章都围绕着一两个概念展开解析，后期又陆续有一些概念被解析出来。鉴于《内经》各概念之间存在着很强的互相引证的逻辑关系，用一部书将这些概念统辖起来，还原《内经》作者的宏大思维，同时省去了读者查找每篇文章引用其他文章（参考文献）的麻烦，是十分有意义的。若将一篇文章或一个概念的解析作为一道菜的话，那么这部书就是一桌"满汉全席"。

历史上注释《内经》的学者无数，他们为本书的形成奠定了坚实的基础，特别是由河北医学院（今河北医科大学）、山东中医学院（今山东中医药大学）等编写的《灵枢经校释》和《黄帝内经素问校释》，本书所引《内经》原文均来自这两版校释，并根据这两部图书提供的丰富的不同版本信息进行分析，在此特别谢过。本书作者还要感谢高也陶、刘兵、熊枫、叶丰瑶、宋晓晶、王泽和顾鑫等参与相关文章撰写的朋友的辛勤付出，感谢赵京生、黄龙祥、刘兵等专家对本书相关内容的学术帮助，感谢张云舒为《内经》概念统计编写的程序及郁文韬同学为本研究提供的古文字检索资源。

赵京生教授指出，对针灸内涵的解释，可分为三类：古代解释（元解释）、现代解释和科学解释。其中现代解释是以现代语言表述概念内涵所凝结的认识的性质，这一解释需以古代解释为基础。同时，也不可避免地渗透、融入有现代医学的认知方式和知识。科学解释，是对概念内涵的"实质"的解释，是由科学家而非理论研究者进行的工作，本书对《内经》概念术语的解释以科学解释为主。

最后需要指出的是，《内经》的概念远远不只这些，彻底解析《内经》的所有未知概念，完整翻译《内经》的内容，还有很长很长的路要走，本书只是这万里长征的第一步。希望本书再版的时候，有更多的概念解析被补充进来，使这一工作不断完善，让《内经》这一中华文明的瑰宝被更多的人所认识，产生更大的效益，造福人类。本书中对《内经》的解析是我们自己学习之后对该书的理解，水平有限，表达能力有限，一定有不恰当之处，欢迎讨论、批评、指正。

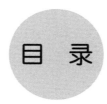

目　录

中篇　其他概念术语的科学内涵

下篇　《黄帝内经》其书

上篇　经络类概念术语的科学内涵

　　"经络"是中医理论的核心概念，它是一个类概念，由很多子概念组成，如经脉、络脉、经别、经筋、皮部等。经脉作为一个子概念又可细分为十二正经（十二经脉）和奇经八脉，络脉又可分为十五络、浮络和孙络等。经脉和络脉中运行着气血，与脏腑系统之间保持着密切的联系，沟通身体的表里、上下、左右。作为一个如此庞大的人体系统，经络到底有没有实在的、现代科学已经认识到的对应结构，或者是一种虽未被认识，但可以被实验验证的新结构，抑或代表某种可被证明的部位之间或功能上的联系，这是中医理论是否具有科学性的关键。现代经络研究从20世纪60年代正式开始，其目标就是要用科学的语言回答"经络是什么"？然而在回答这个问题之前，我们首先要搞清楚古人是怎么论述经络的，即"什么是经络"？其实这个答案就在《黄帝内经》之中，但需要我们一点一点地梳理清楚。

第一章 经脉概念的分解：经脉线与经之脉

现存最早的一批经脉文献来自墓葬中出土的帛书和竹简，其中记载了脉的循行、病候和治疗方法，但并未给出脉概念的定义。《黄帝内经》在帛、简基础上建立了经络系统，特别是十二经脉的循行、病候、功能和治疗方法已发展完备。欲揭示经脉概念的科学内涵，需要首先搞清楚经脉仅仅是古人用于解释人体上下联系规律的一种示意线和对针刺治病原理的一种理论解释，还是存在于人体内的一种结构。对上面问题的研究可以从帛书中的脉是如何演变成《内经》中的脉和经脉开始。

第一节 马王堆帛书中的"十一脉"

《黄帝内经》是中医理论的奠基之作，它由《灵枢》和《素问》两部书组成，总字数将近二十万字，这样一部宏大的医学理论不可能是凭空产生的。随着近代考古工作的挖掘，不断有早于《内经》的医学著作被发现，特别是《内经》中描述的人体经脉，在不同地点出土的墓葬中都有所发现，如 1973 年在湖南马王堆发现的西汉墓葬中，有一些书写在帛上的文字，称为"马王堆帛书"（以下用《帛书》作为这些内容的代表），其中有一部分是医书，包括《足臂十一脉灸经》（以下简称《足臂》）、《阴阳十一脉灸经》（以下简称《阴阳》）、《脉法》《阴阳脉死候》和《五十二病方》（书名是后加的）。无独有偶，在湖北江陵的张家山汉墓中发现了内容相同的竹简，弥补了《帛书》部分文字的缺失，可合并研究。经文献工作者的考证，这些医书均早于我国第一部医学理论著作——《黄帝内经》，它们是研究我国医学思想特别是经络、气血等概念形成的重要史料。

《足臂》和《阴阳》的基本结构相同，都是由脉名、路线、病候、治疗四部分所组成。如《足臂》的第一条脉：

足泰阳温（脉）：

出外踝窦（娄）中，上贯腨（腨），出于郄（郄）；枝之下月（肿）；其直者贯臀，夹（挟）脊，出项，上于豆（脰）；枝颜下，之耳；其直者贯目内渍（眦），之鼻。

其病：病足小指废，腨（ ）痛，胳（ ）（挛），踒痛，产寺（痔），要（腰）痛，夹（挟）脊痛，□痛，项痛，手痛，颜寒，产聋，目痛，（鼽）（衄），数癫（癫）疾。

诸病此物者，皆久（灸）泰（太）阳（脉）。

其中"外踝窦中、腨（腨）、臀、脊"等均为身体的部位，上述路线由身体相邻部位衔接而成，构成一条基本连续的路线。显然，足泰阳温指的是这条路线，这样的连续路线《足臂》和《阴阳》都是十一条。

《阴阳》的描述与《足臂》有一些差别，如对应《足臂》中的足泰阳温为：

钜阳眽（脉）：

潼（踵）外踝娄中，出　中，上穿（臀），出猒（厌）中，夹（挟）脊，出于项，□头角，下颜，夹（挟）（頄），（系）目内廉。

是动则病：潼（肿），头痛，□□□□脊痛，要（腰）以（似）折，脾（髀）不可以运，腘如结，　如裂，此为踝蹶（厥），是钜阳眽（脉）主治。其所产病：头痛，耳聋，项痛，耳强，疟，北（背）痛，要（腰）痛，尻痛，（痔），（　）痛，　痛，足小指痹，为十二病。

《阴阳》对疾病的描述分为两部分，分别为"是动病"和"所产病"，治疗的描述接在是动病后面，但没有说明具体的治疗方法，只在一条经的后面提到"久（灸）"，据此推论上述十一脉的治疗仍为灸法。

两书的脉名有一些差异，《足臂》的脉名构成是：臂/足＋三阴三阳＋脉，《阴阳》为：臂/肩/耳/齿＋三阴三阳＋脉。《阴阳》中，有的脉没有第一项，有的没有第二项，其名称不如《足臂》工整，但两书共同之处就是都有"脉"，只不过字形略有不同，《足臂》是温，《阴阳》是眽，"脉"是两书论述的核心。

《帛书》中尚无"经脉"一词，上述十一条路线各有具体的名称，如表1-1所示，总体上被称为"十一脉"，其实它们就是《内经》十二经脉中的十一条经脉。由于《帛书》中并没有络脉的概念，用"脉"代表经脉不会产生歧义。

第二节　经脉概念的形成与分解

《灵枢》曾有《九卷》《九墟》等名，是论述经络理论的主要著作，特别是经络系统中的十二经脉，晋代皇甫谧在《针灸甲乙经》序中写到："《九卷》是原本经脉，其义深奥，不易览也。"

《灵枢·经脉》（以下简称《经脉》）是论述经脉并系统总结十二经脉的专篇文献，其开篇的第一段就对经脉进行了描述和定义。

雷公问于黄帝曰：《禁服》之言，凡刺之理，经脉为始，营其所行，知其度量，内次五脏，外别六腑，愿尽闻其道。黄帝曰：人始生，先成精，精成而脑髓生，骨为干，脉为营，筋为刚，肉为墙，皮肤坚而毛发长，谷入于胃，脉道以通，血气乃行。雷公曰：愿卒闻经脉之始生。黄帝曰：经脉者，所以能决死生，处百病，调虚实，不可不通也。

《经脉》认为，经脉是针刺理论（刺之理）首先要考虑的（经脉为始）基础，经脉的主要功能为：营养循行部位的组织（营其所行），到了内部再（内次）营养五脏，再向外扩展（外别）到六腑。黄帝进一步从人体发育学角度阐释了经脉的功能：经脉是具有传输营养功能的结构（脉为营），是筋、肉、皮肤、毛发生长的物质基础；人在出生以后，摄入到胃中的食物（谷入于胃）化为血和气，在通畅的脉道中运行（脉道以通，血气乃行）；因此，经脉可以决定生死（决死生），处理各种疾病（处百病），调整人体的虚实（调虚实），是必须保持通畅的结构（不可不通也）。

这里有几点讨论：一是"营"字，它同时有营养和传输的含义，人们多从营养理解，传输的含义被忽视。"营"常与"运"组成"营运"一词，《灵枢·五十营》是运行五十周的意思，故"营"还有"运输"的含义。"不可不通也"有学者认为是"不可不通晓"的意思，但前面已有"脉道以通，血气乃行"的铺垫，指明"通"是"行"的条件，故这里的"不可不通"应做通畅解。《经脉》的首段文字指出，经脉是一种运输血气的通道，在生命的发育和维持中具有重要作用。"……者，所以……者也"是《内经》中典型的定义语式。

《经脉》随后列举了十二条经脉的具体循行部位、病候和治疗。根据其名称和循行相似性，《帛书》中描述的十一脉就是这十二条经脉中的十一条。另外，《经脉》还在《帛书》只有两条的手阴经中增加了"心主手厥阴心包络之脉"，其他部位的经脉数不变，故总体上变成十二条。除了数目的增加，对经脉循行路线的描述更加详细，长度也有所增加，表现在四肢末梢均到达指端，其名称更加完整有序，并均与脏腑产生了特定的联系，其名称的构成为：脏腑 + 手 / 足 + 三阴三阳 + 之脉。同时产生了统括这十二条经脉的专有名词——"十二经脉"，该词在《灵枢》中出现 11 次，《素问》中出现 4 次。十二经脉有时也被称为"十二经"，在《灵枢》和《素问》中分别出现 14 次和 2 次。

《内经》的"经脉"一词实际上包含了两层含义，一是指存在于人体的特定长程路线，二是古人认为存在于这些路线下面的气血运行通道。前者作为一种特定路线，其形成有其临床实践基础，但与是否存在气血通道不一定有直接关系；气血通道即使存在，也不一定是形成这条路线的全部原因。因此，我们可以将经脉概念分解成经脉线和经之脉，分别代表经脉路线和其中的气血运行通道，对阐明其科学内涵很有帮助。

实际上，《内经》已将十二经脉的路线和其中的通道分开描述了。十二条经脉线即"十二经"，其名称构成为：脏腑 + 手 / 足 + 三阴三阳，在有些地方脏腑名被省略，只保留"手 / 足 + 三阴三阳"的模式，如"手太阴""足太阳"。这些词汇用于描述十二条经脉线的含义是唯一的，故其简写不会引起歧义。

"经之脉"指十二经上的气血运行通道，《经脉》中有"肺手太阴之脉""胃足阳明之脉"等组合词汇，其名称构成为"十二经名 + 之脉"，意思是十二经脉线上的气血运行通道。该命名法则仅限于十二经脉，任、督等奇经八脉没有类似的结构。经之脉可进一步简化为经脉，是《内经》的核心概念，有确定的功能，并非简单的路线。

后世习惯将脏腑名放在三阴三阳名的后面，并将"之脉"改为"经"，形成"手太阴肺经""足太阴脾经"这样的十二经脉名称，该名称并未区分经脉线和其中的通道。将《阴阳》《足臂》《内经》和现代中医教科书的经脉名称对照列出，如表1-1所示。

表1-1　十二经脉名称对照表

《阴阳》	《足臂》	《经脉》	中医教科书
臂钜阴眽	臂泰阴温	肺手太阴之脉	手太阴肺经
臂少阴眽	臂少阴温	心手少阴之脉	手少阴心经
		心主手厥阴心包络之脉	手厥阴心包经
齿眽	臂阳明温	大肠手阳明之脉	手阳明大肠经
耳眽	臂少阳温	三焦手少阳之脉	手少阳三焦经
肩眽	臂泰阳温	小肠手太阳之脉	手太阳小肠经
大阴眽	足泰阳阴温	脾足太阴之脉	足太阴脾经
厥阴眽	足希阴温	肝足厥阴之脉	足厥阴肝经
少阴眽	足少阴温	肾足少阴之脉	足少阴肾经
钜阳眽	足泰阳温	膀胱足太阳之脉	足太阳膀胱经
少阳眽	足少阳温	胆足少阳之脉	足少阳胆经
阳明眽	足阳明温	胃足阳明之脉	足阳明胃经

《内经》之后，经脉线（经）的内涵进一步演化。晋代皇甫谧的《针灸甲乙经》将《内经》的经脉和腧穴（脉气所发，159个）与《黄帝明堂经》中的腧穴进行了融合，对部分腧穴进行了归经，但归经的方案并不确定，有的腧穴同时归属两条经脉。腧穴归经的方案在《针灸甲乙经》之后一直持续，直到宋代王惟一的《铜人腧穴针灸图经》，腧穴归经的方案才被确定下来，这个方案后来被刻在两具针灸铜人的模型上，成为当时的国家标准针灸教学用具，现代人使用的针灸人模型就是在此基础上制作的。腧穴归经的方案体现在铜人身上连接腧穴的线，这个线与《内经》中反映经脉循行的经脉线其内涵已发生变化，应称为"穴位归经线"，但不熟悉经典的人会将这些线视为经脉线，甚至经脉通道。穴位归经线与描述气血运行通道的经脉线在位置上会有一些偏差，但由于主要的腧穴（《内经》中）都是"脉气所发"，距经脉的位置不会太远，而经脉本身的循行路线描述又十分模糊，故用相对精确的腧穴连接而成的线在一定程度上取代了模糊的经脉线。

无论是经脉线、经之脉，还是穴位归经线，它们都有三个共同的特征：①相互之间及与人体的纵轴基本平行；②跨越多个节段（包括神经节段和关节）；③纵贯全身上下内外，其中手三阴经从胸到手，手三阳经从手到头，足三阳经从头到足，足三阴经从足到腹，再上行到咽喉与头面，十二经脉加上身体正中的任督二脉基本上将人体体表均匀地分割覆盖，就像地球仪上的经线。正是这个特征，经脉线被翻译为"meridians"。但地球仪上的经线是人为确定的，并非客观的存在，人体的经脉线也是这样吗？这些源自中医的人体特殊路线是人为画出来的，还是用于标记某种客观存在的通道，抑或是体表特定联系的示意线，证明经脉线的客观存在及其科学内涵是经络研究的目标之一。

第三节　经脉线是如何形成的

古人是如何发现这些经脉线的？有学者考证，最早的经脉概念指一小段可触及的动脉，因为它使用了与经脉相同的 ×× 脉来命名，为了与经脉相区别，作者称其为经脉穴[1]。经脉穴是局限区域，相对于经脉线来讲近似为点。几何学上至少要有两个点才能连成一条线，仅由一个点状区域无法获得跨越多个节段、纵贯全身的一条路线。从两点连一线的思路出发，黄龙祥指出经脉线是古人在脉诊过程中发现的两个相关动脉搏动点的连线，这两个脉动点就是标脉和本脉，后来经脉由两个点连线演化成多个点的连线，经脉则是古人因脉诊而误认为经脉线下走行着的一根血管，无须研究。现代经络研究主要应解决为什么经脉线上的两个点会出现相关联的动脉搏动[1,2]。此观点可简称为"两多连线说"或"两多相关说"。

经脉在体表有确定的路线，但这个路线是如何获得的？几何学上两点可以连出多条路线，其中只有距离最短的直线才是唯一的路线，但这是对于平面而言的。在曲面上，两点的最短距离是曲线，比如在球面上的两点，最短距离是大圆弧形，需要增加一个圆心点才能画出来。对于不规则曲面，确定唯一的路线就更难了。当然，如果不考虑中间的路线，只想表明两个点之间是有关联的，则无须考虑如何画线，用一条连接两点的虚线表示就行了，这种虚线叫作示意线，其两端点的联系可通过任何途径，与两点之间的组织中有没有一个连续通道无关。但在古人眼里，远隔部位之间的联系是因为其中有一条连续的经脉通道和其中流动的气血将两个点连接起来的，"联系"和"连接"的含义完全不同。由于早期经络研究在经脉线上找不到一条实际的通道，多数人倾向于经脉线只是一条体表存在特定联系的示意线。

经脉线不同部位之间是否具有联系可以通过实验验证，因此是具有实证性的科学命题。笔者团队曾使用经皮二氧化碳释放量测量技术和聚类分析方法，发现心包经各穴位之间存在较强的相关性[3]；又使用血流成像技术观察了针刺委中对腰部血流量的影响[4]及针刺合谷对人体面部血流量的影响[5]，初步证实存在某种与经脉线有关的人体部位间的特定联系。

人体存在多个能触摸到动脉搏动的部位，其数量的多少与胖瘦有关，瘦人能触摸到的部位更多。但从全身众多动脉搏动点中发现两个搏动点之间是相关的，并在不规则曲面的身体上确定一条经脉线从技术角度是难以想象的。比如，《阴阳》中的"肩脉"和"耳脉"，其一端都在手背，另一端一个在耳后，一个入耳中，这样微小的位置差异，要想分辨出两条经脉，难度很大。一个解决的方案就是在两点之间存在一个或多个相关的动脉搏动点（经脉循行描述中"出"的地方），用多个点可以较容易地在身体曲面上连出一条线。但身体除腕踝、面颊等骨骼突出及肌肉较薄的部位，能够摸到动脉搏动的地方并不多，不少"出"的部位组织丰厚，如"股、臑、乳"等，触摸到动脉的难度很大，更不要说发现它们之间的相关性了。

在经脉循行的描述中多次使用"出""入"等词汇，有学者据此认为经脉就是深层的动脉，在行至某些浅表的部位（出）时，变得可以触摸到其搏动。经脉是血管的观点在西学东渐的明清时期就已经存在了，但根据人体解剖学，血管的分布与经脉线并不完全一致。比如上肢动脉在前臂只有桡动脉和尺动脉两条，到了肘部以上则合为一条肱动脉，93%以上的中国人在心包经内关一带无大动脉分支[6]。而上肢的经脉却有6条之多，无论是数量还是循行路线与动脉都有很大的差异。另外，所有的血管都汇集到胸部的心脏，尚未发现跨越心脏的、从手到头或从足到头的血管存在。

《足臂》和《阴阳》描述经脉循行的动词除了"出"之外，还有"入、循、上、穿、系"等，若认为"出"表示动脉行至浅表部位，那么"入"是什么意思？如果指动脉进入深部，那古人又是如何不依赖触诊观察到动脉进入深层的？我们除了解释"出"，还要说清楚其他动词的含义，才能理解经脉的本质。那么，如果不是发现经脉线下面有一个实在的通道，人体的这些经脉线又是如何被确定的？

值得注意的是，无论是《足臂》《阴阳》还是《经脉》，其经脉的循行部位与经脉病候的部位之间有着很好的重合。比如《经脉》膀胱经的循行为"……还出别下项，循肩髆内，挟脊抵腰中……入腘中……以下贯腨内，出外踝之后，循京骨，至小指之端外侧"。其经脉病候就有"项背腰尻腘腨脚皆痛，小指不用"。当然，不是所有的循行部位都有病候，但病候的部位一定是在经脉线上，由此推论，经脉线的形成应该与经脉病候有密切关系。经脉病候的部位构成多个位点，可弥补标本脉两点连线的不足。但标本脉连线的经脉线与经脉病候形成的经脉线孰先孰后呢？考察两部灸经中手太阳脉的循行，《足臂》中手太阳脉是从小指一直到目外眦，符合标本脉的连线，而《阴阳》中的手太阳脉是从耳后下行至手背，"耳后"这个部位与手太阳经病候中的"耳聋"有关，因此是经脉病候的产物。如果标本脉连线是最早的经脉线，则《足臂》的成书应早于《阴阳》。但无论从经脉的命名还是经脉路线的描述，都提示《足臂》是晚于《阴阳》的经络著作。再比如《足臂》中足太阳脉病候有"产聋"一病，循行路线即出现"之耳"的分支，它已经不在足外踝至目（手太阳之本，在外踝之后，标在命门之上一寸也）的两点一线上了。由此可见，至少到了马王堆帛书时代，经脉线的位置主要取决于经脉病候的位置，这些病候很可能同时出现（皆痛）或反映在同一部位的脉诊上，并在同一种治疗（诸病此物者，皆灸……）后消失，这一现象引起了古人的注意：进而推测在经脉线的下面有一条连续的通道（经之脉），此通道出现问题导致了一连串的经脉病候出现。

经脉病候描述的是临床可观察的事实，一定程度上得到现代针灸临床的印证，山东中医药大学肖永俭曾对循经疼痛现象进行过深入研究[7]；在循经感传的研究中也发现一些敏感人在经脉线上出现感觉异常的情况。因此，经脉线是古人对一组相关体表病候的说明，包括一条连接这些体表部位的路线和假设在这条路线下面存在着一条连续的经脉通道，是导致经脉病候的原因，同时解释针刺治疗这些病候的机制。

经脉线是对体表部位存在特定联系的现象说明，经之脉则是古人解释这一现象的假说模型。因此可将两者分开研究，先将经脉线视为一种联系之脉，证明是否存在这种客观的联系规律，然后再寻找这种联系的解剖生理学机制。当然，也可以先寻找经脉线下面的通道，再证明该通道的联系功能。

经脉线虽然与经脉病候高度相关，但描述前者的细腻程度常高于后者，经脉线的发现是否还有其他途径，有待进一步研究。

第四节　现代经络研究的对象与标准

20 世纪 60 年代的经络研究以寻找经脉本体为主，在经历了失败之后，转而在经脉线上寻找特异的现象，发现了众多的循经 ×× 现象，如循经感传现象、循经低电阻现象、循经高导声现象等，统称为经络现象，准确的描述应该是循经现象。上述研究针对的是经脉线即十四经（十二经加任督二脉）的研究，其结果一定程度上证明了这些人体的特殊路线是客观存在的。衡量该研究的标准可以看它与经脉线位置的吻合度、连续性、重复性、数目等。

经脉线作为体表相关部位联系的示意线也是可以验证的研究内容，如《阴阳》中的齿脉，其病候就有"齿痛"和"朏（䪼）穜（肿）"，这时可通过灸治齿脉所过部位（是齿脉主治）特别是远端部位得以治愈，如《黄帝明堂经辑校》中，大肠经（齿脉）上在肘部曲池至商阳的 11 个穴位中，除下廉、上廉和三里，其余肘以下远端穴的主治中都有齿痛，这个规律被后世总结为"面口合谷收"。其实不止一个穴，整个肘膝以下的远隔经脉部位都有类似的治疗效果，这可能是《灵枢·本输》只将肘膝以下的五腧穴归入"本输"穴位的原因，只列五个腧穴应该与汉代盛行的五行学说有关。《灵枢·本输》中的"本"与《灵枢·卫气》中"标本"的"本"有类似的含义，即"经脉本末之输穴"。人体远隔部位之间的特定联系可视为经脉线的内涵之一，即先不考虑结构只看联系功能的"联系之脉"。

上述研究都是对经脉线而非经脉的研究。对经脉的研究不仅要看其循行路线与经脉线的重合性，还要考察其功能，特别是要看它是否具有《经脉》开篇所说的通道特征，同位素循经迁移现象是最接近于这一特性的经脉现象，因为它显示了一种分子物质沿经脉线的约束性运动，是通道才具备的特性。循经感传现象也具有一定的通道特征。虽然感觉的终端在大脑皮质，但它有可能是经脉线上某种刺激性物质循经传导、刺激了沿经的神经末梢所致的，即胡翔龙教授的"感在中枢，传在外周"的思路[8]，机械压迫可以阻断循经感传的实验支持了这一猜测，作为经脉的另一个标准是能否解释接近连续的经脉病候现象。

　　无论是对经脉线客观存在和经脉联系功能的证实，还是对经脉通道的研究，都是现代经络研究的内容，本章对经脉概念进行了分解，根据其内涵的不同将经脉分解为经脉线和经之脉，为现代经络研究提供了准确而有区别的目标。

参考文献

　　［1］黄龙祥.经络学说的由来［J］.中国针灸，1993，13（5）：47-50.

　　［2］黄龙祥.经络学说的演变［J］.中国针灸，1994，（3）：43-46.

　　［3］Zhang W B, Tian Y Y, Zhu Z X, et al. The Distribution of Transcutaneous CO_2 Emission and the Correlativity between the Points along Pericardium Meridian. J Acup Merid Res, 2009, 2（3）: 197-201.

　　［4］王苓苓，张维波，谢衡辉，等.使用血流成像技术对"腰背委中求"经典理论的验证［J］.针刺研究，2007，32（4）：247-251.

　　［5］田宇瑛，黄涛，王广军，等.应用激光散斑技术观察针刺合谷对面部不同区域血流的影响［J］.中国中医基础医学杂志，2013，19（2）：183-184.

　　［6］李永明.汉代十一脉到十二经脉转变的解剖依据［J］.中国针灸，2021，41（10）：1153-1158.

　　［7］肖永俭.循经疼痛现象的研究［J］.山东中医学院学报，1990，（1）：2-4.

　　［8］胡翔龙，吴宝华.循经感传形成机理的一个假说：以外周循经过程为主导的外周中枢统一论［J］.针刺研究，1987，（S1）：1-8.

第二章 经之脉的进一步分解：经之动脉 与经之分间

经之脉是古人心目中存在于经脉线下面的通道结构，其中有血气的运行，如何理解它的本质，它是否就是血管，还是其他什么结构？古人有没有为我们提供更多的信息？通过对《帛书》和《内经》的文本和文字分析，本章将阐明经之脉即经脉通道的两种具体结构——经之动脉和经之分间。

第一节 马王堆帛书中的"启脉"

马王堆帛书除了《足臂》和《阴阳》，还有一部书叫作《脉法》，全文不过数百字。学界一般只将《足臂》和《阴阳》视为经络著作，其实《脉法》也是一部重要的经络著作。《脉法》中有"臂之太阴、少阴，氏（是）主（动）则（病）……"等字样，与《足臂》和《阴阳》的描述完全相同；《脉法》中"脉"字的写法"眽"也与《阴阳》的"眽"字一致，因此《脉法》中所说的脉就是《阴阳》中所讲的经脉。《脉法》提到了一个重要的治疗方法——启脉"用砭启脉者必如式，臃肿有脓，则称其大小而（为）之砭"[1]。启脉的对象是脉中的脓，根据脓的大小，用合适的砭石切开经脉进行排脓。《脉法》中"启脉"的"脉"多数注释者将其注释为血管，启脉排脓就是割破血管排出脓血[2]，笔者不敢苟同。根据现代医学知识，脓肿由化脓性炎症引起，其脓液由坏死的细胞、细菌、组织碎屑和少量浆液组成，存在于组织间隙，特别是浅筋膜之中，大的脓肿还可形成充满脓液的空腔。在西医中，难以吸收的大脓肿需要切开排脓或穿刺抽脓，这与《脉法》中用砭石启脉排脓非常相似，只是工具不同罢了。当然，切开组织间隙时要经过皮肤，也可能会流一点血，但排脓是主要目的，直接割破大血管会涌出大量的血，十分危险。专门的泻血疗法称为刺络放血，只针对体表可见的中小血管。当然，这一切只是推论，最直接的证明就是看看该疗法到底是出血还是出脓。

"用砭启脉"的古老中医疗法现尚存于山东烟台一祖传砭术世家中，经笔者实地考察发现，用砭石启脉完全不出血，从砭石的切口中挤出来的是一种黄白色的黏稠物质[3]。该疗法的发现用事实证明了《脉法》中的"脉"不是血管，而是组织间隙。组织间隙是现代词汇，在《内经》中的全称为"分肉之间"，有时简称为"分肉间""分间""分肉"或"分"（以下用"分间"代表）。

第二节 《帛书》经脉的两层内涵与字形解读

砭石启脉的对象虽非血管，但血管确实与脉相关。《脉法》中还提道："夫脉固有动者，骭之少阴，臂之太阴、少阴"。人体体表能够常动不休的只有动脉，因此这里的脉应指动脉，它是一种实在的通道结构。体表能够触摸到的动脉仅有一小段，远小于经脉的长度，无法代表整条经脉，古人是否认为在整条经脉线的下面有一根连续的血管，尚无直接证据，至少这一推测不符合现代解剖学结果。

类似《脉法》中的描述在《灵枢·动输》中也可发现："黄帝曰：经脉十二，而手太阴、足少阴、阳明独动不休，何也？"这里具有动脉特性的经脉也是三条，与《脉法》的文字几乎完全一致，但只在腧穴（动输）的地方出现。由于《灵枢·动输》使用了简化的经脉名称对其进行命名，我们可以将动脉视为经脉的内涵之一。

经脉的另一个内涵就是砭石启脉的对象：分间和其中的气。血管中流动的红色血液是比较容易观察到的人体体液，血管在解剖时也是可以被分离和观察的结构。除此之外，古人还可以观察到，饮食并非红色的液体，而人体内部的很多液体包括汗、涕、泪、尿以及水泡和关节中的液体也都不是红色的，因此可以推测，在血液之外的分间中，还应该存在着一种体液，古人用"气"对其进行了命名。《脉法》写道："气殹（也）者到下而上，从暖而去清焉……气出（郄）与肘之脉而砭之"。这里"气"与"脉"发生了最直接的联系，而它可以用"砭"（古代砭石疗法）来治疗。气的性质是喜暖而拒寒，由此可见，它既非呼吸之气，也不是血管的搏动。《脉法》中的"启脉"过程揭示了此气的实质："用砭启脉者必如是，臃肿有脓，则称其大小而为之砭。"在同一篇中，前面谈到"砭气"，后面马上就谈"砭脓"，可见气与脓有着密切的关系。气与脓的关系在杨上善的《黄帝内经·太素》中得到进一步的印证："气血未聚，未为脓者，可以石熨（另一种砭石疗法）。"表明脓是气血的一种聚集状态。组织间隙中的组织液是病菌繁殖的摇篮，也是免疫系统杀灭病菌的战场，其残骸就是可见的脓液，组织液是未形成脓液的脓的前体，因此可对应上面所说的气。血管—血和间隙—组织液是《帛书》经脉的两个内涵。

《帛书》中使用的脉字"眽"（《阴阳》《阴阳脉死候》和《脉法》）和"温"（《足臂》）的字形提示了古人对经脉两层内涵的认识。"眽"中的"目"字旁是"月"字旁的早期写法，指肌肉系统，"辰"字《说文解字》中为"水之衺流别也"，合起来就是液体在肌肉之间（《内经》的分肉之间）的流动，可称为"分间体液通道模型"。"温"字则包括了两个部分，上面是"目"，仍代表肌肉，下面是"皿"字，"皿"是"血"

字的简写，《素问·脉要精微论》定义脉为"血之府也"，可见古人把脉管作为盛血的器皿，因此，这里的"皿"字指血脉，加上左边的"氵"字旁，合起来就是液体在分间和血脉中流动，所以"温"字代表了"分间—血脉体液通道模型"这一古人对经脉的认识。从由简到繁的一般认识次序看，分间体液模型应早于分间—血脉体液模型，由此推断《阴阳》的成书应早于《足臂》，从经脉的命名和经脉路线的描述，都提示《足臂》是晚于《阴阳》的经络著作。单独考虑血管的脉到后来发展成"衇"字，它代表后人对前人经脉中血脉部分的理解。"温"字准确地反映了马王堆帛书晚期（《足臂》成书时代）对经脉两层内涵的认识。

第三节　血脉和分间是两种并列的解剖结构

　　《内经》对人体的解剖结构做了系统描述，如皮肉、筋骨、毛发九窍和五脏六腑等，但涉及针刺和气血运行的解剖结构主要有两类，一为血脉，二为分间。这两个概念常并列出现，如"愿闻此痛，在血脉之中邪？将在分肉之间乎？"（《灵枢·贼风》）；"故春取经、血脉、分肉之间"（《灵枢·四时气》）；"病初发岁一发……名曰癫病，刺诸分诸脉"（《素问·长刺节论》，"分"和"脉"是分间和血脉的简称）；"络刺者，刺小络之血脉也。五曰分刺，分刺者，刺分肉之间也"（《灵枢·官针》）；"毛际动脉灸之，膝下三寸分间灸之"（《素问·骨空论》）。由此可见，血脉与分间是针灸作用的两个实在结构，也是病邪所居的两种部位。分肉之间有时也简称为"分肉"，但单独的"分肉"有时指一块肌肉，而"分肉之间"特指两块肌肉之间的间隙，"分肉"一词的含义需结合前后文考虑。类似的概念还有：肉分（之间）、腠理、肉腠、分理、溪谷、节等，它们之间有一些细微的差别，但都是指不同类型的组织间隙。

　　既然血脉和分间是可以藏匿病邪和进行针刺的部位，它们应该是实在的空腔性结构，两者的并列关系说明它们是两个相互独立的平行概念。把这两个解剖学概念分离出来，对理解经络的本质很有帮助。

第四节　经脉线上的动脉：经之动脉

　　血脉包括动脉和静脉，其中与经脉线密切相关的是动脉。"动脉"是《内经》的一个确切概念，曾独立出现过 23 次，其中相当一部分是与经脉线相联系的，如"虚邪因而入客，亦如经水之得风也，经之动脉，其至也亦时陇起"（《素问·离合真邪》）；"腋内动脉，手太阴也，名曰天府"（《灵枢·本输》）。有一种观点认为经脉线就是动脉，大概受了这些描述的影响。然而，《灵枢·离合真邪》中的"经之动脉"已经把"经"和"动脉"明确地区分开来，经是定语，指明动脉的位置是在经上，而"腋内动脉，手太阴也"明确其在"腋内"，不是整条手太阴经，"手太阴也"是"属于手太阴经"或"在手太阴经上"的意思。类似的描述还有《灵枢·本输》的"尺泽，肘中之动脉也，为合。手太阴经也"，它们都是"经之动脉"。古人惜字如金，在描述上常有省略，给后人的理解带来了困难。

既然有经上的动脉，是否也有非经上的动脉呢？这一点《内经》没有明说，但在某些地方，动脉确实被独立提及，如"气逆上，刺膺中陷者与下胸动脉。腹痛，刺脐左右动脉"（《灵枢·杂病》），这里的动脉只标明了解剖部位，并未说明其与经的关系。古人的描述通常很简洁，加上后人传抄的遗漏（甚至可能是口传笔录，如很多同音字的使用），有很多概念被简化。像"经之动脉"一类的概念，经常被简化成"经之脉""××脉"甚至"××经"，如"诊龋齿痛，按其阳明之脉来，有过者独热"（《太素·杂诊》）。这里，可以按到的脉显然是动脉，但"动"字被省略，单从字面上，人们很容易将其理解为手阳明经。再如"黄帝曰：经脉十二，而手太阴、足少阴、阳明独动不休，何也？"（《灵枢·动输》），这里，能够"独动不休"的显然是动脉，但却使用了三条经脉的简化名。张介宾在《类经》中对此有明确的注解："然唯手太阴、足少阴、阳明三经独多动脉"。张介宾显然知道经与动脉的不同，将两者区分得很清楚。

将经之动脉简化为经脉名的例子很多。如"颊痛，刺手阳明与颊之盛脉出血"（《灵枢·杂病》），这里的"手阳明"据黄龙祥考证指的是手阳明经手腕部的"手阳明穴"[4]，即合谷到阳溪的动脉搏动处，也就是三部九候的中部地。《素问·三部九候》中的六个动脉更是全部使用了三阴三阳的命名，即"中部天，手太阴也；中部地，手阳明也；中部人，手少阴也。下部天，足厥阴也；下部地，足少阴也；下部人，足太阴也"。如果不看上下文，就很难分清它说的是经脉线还是经脉线上的动脉。在《难经·一难》中还有"十二经皆有动脉"的说法，说明古人对经脉线上的动脉了解颇深，并认为十二条经脉线上都有动脉。从《内经》中的某些语言逻辑看，"经脉"有时即指经上动脉，如"经脉十二者，伏行分肉之间，深而不见"；如果认为这里的经脉是指"分肉之间"的话，则自己伏行于自己在逻辑上是不通的。而大动脉在解剖学上是位于分肉之间即组织间隙之中的，且深不可见，逻辑上与经脉和分肉之间的关系相吻合。另外，《素问·调经论》曰："刺微奈何？岐伯曰：取分肉间，无中其经，无伤其络，卫气得复，邪气乃索。"说明经与络均位于分肉之间，具体指大、小动脉。此话的意思是：针刺不要刺到大动脉（无中其经）和小动脉（无伤其络），只需到达组织间隙（取分肉间），将卫气组织液调节好（卫气得复）即可。

在"经脉十二者"这段话的后面不远处有"脉之卒然动者，皆邪气居之……"说明正常情况下，能够触摸到明显搏动的动脉处只有手太阴经的寸口脉，足少阴经的太溪脉和足阳明经的冲阳脉（手太阴、足少阴、阳明独动不休），而其他经上的动脉因经气不盛，常处于不动的状态（摸不到），只在邪气居之或饮酒时，因经脉（之气）大盛而动。因此，用经之动脉的异常可诊断经脉是否有病，即"是以知其何脉之病也"。因此，这里的"经脉十二者"是指十二条经脉线上的动脉，经之动脉有时被简化为经脉，成为经脉的狭义内涵。

值得注意的是，在"经脉十二者，伏行分肉之间，深而不见"的后面，又讲"足太阴过于内踝之上，无所隐故也"。过内踝的大血管只有大隐静脉，但也使用了经脉名。说明古人心目中的经脉十二并不一定都是可动的动脉，有时还包括粗大直行的静脉。"经"具有主干、直行的含义，具有这一特征的血脉也被称为经脉，泛指沿经脉线分布的纵行大血管。

第五节　经脉线上的分间：经之分间

经脉线上除了有动脉这样的脉管通道外，还有分间这样的间隙通道。位于经脉线上的分间构成一个特定概念——"经分"。具有经分含义的文字在《内经》中已经多次出现，如《灵枢·卫气失常》有："卫气者……昼日行于阳，夜行于阴，常从足少阴之分间，行于五脏六腑。"足少阴之分间即足少阴肾经路线上的分肉之间，为一种纵行的组织间隙，类似的描述还出现在《灵枢·营卫生会》中卫气沿十二经脉路线的运行上："上焦出于胃上口，并咽以上贯膈而布胸中，走腋，循太阴之分而行，还注手阳明，上至舌，下注足阳明，常与营俱行于阳二十五度，行于阴亦二十五度一周也。"这里的太阴之分即手太阴之分间的简称，据此推论，后面的手阳明、足阳明等也应为手阳明之分、足阳明之分……即卫气是沿着十二经的分间运行的，文中显然省略了"分"字。在《灵枢·卫气失常》中也有"在臂胫诸阳分肉之间与足少阴分间"的描述，"诸阳"是"诸阳经"的简写，在臂胫（腿）的阳经有 6 条，加上（手）太阴之分和足少阴（之）分间，《内经》中至少已经明确提到了 8 条经分，比明确提到的 3 处经之动脉还多 5 条。

是否存在与十二经脉对应的十二经分，还不能完全肯定，但可以先用"十二经脉名"＋"分"来命名之。与经之动脉相对应，也可称其为"经之分间"，简称为经分，与代表经上动脉的狭义经脉相对应。实际上，"经分"的概念已经在《内经》中使用过一次，即"三曰经刺，经刺者，刺大经之结络经分也"（《灵枢·官针》）。张志聪在《灵枢集注》中对这句话进行了注解："大经者，五脏六腑之大络也，邪客于皮毛，入客于孙络，留而不去，闭结不通，则留溢于大经之分而生奇病，故刺大经之结络以通之。"大经即经脉线，因此，大经之分即指经脉线上的分肉之间，被《内经》作者简化为经分。由于邪客于孙络，产生结络，并导致邪气进一步流入经脉线上的分肉之间（经分），而产生奇病，需刺经脉线上的结络，以疏通经分；另一种解释是，刺大经上的结络（瘀堵的小血管）和分肉之间（经分），以疏通整条经脉。

经分或经之分间作为一个确切的经络概念存在于《内经》之中，但现代《内经》教材并未对其进行说明。如河北医学院编写的《灵枢经校释》中，对"循太阴之分而行"的语释为"沿手太阴经的路线下行至手"[5],并未将"分"的实际含义"分肉之间"表达出来。现代中医教科书中讲经络系统的组成时,也没有将"经分"明确地提炼出来,而是将其与十二个经上动脉一起混成为十二经脉,其实主要谈的还是经脉路线,并没有涉及具体的结构。

《内经》以降的各家注本中,《千金翼方》注《卫气失常》中"足少阴之分间"的"分间"为"分肉之间"。对于《营卫生会》中的"太阴之分",《类经》注释为"手太阴肺经之分",只细化了"太阴",未对"分"做出解释。《备急千金要方·明堂三人图第一》卷二十九有:"鸠集今古名医明堂,以述针灸经一篇,用补私阙。庶依图知穴,按经识分,则孔穴亲疏,居然可见矣。"将"经"与"分肉之间"结合起来,隐含了经分的概念。

经分是经脉线上称为分肉之间的组织间隙,包括皮肤与肌肉、肌肉与肌肉以及肌肉与骨骼之间的各种组织间隙,主要是卫气的运行通道。《灵枢·邪客》指出"卫气者,出其悍气之慓疾,而先行于四末分肉皮肤之间而不休者也";《卫气失常》中的"足少阴之分间"和《营卫生会》中的"太阴之分"也都与卫气有关。

总之,经脉可先分解为经脉线和经之脉,后者作为经脉线上的通道可进一步分解为血的通道——经之动脉和气的通道——经之分间。经之动脉有时被简称为经脉,是最狭义的经脉内涵;经之分间可简称为经分,也是经脉通道的内涵之一。《经脉》开篇对经脉的定义中就有"脉道以通,血气乃行"的描述。脉和道实为两个概念,前者是行血的血脉,后者是行气的气道。由此可见,《内经》在概念的使用上是清晰准确的,只不过后人过多地将注意力集中在了解剖可见的血脉上,将其视为经脉的唯一结构,却忽视了气道的存在,或因无法从现代科学角度理解气和气道,而对其视而不见。

经络既然已经成为现代科学研究的对象,我们就不能笼统地对待它,而应进行认真的解析。如上所述,经络具有类概念的特征,它包括一系列有具体含义的子概念。如果我们假设了经络的一种实质,就等于将其具体化,我们就应该说明它可能是或接近经络子概念中的哪一种,进而引证相关的古典文献,由此可减少很多不必要的争论,使经络研究在经典理论的指导下健康地发展。

参考文献

[1]魏启鹏,胡翔骅.马王堆汉墓医书校释[M].成都:成都出版社,1992:36.

[2]马继兴.马王堆古医书考释[M].长沙:湖南科学技术出版社,1992:285.

[3]海霞.一种砭石启脉疗法被发现[N].中国中医药报,2004-01-05.

[4]黄龙祥.经络学说的由来[J].中国针灸,1993,13(5):47-50.

[5]河北医学院校释.《灵枢经校释》上册[M].1版.北京:人民卫生出版社,1982:359.

第三章 经络系统的整体显影

中医理论由诸多概念和概念之间的关系所组成，气血和经络是这些概念中的两大类，在气血概念中，有营气、卫气、营血、血、精气、宗气、邪气、津、液等，代表了人体中一系列的动态成分，经络概念中有经脉、络脉、孙脉、节、分肉、经隧、气道、腧穴等，是人体的通道结构。这些概念之间有着错综复杂的关系，气血与经络两大类概念之间更有着极其紧密的联系，可概括为"经络是气血运行的通道"，是《内经》反复阐述的核心思想。《内经》将能够运行气血的结构总称为"脉"，包括经脉和络脉，络脉又分为大络、孙络（小络）、浮络等，是不同粗细、长短、位置的气血通道。在第一、二章，我们已经对经脉概念进行了两次分解，本章将从更宏观的角度，对整个经络概念体系进行梳理，并结合气血的科学内涵，阐明《内经》中一些很难理解的概念关系。

第一节 经络概念的分级结构内涵

经络包括经与络，经和络是描述两类相互关联的线性结构的特有名词，纵而长，且位置相对较深的线性结构为经，横而短的结构为络。《灵枢·脉度》阐述了经与络的关系："经脉为里，支而横者为络。"明确表达了络是从经上分支出来的，是经的二级结构。"经脉为里"代表经脉位于较深、较内部的位置，就像树的主干通常位于枝叶结构的里层。

络是经的各级分支的概念总和，可进一步分为大络、孙络（小络）、浮络等，分别代表不同类型的络。从二级大络上进一步分出的更小的结构，称为孙络，为经的三级分支结构（"络之别者为孙络"《灵枢·脉度》）；浮络特指向体表分支的络脉，多分布于皮肤之上，就像水草向水面浮起来一样。"节"是这类分支结构中的特殊部位，即分叉点，也叫节点，《灵枢·九针十二原》曰："所言节者，神气之所游行出入也，非皮肉筋骨也。"它类似于高速公路的进出口。自然界中普遍存在着各种分级结构，经络概念源于古人对树木、河流、编织物等分级结构的观察类比。西方于 20 世纪 70 年代诞生了一门学科，称为"分形几何学（fractals）"，就是专门研究这类结构的，相关的概念有自相似、分维数等。中国人早在两千年前就将分形的思想运用到医学当中了，自相似原理则体现在尺肤诊、面诊等诊断方法中，另外，当代的各类微针系统可以用自相似原理进行解读。

从认识次序上看，古人首先发现了人体中"经"的结构，其数目是有限的，直到《内经》，才有了络、孙络、浮络等概念，它是古人经络认识的一个升华。马王堆帛书时代的经脉与《内经》时代的经络，其意义发生了一些变化，前者主要用于解释体表纵行的病理现象和针灸治疗时发现的体表—体表联系规律，路线长而单一，具有示意性，后者则为多级分支的网络状结构，具有运行气血的实用性，因此可以称前者为第一类或早期经络，后者为第二类或晚期经络。

因此，经络是具有一定抽象含义的结构特征概念，单独的经和络可作为描写分形结构特征的形容词，把它和具体的结构名词结合起来才构成具象意义的概念。比如，经和络与"脉"这个具体的通道概念相结合生成了经脉和络脉，经脉和络脉是脉的下位概念。赵京生[1]提出经络是脉的分级概念，是对经络认识的一次突破。在随后的分析中我们还发现，经络不仅仅是对血脉的分级，也是对分间和筋等其他解剖学结构的分级，搞清楚古人的经络用意，对理解经络概念体系具有提纲挈领的作用。

第二节 "十五络"的表里经联系内涵

十五络是与十二经脉密切联系的络脉，十二经各有一条，任督二脉各有一条，加上一个特殊的"脾之大络"，共十五条。这十五条络脉都有固定的名称，为"经名"+"之别"（脾之大络除外），是从上述经脉上直接分支出来的络脉，其分支点就是络穴。该络脉均向着另一条与之相表里的经脉行走，但只有"别走××经"的文字，其具体的循行路线和终止部位不详。从文字结构看，十五络的描述均为"××经之别"，名曰"××"（络穴名），似是对络穴的描述，称为"十五络穴"更为合适。

黄龙祥[2]指出，十五络与十二经一样，都是描述体表—体表特定联系的示意线，与第一章第二节讲到的经脉线具有类似的联络功能。与经脉线相对应，可称这十五条络脉为络脉线或络线，它与经脉线的差别是，经脉线有具体的循行路线，络脉线只有一个确切的起点——络穴，因此可以视为一个穴点与整条经脉线的联系，因此它更具备联络之脉的内涵。

笔者团队使用经皮二氧化碳释放量测量技术和相关分析方法，发现十二经脉的络穴之间的平均相关系数（0.64 ± 0.17）比原穴之间（0.54 ± 0.10）和合穴之间（0.51 ± 0.16）的平均相关系数高 10% 以上，初步证明络穴具有联络不同经脉的功能[3]。若以 d（相似距离）$= 1 - r$（相关系数），表里经原络合三穴之间的相似距离如图 3-1 所示。

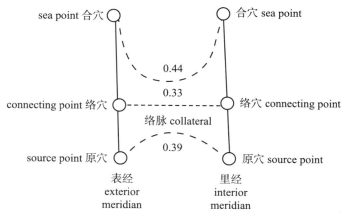

图 3–1　表里经原络合三穴之间的相似距离示意图

考虑合穴和原穴之间没有直接的络脉联系，需借道络穴之间的络脉，故它们之间的相似距离要远于络穴的 0.33，其中原穴是 0.39，合穴是 0.44，这两个距离恰恰体现了原穴到络穴与合穴到络穴距离的差异。

根据《灵枢·经脉》篇中十五络的文字描述，从经脉（络穴）发出的分支其实不只十五条，还有更多的别行分支和相关病候，有些具备较明确的路线描述，将在第十章第三节详细探讨。

第三节　脉与血脉

"脉"在《帛书》中指的是十一条经脉，到了《内经》中，《帛书》的脉被经脉所取代，单独的"脉"字在很多情况下指较大的、可见或可切的血管，是血脉一词的简称。切脉之脉也使用了"脉"字，《素问·脉要精微论》是论述切脉的专篇，其中有"夫脉者，血之府也，长则气治，短则气病"，显然是指可切诊的动脉。由于《内经》中有大量的脉诊内容，用"脉"代表血脉，将《帛书》的"脉"用"经之脉""经脉"或"经"代替，是《内经》作者规范术语的重要举措。

血脉是古人最早认识到的人体结构之一，早在《内经》之前的医学文献中就已多次出现，它对应人体中较大的、可观察到的血管，包括较浅层的静脉和较深层的动脉。血脉作为一个可见和被切诊的通道结构，其破裂后会涌出大量血液，严重时甚至导致死亡，自然会引起古人的高度重视和研究。《汉书·艺文志》有："医经者，原人血脉经落（络）骨髓阴阳表里，以起百病之本。"血脉是医经的首位概念，并作为独立的解剖学概念与经络相区别。

在现代解剖学的分类上，动脉分为主动脉（240 mm²）、大动脉（20 mm²）和小动脉（0.002 mm²），静脉分为腔静脉（340 mm²）、大静脉（28 mm²）、小静脉

（0.008 mm²）3个级别。从逻辑上看，腔静脉、大静脉、主动脉、大动脉是可以用肉眼观察到的，小静脉、小动脉乃至毛细血管在当时的条件下是难以被直接观察到的，但在这些部位仍可发现血的存在，故张介宾指出："虽卫主气而在外（脉之外），然亦何尝无血。"（《类经·营卫三焦》）实际上，血仍然在脉（血管）内，只不过古人看不到这些微小的血管罢了。

第四节　"络"与血脉的结合：络脉或血络

在第二章第四节，我们已经阐述了将"经"与动脉相结合形成的"经之动脉"概念，它常被简化为"经之脉"或"经脉"。除了经脉线上的动脉，《内经》中还涉及与经脉线关系不大的一般位置的动脉，那么古人对静脉又是怎么认识的呢？

浅表静脉是很容易观察到的，它并不完全是纵行的走向，有时是斜向的，并明显看得出在体表的汇聚，与经脉线与体轴平行的纵向走行有明显的区别，古人不可能将其视为经脉。《内经》中的血脉概念在多数情况下指静脉。《内经》对血脉有明确的描述，如"血脉者，在腧横居，视之独澄，切之独坚"（《灵枢·九针十二原》），"视其血脉，察其色"（《灵枢·邪客》），这里的血脉是可以直接看到的，显然它与"深而不见"的经脉（经之动脉）不是同一种结构，另外，它在腧穴上是"横居"的，与经脉的纵行特征也不吻合，却与"支而横者"的络脉特征相接近。将络与代表静脉的血脉相结合，便有了"络脉"的概念，主要描述浅表可见之静脉，有时也称为血络或浮络。

血络一词更多地用于血管瘀堵充盈的病理状态[1]，是刺络放血的对象。《灵枢·官针》中有："络刺者，刺小络之血脉也。"其组合方式与"经之动脉"十分相似，是"络"与"血脉"组合的明证。如果这时将"小络"直接理解为血脉的话，则上述文字被译为"刺血脉的血脉"，从逻辑上是不通的。因此，这里的小络应为分级概念，形容这个血脉是小络级别的血脉。浅表血管构成的络脉不只十五条，而且互相联系成网，与本章第二节所论述的十五络脉，其内涵有所不同。

第五节　"络"与分间的结合：络分

正如经脉线上有经之动脉和经之分间两种通道结构，在络的二级分支上也有血脉和分间两种结构，其中络脉的分间结构在《素问·水热穴论》有明确记载：

"春者木始治，肝气始生，肝气急，其风疾，经脉常深，其气少，不能深入，故取络脉分肉间。"

这里的"分肉间"不在经上，而是位于络的位置，故称为"络脉分肉间"。如果将络脉定义为络上的血管，则络上的分间可简称为"络分"，以区别于血脉内涵的络脉，并与第二章第五节的"经分"相对应。如果与前面的血络概念对应，络上的分间也可称为"气络"。

第六节　孙络与血脉的结合：孙脉

孙络是比络更细小的三级结构，即"络之别者"，若与血脉结合，便成为孙脉，在《素问·气穴》中更明确地称为"孙络之脉"，通常代表更为细小的血管，在感受病邪的时候会因炎性反应而扩张充血，是刺络放血的主要部位。《灵枢·脉度》有"孙络之盛而血者疾诛之"。

孙脉还是外邪传入经脉脏腑的起始通路，如《素问·谬刺论》所述："夫邪之客于形也，必先舍于皮毛，留而不去，入舍于孙脉，留而不去，入舍于络脉，留而不去，入舍于经脉，内连五藏。"如果将这一顺序与循环生理学的知识相比较，则它类似于血液从毛细血管回流到小静脉，再到大静脉的过程。但大静脉不是经脉，病理物质也不能通过静脉回流进入大血管，再流入内脏。显然，真正的病邪传变另有途径，这里的孙脉不是指细小的血管。

第七节　孙络与分间的结合：孙分或腠理

血脉与经络三级分级概念的结合形成了经脉、络脉和孙脉。对于分间这种通道，经络第一、二级结构与之结合构成了经分和络分的概念，第三级结构孙络与分间的结合意指更微小的间隙通道，按照本书的命名法则应称为孙分，但《内经》中没有这样明确的概念，但有相当于孙分的词汇，是腠理。

腠理是《内经》最常用的概念之一，使用频次高达70次，与之相近的概念有分腠（1次）和分理（6次），这两个带"分"的词汇表明腠理就是一种分间结构。由于腠理存在于皮肤上，故有时也称为皮腠（2次）或肤腠（2次），是邪气侵入人体的最初路径。作为小血管内涵的孙脉难以让病邪在血液中按孙脉→络脉→经脉的方式传变，但分间中的组织液是有可能的，而且分间中的流阻将随着分间尺寸的变大而减小，故体液将从小分间向大分间逐渐汇聚，可携带病原体向深层传递，构成病邪由表及里的传变过程，当然，也可传输营养物质和代谢废物，特别是后者。因此，三级结构的分间也是孙脉的内涵之一。

同时考虑通道大小和其中流动的液体，十二经分与孙分被形容为"大谷"和"小溪"的关系，《素问·五脏生成》有：

> 人有大谷十二分，小溪三百五十四名，少十二俞，此皆卫气之所留止，邪气之所客也，针石缘而去之。

大谷和小溪都是卫气的所在，也是针灸和砭石治疗的部位。用自然界的山谷和溪水比喻经络，暗示了经络水通道的本质。

第八节　孙络与经的交汇：节、经穴

腧穴是《内经》的核心概念，《灵枢》也称针经，《灵枢》开篇就交代了写作此书的动机"余欲勿使被毒药，无用砭石，欲以微针通其经脉，调其血气，营其逆顺出入之会"。"逆顺出入之会"就是腧穴的意思，在经脉上的腧穴也称为经穴，是经络系统的组成之一。

《内经》推崇天人合一的观念，经穴的数量与一年365天相对应，《素问·气穴论》指出："余闻气穴三百六十五以应一岁"。本篇使用"气穴"作为篇名，说明它与经脉中运行的气血有关；在随后的《素问·气府论》中，更是把各条经脉上的腧穴统称为"××脉气所发者"。

气穴与络脉有密切的关系，两者的数量都是365。《灵枢·邪气脏腑病形》有"十二经脉，三百六十五络，其血气皆上于面而走空窍"，这里的络是从经脉上分支出来的小络，被称为三百六十五络，属于孙络的一种，具有沟通体表与深层组织联系的作用。

三百六十五络虽然与气穴的数量相同，但两者仍有一定区别。《灵枢·九针十二原》指出："节之交，三百六十五会……所言节者，神气之所游行出入也，非皮肉筋骨也。"十二经与三百六十五络的交会之处才是经穴的所在，此处被称为"节"或者"会"，就像树木上的树枝分叉点，是穴位的别名，在身体上是有一定深度的三维立体部位。这个部位正是针刺要到达的地方，即《素问·气穴论》所说的"余已知气穴之处，游针之居"。

由此可见，孙络不仅是络脉的进一步分支，也可以是直接从经脉上分支出来的较小络脉，它仍可分别与分间和血脉进行结合。三百六十五络与分间的结合构成了三百六十五溪谷，即《素问·气穴论》中"愿闻孙络溪谷，亦有所应乎？岐伯曰：孙络三百六十五穴会，亦以应一岁"，这里不用"孙脉"，而用"孙络"，后面加上"溪谷"，其全称应该是"孙络之溪谷"或"孙络之分间"，简写为孙分。

《内经》中的"脉"字在多数情况下被分配给了血脉，三百六十五络与血脉的结合构成了三百六十五脉，即《气穴论》的"孙络之脉别经者，其血盛而当泻者，亦三百六十五脉"。作者特别将孙络和脉用"之"字分开，表明这是两个概念，前者代表路线，后者代表实体通道。后面的"血盛"表明孙络之脉是指血管，但血管不是孙络的唯一通道，还有称为溪谷的分间通道。《内经》作者在概念的使用上非常精准，令人叹为观止，可惜后人只识血管，不明分间，导致《内经》理论与现代医学知识看似的矛盾。

三百六十五脉特指经穴上从深层血管向皮肤方向分支出来的小血管，与西医称为"皮穿支"的血管分支有一定的对应关系。丁志伟的研究表明，血管皮穿支的位置与经穴有较好的重合[4]。熊枫等发现，在心包经内关穴注射荧光素钠后，部分受试者可在曲泽上观察到荧光素钠亮点（附图1）[5]，说明荧光素钠从深层渗透到接近皮肤的浅层组织，其路径对应孙络溪谷。

在经脉循行路线的描述中常使用"出、入"等字，这些循行部位后来成为经脉上的腧穴——经穴，说明"出、入"的含义与《灵枢·九针十二原》中"营其逆顺出入之会"的含义相同，均指气血出入于体表与深层之间。腧穴的形态有时被称为"孔穴"（《明堂孔穴针灸治要》），或被称为"管"（"管穴十"杨上善《黄帝内经明堂·手太阴》），说明腧穴上有通道，包括血脉和分间两种微小通道，气血由此出入体表，其中血的方向是分路的，动脉向外，静脉向内，就像双向分开的封闭快速路。气的路线就是构成动静脉外壳的疏松结缔组织，也称血管周隙，类似封闭路两旁的辅路，其中有组织液和活性物质的运动，其方向取决于压力梯度和浓度梯度，是一个复杂的动力学过程。

经穴作为气血从经脉主干进出的交通要道，是最容易堵塞的地方，用微针疏通此部位，使气血营运起来，是治疗因经络不通、气血不畅导致疾病的最佳方案。

第九节　经络与筋、皮、骨的结合

皮、肉、筋、骨是人体的实体组织，它们与血脉和分间有一定的差别，即不是中空的通道组织，不能运行气血，但这些实体组织也有类似经脉线样的分布，形成经筋、皮部和骨度，它们与运行气血的经脉通道关系密切，是经脉的附属结构。

经筋共有十二条，《灵枢·经筋》是讲述经筋的专篇，其格式与《灵枢·经脉》类似，包括经筋名、循行路线、病候和治疗四部分。经筋名由"十二经名"+"之筋"组成，与经脉名由"十二经名"+"之脉"类似，由此可见将经和脉拆开的方便之处，"经"代表路线，该路线与"脉、分、筋"等不同概念的结合代表不同的具体结构。

经筋名的前面没有脏腑名称，说明经筋不与脏腑联系，其病候多为肌肉方面的局部病患，这些病候具有基本循经的纵行特征，是组成十二经筋的临床基础，可能是经筋概念形成的原因。在纵行的经筋之外，还有一些偏横向的短肌肉条索，称为筋络。在《灵枢·刺节真邪》中有"一经上实下虚而不通者，此必有横络盛加于大经，令之不通"，这里的横络是结节样的肌肉条索，用针刀类的针具可处理这种横络，称为"解结法"。横络有时也指暴起的血管，可用泻血法清除。为了区别和类比与血脉相结合的络脉，可将络与筋的结合由"筋络"改为"络筋"，它与血络一样，多在病理的状态下出现。在经筋理论中，还存在着一些特殊的点，称为筋结点，它与经穴的位置稍有差别，薛立功将其称为"穴位次"[6]，是实施经筋疗法的主要部位。由于经筋没有通道的信息传输功能，故经筋上的治疗点通常只有"以痛为输"的局部效应，没有远道治疗作用。

然而"经脉十二者，伏行分肉之间"，经筋（肉）是组成经脉通道壁的主要结构，因此经筋的状态可以影响经脉中的气血运行，经筋治疗可间接地调节经脉中的气血，治疗包括脏腑在内的远隔器官组织的病变。

皮肤是连成一片的连续组织，但有时却出现沿经脉线分布的带状皮肤病，而且带状宽度远大于经脉线上的血脉和分肉，可沿经脉线形成十二个区域，称为十二皮部，按照本书的命名法则，叫作"十二经皮"更为理想。由于十二皮部是覆盖全身的带状结构，因此不再有"络皮"的分支结构。

骨是人体的硬组织，所有的软组织都依附于骨骼之上，经脉的长短也是由骨头的长度决定的，故脉度（脉的长度）的问题放到了《灵枢·骨度》篇中阐述。人体的长骨具有"经"的性质，虽然它不是十二条，一些短粗形状的骨头则与络的性质接近，中医还有百骸的说法，可对应孙络。人体的骨骼决定着筋肉和皮肤的形态，骨与骨的结合部构成骨节或关节，它与气血游行出入的节（腧穴）以及潜在的概念筋节（两筋连接处）、脉节（血管分叉处）、肉节（两肌肉结合部）和皮节（皮纹）有相当多的重合，如腕横纹上有太渊、大陵、神门三穴，肘横纹上有曲泽、曲池、少海三穴，是针刺和按摩的重要部位。

第十节　经络概念的整体显影

理解《内经》的难点在于《内经》概念在历史的演变中，其内涵存在一定的变化，在撰写时又多有省略或在后人的传抄中被错误地修改，但如果我们把握住《内经》概念的命名规律，就可以在前后文和各种注释中找到其准确的含义。将经络的分级概念与血脉、分间、筋、皮和骨结合起来，就构成了《内经》的经络概念体系（表3-1），它是中医解剖学的组成部分，与西方解剖学分系统详尽论述所不同的是，这个解剖学体系既有层次分级，又有具体形态，纵横捭阖，井然有序，着重相互关系，是极富特色的中医解剖学，它为针灸按摩等中医外治疗法提供了坚实的理论基础，是中华民族在生命科学领域为人类做出的伟大贡献。

需要说明的是，表3-1虽将经、络、孙、节并列排出，但它们之间不是并列的关系，而是从上到下的等级关系。

表 3-1　经络概念体系一览表

项目	经	络	孙络	节
体表联系	十二经（大经）	十五络（大络）	浮络	气穴、会、节
血脉	经之动脉、十二（经）脉	络脉、血脉	孙脉、小络之血脉	脉节
分间	经分、经之分间、大谷十二分	络脉分肉之间、络分、气络	孙分、肤腠	肉节
筋肉	十二经筋	横络、结络、络筋	—	筋结点（穴位次）
皮	十二皮部	腠理	—	皮节
骨	长骨	短骨	百骸	骨节

经、络、孙络和节的关系主要体现两种通道"血脉"或"分间"在这种分级框架下的关系，可用图 3-2 简要说明。

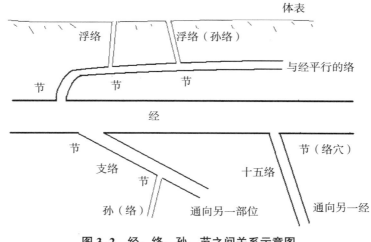

图 3-2　经、络、孙、节之间关系示意图

参考文献

［1］赵京生.针灸关键概念术语考论［M］.北京：人民卫生出版社，2012.

［2］黄龙祥.中国针灸学术史大纲［M］.北京：华夏出版社，2001：430-435.

［3］张维波.经络与健康［M］.北京：人民卫生出版社，2012：191-193.

［4］Ding Z W，Shi Y，Zhang Y Q. Perforators，the Underlying Anatomy of

Acupuncture Points［J］. Alternative Therapies，2016，22（3）：25–30.

［5］Xiong F，Li T J，Xu R M，et al. Application of biophysical properties of meridians in the visualization of pericardium meridian. Journal of Acupuncture and Meridian Studies (under review).

［6］薛立功，张海荣. 经筋理论与临床疼痛诊疗学［M］. 北京：中国中医药出版社，2002.

第四章 营卫气血概念解析

气血是中医理论的基本概念，与经络系统密切相关，如果再浓缩一下，血也可并入气的范畴。《灵枢·决气》指出："余闻人有精、气、津、液、血、脉，余意以为一气耳。"即这些东西都可以归入"气"这个类概念。"气"是中医的特有概念，《内经》认为，气在经络中运行，维持着人体的生理功能，当气的运行出现障碍，就会产生疾病，针灸等中医疗法正是针对这一运行障碍进行调整的手段，使其恢复正常，气—经络理论对于针灸乃至整个中医具有无比重要的意义。在《内经》里，有很多种气，最常见的有营气、卫气和宗气，另外还有经气、真气、神气、谷气等，令人眼花缭乱，本章重点讨论与十二经脉关系最为密切的营气与卫气。营卫常与气血相提并论，有脉内脉外、经内经外的不同定位描述，是最难理清的一组关系。

第一节 营卫之气与十二经

《灵枢·营气》是论述营气的专篇，该篇首先讲了营气的来源：

黄帝曰：营气之道，内谷为宝。谷入于胃，气传之肺，流溢于中，布散于外，精专者行于经隧，常营无已，终而复始，是谓天地之纪。

这里讲营气来自所食之谷物，谷进入到胃后变成气，这个气包括营气和卫气，其中营气（精专者）在经隧中运行不已。"营"在此作运行解，因为后面的"终而复始"是循环的意思。营气的"营"字即有来自谷物营养，又有运行不已的双重含义。

随后《灵枢·营气》描述了营气沿十二经运行的顺序："故气从太阴出，注予阳明，上行至面，注足阳明，下行至跗上，注大指间……下注肺中，复出太阴。"这里明确（营）气是沿手太阴经，然后注入手阳明经，再到足阳明经，行遍十二经后又回到手太阴经，与"终而复始"的描述相一致。

与营气有类似循经描述的还有卫气。《灵枢·营卫生会》是营气和卫气的专篇，主要论述营气和卫气的生成、循行和相互关系。卫气的运行有两种方式，《灵枢·营卫生会》中的运行路线与营气相似，即"卫出于上焦……上焦出于胃上口，并咽以上贯膈而布胸中，走腋，循太阴之分而行，还注手阳明，上至舌，下注足阳明"。虽然循经的路线与营气一致，但这里强调卫气是在手太阴经的分间（经分）中运行的。

在《灵枢·卫气行》中，卫气还有一种方式，即白天从眼睛（目）出发，沿足太阳、手太阳、足少阳、手少阳、足阳明、手阳明六条阳经的经分离心运行,从阴经的经分回到目。虽然也是循经运行,但顺序与营气完全不同(详见第九章第五节)。

纵观《内经》全书,明确提到循十二经运行的只有营气和卫气,其他的气都没有循十二经运行的明确描述,包括血在内。因此,十二经脉中运行的气主要是营气和卫气,搞清楚营卫之气的本质,才能对十二经的通道性质有更清楚的认识。

第二节　营气与血

《灵枢·营卫生会》是专门讲营气和卫气的,阐述了营卫之气的来源、区别和各自运行的部位。该篇一开章,黄帝就问岐伯:"人焉受气?阴阳焉会?何气为营?何气为卫……岐伯答曰:人受气于谷,谷入于胃,以(气)传与肺,五脏六腑,皆以受气,其清者为营,浊者为卫,营在脉中,卫在脉外,营周不休。"意思是营卫之气均来源于人的饮食,饮食化成气后先传到肺,再传到五脏六腑,其中清的叫做营气,浊的叫做卫气,营气在脉中运行,卫气在脉外运行,循环不休。然后又进一步讲了营气的特点:"黄帝曰:愿闻中焦之所出。岐伯答曰:中焦亦并胃中,出上焦之后,此所受气者,泌糟粕,蒸津液,化其精微,上注于肺脉,乃化而为血,以奉生身,莫贵于此,故独得行于经隧,命曰营气。"中焦所受纳的水谷经过泌别糟粕,蒸化津液,变化成精微的物质,然后注入肺脉,变化为血,这种精微的物质称为营气,它是维持生命最宝贵的东西,故专门运行于经隧之中。这里,营气与血是有区别的,营气与血的关系是中医概念的一个难点。营气可以转化成血,但不等于血,它是血的前体;进入脉中就成为血的一部分,合称为营血。张介宾注解了营气与血的关系:"凡水谷之入,必先归胃,故中焦受谷之气,取谷之味,输脾达藏,由黄白而渐变为赤,以奉生身者,是谓之血。"(《类经·精气津液血脉脱则为病》)根据消化生理学知识,人吃下的食物在胃和十二指肠中被消化分解成小颗粒的分子(对应于中医概念中的水谷精微、谷气),一部分营养分子通过小肠的毛细血管丛直接进入血液循环,另一部分通过组织间隙进入淋巴系统,由胸导管上达肺的水平,在颈静脉处进入血液循环,汇入血中,后者与《内经》的描述极为相似。实际上,由于毛细血管仅有几个微米,营养分子则更小,通过肠壁毛细血管直接入血的过程是无法观察到的。古人有可能观察到的只有脂肪和载脂蛋白合成的乳糜微粒以及和水共同组成的乳糜样的淋巴液进入乳糜池并由胸导管进入颈静脉的过程。古人把这一部分营养物质称为"营气"是符合当时客观条件的,而由乳糜微粒构成的胸导管中的淋巴液当然是黄白色而不是红色的,它进入血管后才"变化而赤",成为血液的一部分。因此古人认为血液中含有营气,是营气化生的。血中的营气可对应除血细胞以外的血浆部分,它已经是血的一部分,不妨称为"营血",以区别于血脉之外的营气。

《灵枢·营卫生会》进一步论述了营卫之气与血的区别及相同之处："营卫者精气也，血者神气也，故血之与气，异名同类焉。"营卫之气还是属于水谷精微的东西，而血是更高级的物质形式，被称为"神气"，但它们仍属于同一类性质的东西，这一共同的性质就是流体。

第三节　卫气与分间

《内经》认为，卫气也是由水谷化生的，它与营气的差别是一清一浊，营气为清气，卫气为浊气，营气出于中焦，卫气出于上焦。在《灵枢·营卫生会》篇中没有像定义营气那样明确地给卫气下一个定义，类似于定义的语言出自《灵枢·本脏》："卫气者，所以温分肉，充皮肤，肥腠理，司关合者也。"这里的"分肉"和"腠理"与《灵枢·营卫生会》中"循太阴之分"相互呼应，说明卫气是运行于分肉之间的，整部《内经》在这个观点上高度一致。

相对于营气为水谷之精气而言，卫气为水谷之悍气，它行于脉外，具有剽悍滑疾、见开而走的特性，故称为"悍气"。由于卫气能够变成汗而排出体外，说明卫气主要位于比较表浅的组织之中。从营卫之气的功能也可以看出这一点。我们在论述经络运行气血的功能时常引用《灵枢·本脏》中的一句话："经脉者，所以行血气而营阴阳，濡筋骨，利关节者也。"但很多人都不太注意后面还有一句话："卫气者，所以温分肉，充皮肤，肥腠理，司关合者也。"卫气与营气为并列关系，"卫气者"不应与"经脉者"分列，而应该与"营气者"并列。我们在北宋张君房所辑录的《云笈七签》中幸运地发现了"营阴阳"后面有"荣气者"三个字，荣气是营气的别称，有了这三个字，全句就比较合理了：经脉的作用是行血气，具有在表里阴阳两个层次运输营养的功能。具体讲，荣（营）气具有濡养筋骨，滑利关节的作用，这是指营阴的方面，即营养较深的组织；卫气能温养肌肉，滋润皮肤，充实腠理和控制汗液的分泌，是营阳的方面，即营养浅表的组织。

《云笈七签》可能辑录的是《内经》早期的版本，此时的经脉代表整个经脉线上的所有通道，包括营卫。后期特别是《经脉》篇，脉的主要功能变成了行营气，即《经脉》一开始的"脉为营"，血气是营气的别称，濡筋骨，利关节就是营气的功能，因此"荣气者"被省略了。

第四节　营气与卫气的循行部位

既然卫气也是沿着十二经路线行走的，为什么《灵枢·营卫生会》说"营在脉中，卫在脉外"呢？还有《灵枢·卫气》也说"其浮气之不循经者，为卫气，其精气之行于经者，为营气"，这一矛盾不解决，经络的实质就说不清楚，这里，我们先要搞清楚经隧是什么。

张介宾注释经隧为："经脉伏行深而不见，故曰经隧。"（《类经·有余有五不足有五》）说明经隧指部位较深的经脉，是营气的通路；卫气与营气并行，但位置较浅，故有"浮气"和"充皮肤"之说，它与较深的营气是一内一外的关系。从《灵枢·玉版》中所说的"胃之所出气血者，经隧也"来看，经隧不仅行血，还行气。《灵枢·脉度》中还有"凡都合一十六丈二尺，此气之大经隧也"，没有说"血之大经隧"，因为它不同于行血的经之动脉，经脉线全程所行的是营气，气通道叫经隧。另外，在《素问经注节解》中有"经隧者，血脉营运之道路也"。对照"经脉十二者，伏行分肉之间"来看，如果把这里的经脉用动脉代替，分肉之间用经隧代替的话，则为"动脉十二者，伏行经隧"，它与"经隧者，血脉营运之道路也"这句话呈现的内涵完全吻合，说明经隧为经之动脉所在的组织间隙，同时包括其中的动脉，营气行于经隧中，包括经隧动脉血中所含的营气和位于动脉之外深层分间中的营气，两者合为血气。

明白了营气的运行位置后，卫气的循行部位也就清楚了。我们在第二章第三节中已经详细论述了古人对经脉线上两种具体的解剖学结构的认识，其中一种是血脉，另一种就是分间，经脉线上的分间称为"经分"，卫气就是运行在经分中的，在外周组织中，相对于经隧来讲比较表浅，其主要通道位于皮下筋膜，包括一部分皮肤，它与窄而深的经隧是并行的，两者共同构成"Y"字型结构（附图2）[1]。《灵枢·卫气》指明了营卫通道的空间关系："卫气之在身也，常然并脉循分肉。"卫气所并的"脉"指深层的经隧，为狭义的经脉。

确定了营气和卫气的循行位置后，再理解"其浮气之不循经者，为卫气"这句话，它说的是，卫气行于表浅的经分中，不循行于较深的经隧之中，"不循经"是指"不循经隧"，而不是通常理解的不循经脉线。同时，我们还可以理解《素问·调经论》中似乎矛盾的一句话："气有余则泻其经隧，无伤其经，无出其血，无泄其气"，这里的"经"是相对深层经隧而言浅表的经之血脉和分间，意思是在针刺深部经隧时，尽量少让浅表经脉中的血和气漏出。

"营在脉中，卫在脉外"这句话有两层意思：由于营气化成血后行于经脉线上的动脉中，所以卫气相对动脉中的营气来讲是在脉外。另外，如果将深层的经隧视为"脉"的话，则卫气行于表浅的部位，也算是"外"，这个"外"是里外的"外"，代表一种深浅关系。《灵枢·脉度》中有"经脉为里"的说法，说明一些学者只把深层的经隧视为经脉，则卫气就变成了"并脉循分肉"，这个分肉仍然在经脉路线上，即前面所命名的"经分"，它属于广义的脉。关于脉内与脉外的说法，徐灵胎在《难经经释》中讲的最清楚："荣（营）卫灵荣卫生会篇云，人受气于谷，谷入于胃，以传于肺，五脏六腑皆以受气，其清者为营，浊者为卫，营在脉中，卫在脉外是也，合言脉则荣卫在其中矣。""合言脉"就是把行营气的经隧和行卫气的经分合起来考虑，则营卫都运行在广义的经脉上，这样就与本章第一节中营卫之气均循经运行的描述不矛盾了。

总之，卫气行于经脉线上浅表的分间——经分中，营气行于经脉线上较深的分间——经隧中，包括其中的动脉，我们试用图4-1来概括一下以上所说的各种概念之间的关系。

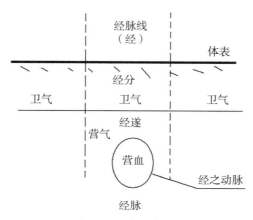

图4-1 气血经络各概念关系示意图

营气、卫气和营血可以相互转换，营血出了血管可以变成营气或卫气，营气和卫气进入血管就变成营血，营气和卫气也可以在经隧和经分之间相互交流。《灵枢·卫气》形容营气和卫气的这种关系为"阴阳相随，内外相贯，如环无端，亭亭淳淳乎孰能穷之"，这里的阴阳分别指营气和卫气，它们之间是相互循环、没有端点的。张志聪解释到："阴阳相随，内外相贯，谓脉内之血气出于脉外，脉外之血气贯于脉中。"（《灵枢集注·卫气》）张介宾注释营卫的关系为："虽卫主气而在外，然亦何尝无血；营主血而在内，然亦何尝无气。故营中未必无卫，卫中未必无营，但行于内者便谓之营，行于外者便谓之卫。此人身阴阳交感之道，分之则二，合之则一而已。"（《类经·营卫三焦》）

明代的张介宾和清代的张志聪都已经认识到血气是无处不在的，即使在表浅的卫分也有血的存在，而深层也有类似卫气的成分，所谓的卫在外，营在内，主要以深浅位置而言，而非成分，气血在深层就是营气，在浅层就是卫气，只不过深层的营气中血的成分多一些，浅层的卫气中气的成分多一点罢了。至于经脉线与非经脉线的差别则是气血流量大小的差别，在经脉线上气血能够运行，故流量大，非经脉线处虽有气血，但流量小，笔者试用图4-2描述这一关系。

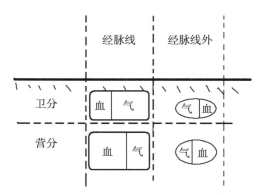

图 4-2 营分和卫分、经脉线内与经脉线外的气血关系示意图

这里，营卫的含义类似于经络的分级概念，代表部位层次，单独使用这一含义时会在营卫的后面加上"分"，"营分"指较深、较里的部位，"卫分"指较浅、较外的部位。马莳在《灵枢注证发微·营卫生会》中指出"此以卫气之在外者而较之，则营气在内，如将之守营"。

就像经络可以修饰脉，形成经脉和络脉一样，营卫可以和气血相结合，构成各种子概念，这种命名法还可推广到更多的部位以及各种病理情况，产生更多的子概念，如《灵枢·五癃津液别》中所描述的："水谷入于口，输于肠胃，其液别为五。天寒衣薄则为溺与气，天热衣厚则为汗，悲哀气并则为泣，中热胃缓则为唾。邪气内逆，则气为之闭塞而不行，不行则为水胀。"溺（尿）、汗、泣（泪）、唾和水都是气在不同部位、不同条件下的表现形式，笔者试用表 4-1 来说明这一命名法。

表 4-1 气血位于不同部位和不同状态下形成的子概念

类别	营分	卫分	经脉	皮毛	口腔	关节	膀胱	眼睛
血	营血	脉外之血	经水	—	—	—	—	—
气	营气	卫气	经气	汗（津）	唾液	液	尿	泪

由于血为气之母，故在任何由气转化成不同形态的地方，血都起着提供者的作用，只不过没有专门的名称而已。由此，我们已经将一系列的概念都归纳到与气有关的关系式中，就像解多元方程的最后一步，所有的变量 X_i 可以都用一个变量 x 的函数 $X_i=F_i(x)$ 来表示，只要解开这个变量 x，整个方程组就有解了。

第五节　气与血的关系及其含义

破译"气"的实质当从血入手，因为血是我们熟悉的东西，而气血的关系又是《内经》阐释最多的内容之一。《内经》中描述气血的关系有"气血和调、气血以并、血气离居"等，说明两者相距很近，有频繁的相互作用。气血在很多方面又有着非常相似的性质，如"血浊气涩、血清气滑"等。气血在《内经》中多写为"血气"，血气在个别时候表示为一个概念，即血中之气——营气，但在更多的时候代表两种概念：血和气，它们是古人对人体动态物质的深入了解，气通常是不可见的，但它客观存在，古人从自然界中水的蒸发和雨的凝结推断出气——水蒸气的存在，认为人体中有类似形态的存在。《灵枢·决气》指出，气如"雾露之溉"，而血是有形可见的水，杨上善形容营气与血的关系如雾与水，"营气行经，如雾者也，经中血者，如渠中水也"（《黄帝内经太素·十二水》）。由此可见，气和血是有区别的两种形态，它们分在不同的路径中运行，血的运行路径就是血脉，气的路径在有的地方特称为"气道"，这个概念在《内经》中出现过 4 次，如在《灵枢·营卫生会》中有："壮者之气血盛，其肌肉滑，气道通，荣卫之行，不失其常。"显然，气道负责荣（营）卫两种气的运行；在《灵枢·五癃津液别》中有："阴阳气道不通，四海闭塞，三焦不泻，津液不化。"这里的阴阳气道就是营气和卫气之道；在《灵枢·经脉》中有一句著名的论断"脉道以通，血气乃行"，这里的"血气"是血和气两个概念，对应的"脉道"一词也应该是两个概念，即行血的血脉和行气的气道。

理解《内经》的一个难点是，血气中的气与呼吸之气用的是一个字，使得一些人将血气理解为血中的空气，以为古人认为血的流动是由呼吸之空气推动的，这不符合古人的观察能力，短暂地停止呼吸不会影响心脏和脉搏的跳动，这是很容易观察到的。其实营卫之气源于水谷，与积于胸中、出于咽喉的宗气是两个东西。在《灵枢·口问》中"心系急则气道约，约则不利，故太息以伸出之"的气道确实指气管，理解这些同名的概念时需要前后文的对照。可能就是担心这种混乱，气道的概念很少使用，在更多的时候用"分间"代替了。

气血是人体中最重要的两种成分，"人之所有者血与气耳"（《素问·调经论》）；气血状态决定着人的组织生理状态，如"气血盛则通髯美长……气血皆少则手瘦以寒"（《灵枢·阴阳二十五人》）；气血的关系涉及健康与疾病的转化，如"血气未并，五脏安定……血气不和，百病乃变化而生"（《灵枢·调经论》），说明血气是人体的两个非常相似的物质，它们的唯一区别就是一个像水，一个像雾露，一个在脉管内，一个在脉管外。根据现代生理学的知识，人体中符合这一性质的东西只有一个，那就是脉管外体液——组织液。组织液的全称为组织间隙液，主要存在于组织间隙即肉与肉之间，将这个已知概念带入各个关系中，所有的关系式都成立了。

参考文献

［1］Xiong F，Li T J，Xu R M，Application of biophysical properties of meridians in the visualization of pericardium meridian. Journal of Acupuncture and Meridian Studies (under review).

第一至四章小结

　　《内经》在命名基本概念的同时，还阐述了概念与概念之间的关系，为人们从整体上理解生命的复杂过程提供了帮助。通过对《内经》各种概念关系的深入分析，特别是对经脉概念的三次分解，笔者终于成功解析了经络类概念中的一系列子概念，并与血、营气、卫气等气血概念实现了精准对接（图1）。与现代生理学相比较，《内经》作者不仅认识到血液—血管系统的存在，还认识到"脉外"之气—组织液的运行，气—组织液在分间—组织间隙中的运行规律和针灸的调节原理是《内经》为我们提供的重要知识，而它恰恰是西方医学的盲区。直到20世纪80年代以后，组织液的作用才逐渐得到西方科学界的注意。1993年，挪威的Aukland等[1]推断存在自由流动状态的组织液，2007年瑞士的Swartz等[2]在离体组织中观察到组织液颗粒，其直径仅为10μm，符合气的"雾露"形态，瑞典的Fuxe等[3]则在同期提出了基于组织液的容积传输学说。直到2018年，美国一团队使用激光共聚焦成像技术，终于在体观察到液态组织液颗粒[4]，为中医"雾露之气"的存在提供了铁证。可以预期，组织液将成为我国经络界和西方科学界的共同研究对象。

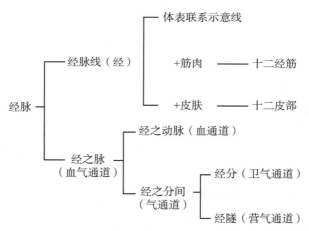

图1　经脉概念的三次分解及与营卫气血的对应关系

参考文献

　　[1] Aukland K，Reed R K. Interstitial–Lymphatic mechanisms in the control of extracellular fluid volume [J]. Physiological Review，1993，73（1）：1–78.

［2］Swartz M A，Fleury M E. Interstitial flow and Its effects in soft tissue［J］. Annu Rev Biomed Eng，2007：9229-9256.

［3］Fuxe K，Dahlstron A B，Jonsson G，et al. The discovery of central monoamine neurons gave volume transmission to the wired brain［J］. Progress in Neurobiology,2010,90(2)：82-100.

［4］Benias P C，Wells R G，Sackey-Aboagy B，et al. Structure and Distribution of anUnrecognized Interstitium inHuman Tissues［J］. Scientific Report，2018，8：4947.

第一至四章小结

第五章 "经水"概念解析

　　"经水"是《内经》的一个概念，共在 5 篇（《灵枢》4 篇）中出现 16 次（《灵枢》10 次）。《灵枢·经水》是阐述经水概念的专篇，主要涉及了十二条经水，称为"十二经水"，在该篇前面的两篇分别是《灵枢·经脉》和《灵枢·经别》，后面两篇是《灵枢·经筋》和《灵枢·骨度》，由这个排序来看，《灵枢·经水》讲的应该是与经脉、经别、经筋和骨度类似的、并列层次的人体结构。但通常的观点是：《内经》作者用自然界十二条河流的大小、深浅、远近来说明人体十二经的气血多少和循行内外、营灌全身的作用，经水指自然界的河流[1]。细读《灵枢·经水》篇及相关内容后发现，经水似又指人身体中的结构，那么，经水到底是指自然界的河流，还是人体的固有结构？经水与经脉又是什么关系？

第一节 十二经水的两层含义

1. 经水与十二经水

　　经水概念最早见于《管子·度地》：

　　桓公曰："愿闻水害。"管仲对曰："水有大小，又有远近。水之出于山，而流入于海者，命曰经水；水别于他水，入于大水及海者，命曰枝水；山之沟，一有水一毋水者，命曰谷水；水之出于他水沟，流于大水及海者，命曰川水；出地而不流者，命曰渊水。"

　　该篇指出自然界中的水根据大小、远近不同可分为 5 种，其中"出于山而流入于海者"称为经水，其余 4 种为枝水、谷水、川水和渊水，经水是 5 种水中惟一直接连通于海的水[2]，这与《灵枢·海论》中"经水者，皆注于海"的描述完全相同，说明《内经》编纂者引用了《管子·度地》对经水的定义。

　　《内经》作者将地理上的经水概念引入中医，用华夏地理上的十二个水系与人体的十二经脉相类比，借以说明经脉的特性，明代张介宾对其注释为："人有经脉十二，手足之三阴三阳也。天地有经水十二，清渭海湖汝渑淮漯江河济漳也。经脉有高下小大不同，经水有广狭远近不同，故人与天地比相应也。"[3]

　　《管子·水地》指出："水者地之血气，筋脉之通流者也。"把地上的水与人体的血气相比拟，由此可见，行血气的经脉对应经水是当时已经普及的看法。但《管子》

和《水经注》等著作中并无"十二经水"的说法，它应该是《内经》作者为了对应十二经脉而特设的一个概念。

2. 十二经脉与十二经水

《灵枢·经水》开篇为"黄帝问于岐伯曰：经脉十二者，外合于十二经水，而内属于五脏六府"，并在后面具体介绍了十二经脉与十二经水的外合以及与脏腑的内属情况：

> 足太阳外合于清水，内属于膀胱，而通水道焉。足少阳外合于渭水，内属于胆。足阳明外合于海水，内属于胃。足太阴外合于湖水，内属于脾。足少阴外合于汝水，内属于肾。足厥阴外合于渑水，内属于肝。手太阳外合于淮水，内属于小肠，而水道出焉。手少阳外合于漯水，内属于三焦。手阳明外合于江水，内属于大肠。手太阴外合于河水，内属于肺。手少阴外合于济水，内属于心。手心主外合于漳水，内属于心包。

考察上述文字的结构，经脉十二者，外合于十二经水……足太阳外合于清水……，"足太阳"为十二经脉中的一个具体经脉名，"清水"为一个具体的水系名，前后对仗，故这里的"十二经水"应为"清、渭、海、湖、汝、淮、漯、江、河、济、漳"十二个水系的总称，上述十二个水系的名称，除海水与湖水外，其他10条都见于北魏郦道元所著的《水经注》。如与足太阳外合的清水"清水原是黄河北岸的一条支流"；手阳明、手太阴外合的江水与河水"河流的通名早期称水，黄河称为河水，长江称为江水"；其他如渭水、汝水、渑水、漳水、淮水、漯水、济水和漳水在《水经注》中都有记载，这些河流正好分布在华夏中原的版图上，并且是诸多河流中较大、较长的入海河流，与人体的经脉类似，都属于窄而长的通道性结构。

海水与湖水对应胃经和脾经。海与湖也是自然界中水聚积、流通的地方，其特殊性在于海与湖都是河流汇入之所，其水量更大。《素问·太阴阳明论》指出："足太阴者三阴也，其脉贯胃属脾络嗌，故太阴为之行气于三阴。阳明者表也，五脏六腑之海也，亦为之行气于三阳。"足太阴为三阴，足阳明为三阳，分别为足三阴经与足三阳经中血气最盛之脉（见第十二章），与湖和海的水量特征相似。《灵枢·经水》进一步描述了足阳明的特点，"足阳明，五脏六腑之海也，其脉大血多，气盛热壮"，指出足阳明经有海的特点，多血又多气。这里虽然没有直接说足阳明是十二经之海，但同时为"五脏六腑之海"的还有冲脉，即"夫冲脉者，五脏六腑之海也，五脏六腑皆禀焉"（《灵枢·逆顺肥瘦》）。而在《灵枢·海论》中，冲脉又是十二经之海；另外，与足阳明经相联系的胃也具有海的特征，即"胃者，水谷之海"，也有说胃为五脏六腑之海的，即"岐伯曰：足阳明胃脉也。胃为五脏六腑之海"（《灵枢·动输》）。总之，足阳明经及相连属的胃具有禀承十二经脉及五脏六腑之血气的海的特性，足阳明胃经外合于海水，十分恰当。

在足六经当中，足三阳经都是从头至足的经脉，足厥阴肝经"上出额，与督脉会于巅"，可到达体表的额巅部；足少阴肾经"上股内后廉，贯脊属肾络膀胱"，也上到了躯干即脊的部位，只有足太阴脾经的循行路线入腹后最远到达舌下，未到躯体表面"上循膝股内前廉，入腹属脾络胃，上膈，挟咽，连舌本，散舌下"，这里的"咽"指食管，《灵枢·肠胃》有"咽门重十两，广一寸半，至胃长一尺六寸"，如此长度并一直到胃的只有食管。脾经从股内前廉（腹股沟附近）就进入腹腔，在腹腔内行走，而随食管（咽）穿过膈膜到达舌根部的一段仍然在体内，没有回到体表。因此足太阴脾经在体表循行的路线只有从足到腹股沟的一小段，其余均在体腔内行走，类似一条河水注入湖中，没有出口的情况，故足太阴脾经外合于湖水也比较恰当。

海湖之下，无非长江、黄河为最大，它们分别合于手阳明和手太阴。《灵枢·经脉》中，肺手太阴之脉、脾足太阴之脉实证表现为寸口脉大三倍于人迎脉，而大肠手阳明之脉和胃足阳明之脉之实证表现为人迎脉大三倍于寸口，说明手阳明和手太阴同足阳明和足太阴一样，也分别是手经中脉气最盛之阳经与阴经，对应于长江与黄河是比较恰当的。其他8条经脉与经水的对应或有各种原因，由于几千年来河流多次改道，著述资料不全，暂无法分析[4]。

总之，这里的十二经水为华夏地理上的十二个河流水系，它们与十二经脉的外合关系各有其缘由，表现为一定的相似性，体现了中医"天人相应"的思想，《灵枢·经水》篇总结为"此人之所以参天地而应阴阳也"。

3. 人体经水与自然经水

《灵枢·经水》篇首先阐述了十二经脉与自然界十二经水的外合关系以及与人体五脏六腑的内属关系，随后指出："夫十二经水者，其有大小、深浅、广狭、远近各不同，五脏六府之高下、小大，受谷之多少亦不等，相应奈何？"原来是十二经脉与五脏六腑的"内属"关系，现在变成了十二经水与五脏六腑的"相应"关系，如果十二经水为十二条河流，与人体的十二经脉在形态上还有些类似，而五脏六腑的结构特征与地上的河流相距甚远。因此，这里的十二经水是否仍指自然界的河流，值得怀疑。

《灵枢·经水》篇随后又讲："夫经水者，受水而行之；五脏者，合神气魂魄而藏之；六府者，受谷而行之，受气而扬之；经脉者，受血而营之。合而以治奈何？刺之深浅，灸之壮数，可得闻乎？"这里《内经》的作者要将经水、五脏、六腑和经脉四者"合而以治"，如果经水是河流，它如何与人体中的经脉和五脏六腑合治呢？而"刺之深浅，灸之壮数"显然与十二经水的深浅和大小相对应，但刺法和灸法怎么能作用到自然界的河流呢？由此我们初步判断，《灵枢·经水》篇中的经水在某些地方指人体中的一种结构，该结构与自然界中称为经水的河流有类似的性质，可借助经水加以说明，故也被命名为经水，一词二义。我们在后面使用"人体经水"和"自然经水"来区别经水的两种含义。

第二节　人体经水为接近水特性的气通道

1. 经脉的两层含义

《灵枢·经水》篇先说十二经脉与五脏六腑有"内属"的关系，这在《灵枢·经脉》等篇中也常有体现，如"肺手太阴之脉，起于中焦，下络大肠，还循胃口，上膈属肺"，随后又说十二经水与五脏六腑有"相应"的关系，两者同为十二，说明十二经水与十二经脉有着某种不一般的联系，理解经水当从经脉概念入手。

《素问·脉要精微论》曰："夫脉者，血之府也"，说明这里的脉为血脉，血脉在早期的医学实践中占有重要的地位，如在记载战国扁鹊的《史记·扁鹊传》中，血脉一词出现了3次，却未提及经脉，经脉概念在记录西汉名医淳于意的《史记·仓公传》中才出现。由血脉到经脉，医学概念产生了复杂的演变，黄龙祥指出，经脉是体表脉搏与病患部位的特定联系[5]。的确，十二经脉上都存在着动脉搏动，此处的动脉在《素问·离合真邪论》中被称为"经之动脉"，当然也可叫做"经之血脉"。在《内经》中，"经之动脉"有时直接用了经脉的名称，即以"手/足＋三阴三阳"来命名，给人们理解经脉带来了极大的混乱。如《灵枢·动输》有：黄帝曰：经脉十二，而手太阴，足少阴、阳明独动不休，这里的手太阴、足少阴、阳明，明明是经之动脉，却使用了经脉名。为了区分经之动脉与纵贯全身的十二经脉，黄龙祥将其称为"经脉穴"[5]。血脉是相互连通的网状管道系统，与经脉路线有部分重合，那么，经脉中除了血脉和血液，是否还有其他的东西？

《灵枢·经脉》指出："谷入于胃，脉道以通，血气乃行。"这里提到了脉和道，对应的动态物质是血和气，如果血在"脉"中运行，则气就应该在"道"中流动。因此，在血脉之外，还应该有一种称为"气道"的东西，这个概念在《内经》中的确存在，如《灵枢·营卫生会》中有"壮者之气血盛，其肌肉滑，气道通，荣卫之行，不失其常"，荣卫都是气，因此这里的气道就是运行营卫之气的，但在更多的时候，气道是跟经脉合在一起使用的，如《灵枢·本脏》中有："经脉者，所以行血气而营阴阳，濡筋骨利关节者也。"这里的经脉不仅行血，还行气，是行血气的复合通道，故经脉一词有两层含义，一指经脉线上的动脉（经之动脉／经脉穴），为行血的通道，二指行血气的复合通道[6]。

古人发现除了血脉之外，人体中还存在着另一套流动系统，它与自然界的水系更为相似。《管子·度地》记载："乡山，左右经水若泽。内为落渠之写，因大川而注焉。"当时的城市皆沿"经水"而设，城市中和四周又造"落渠"与"经水"相连贯通以蓄水排水，古医家借用当时的水利工程构建了人体另一通道系统——经络（落）[7]。《汉书·艺文志》成书于东汉初年，其中有医经七家的记载，可能是由《灵枢》《素问》组成的今本《黄帝内经》的编纂素材[8]，在其序中有："医经者，原人血脉、经络、骨髓、阴阳、表里，以起百病之本。"该书远远晚于春秋战国时期成书的《管子·度地》，故这里的"经落"有可能是"经水"和"落渠"的合称，为经络的原始概念，它已跟血脉相并列，为独立于血脉的另一系统。

2. 人体十二经水反映了经气的规律

如何区分经脉的两层含义，要看前后文中对血和气的描述，以及是否存在描述动脉搏动的词汇，如涩、盛、数等。在《灵枢·经水》中，当谈到经水、五脏、六腑和经脉四者"合而以治"的时候，对经脉的描述是"经脉者，受血而营之"，未提气，故这里的经脉是指循经的血脉，而后面讲到"十二经之多血少气，与其少血多气，与其皆多血气，与其皆少血气，皆有大数"时，已不用十二经脉，而称十二经。显然，十二经中有血和气，为了区别于"受血而营之"的经脉，特地使用十二经来代替十二经脉。

那么，十二经中所行的气到底是什么？《灵枢·营卫生会》讲："人受气于谷，谷入于胃，以传与肺，五脏六腑，皆以受气，其清者为营，浊者为卫，营在脉中，卫在脉外，营周不休，五十而复大会。"这里讲到，水谷进入胃后再传到肺，才化成气，进而传遍五脏六腑，这个气又分成两种，一种称为营气，另一种称为卫气，那么"营在脉中"的"脉"指的是血脉吗？这段话一直在讲气，未提及血，说明这里的营和卫都是气，故这里的脉为营气之道，不是血脉，再根据它"营周不休，五十而复大会"的特征，说明此脉与十二经脉路线相同，是经脉中行营气的通道，《内经》对此通道设立了一个专门的概念——经隧，《灵枢·营卫生会》指出："以奉生身，莫贵于此，故独得行于经隧，命曰营气。"

经隧与五脏六腑的关系密切，《灵枢·玉版》指出："经隧者，五脏六腑之大络也。"而十二经水与五脏六腑也具有"相应"的关系，经隧是经脉行血气中行气的部分，而经脉中的动脉皆与心脏相连，与五脏六腑没有专属的特定联系，由此推论，与五脏六腑相应的人体经水主要指经隧和其中运行的营气，卫气也有运行于经脉中的部分，可统一视为经气，是经脉之中、血脉之外的气成分。

3. 经水与营气

气与水的性质非常接近，在《灵枢·经水》篇里，这两个概念常交叉出现："夫经水之应经脉也，其远近浅深，水血之多少各不同，合而以刺之奈何？"前面讲经水应经脉，后面马上接水血之多少，显然，水即经水中的水，血为经脉中的血，两者可以"合而以刺之"，说明这里的经水是人体经水。人体经水仍然在体内，故经水与经脉的关系用"应"来表示，而不用"外合"，体现出内外有别。"水血"的说法不太常见，更多的是"气血"。在此问之后有："岐伯答曰：足阳明，五脏六腑之海也，其脉大血多，气盛热壮，刺此者不深弗散，不留不泻也。"前面问"水血之多少各不同"，后面马上回答"其脉大血多，气盛热壮"，显然"血多"是指经脉中的血液充足，而"气盛热壮"就是描述经水中水的状态，证明经水中的水，名为水，实为气，是"经脉者，所以行血气而营阴阳"中的气，如此才可以被"合而以刺之"以及"合而以治"。

水和气的关系在《灵枢·决气》篇中有明确地阐述："黄帝曰：余闻人有精、气、津、液、血、脉，余意以为一气耳。"津和液都是人体中的水，而它们与气是同一类物质，具有相同的属性，这个属性用现代的概念讲就是流体。但是又辨为六名，说明它们之间也有区别。在《灵枢·决气》篇里，黄帝问岐伯，"何谓气？岐伯曰：上焦开发，宣五谷味，熏肤充身泽毛，若雾露之溉，是谓气"，气虽然也是能灌溉身体组织的水，但这种水的形态是雾露状的，即分离存在的水颗粒，这正是现代生理学中存在于组织间隙中的组织间液的形态[9]，它与自然界连续流动的河水有一定差别，用"气"来描述更为准确，但营气和卫气又有差别。"上焦出气如雾"，是充皮肤，肥腠理的卫气，"中焦出气如露"，是宣五谷味的营气，露比雾的颗粒要大得多，已经是可见的水，故狭义的、不可见的气主要指卫气。

连续流动的水和分散颗粒状的水（气）之间没有严格的界限，《素问·评热病论》篇中曾使用"水气"一词，代表水与气的一种过渡状态："诸有水气者，微肿先见于目下也。"这里的水气特指水液颗粒较为聚积、呈轻微水肿的一种病理状态；在正常情况下，人体间隙中的水是更为细小的分散水颗粒，类似水蒸气的形式，其中还蕴含着气体和热能，故用气来描述比水更为合适。梁龙华等对气、水、津三者的关系进行了论述，指出"气生于水，水化于气，津即为水"[10]，与本文的观点类似。

4. 营气与卫气

营气和卫气都是气，都运行于十二经之中，但为什么十二经水中的水主要指营气，而不是卫气呢？这要从"营"字的本义来理解。"营"，《说文解字》为"市居也，市居谓围绕而居"，说明它是一种限定的空间，其中的物质可行可停，就像皇帝外出巡游的行宫，营气就是运行于该空间的物质，这个空间就是经隧，营气在其中营周不休，为一种循环运动，《灵枢·营气》篇专门讲了营气在十二经脉中循环流注的次序。卫气也可在经脉中运行，但它的分布较广。《灵枢·邪客》对卫气的分布与运行有明确的说明："卫气者，出其悍气之慓疾，而先行于四末、分肉、皮肤之间，而不休者也，昼日行于阳，夜行于阴，常从足少阴之分间，行于五脏六腑。"《素问·痹论》篇又补充了卫气还行于胸腹内"卫者，水谷之悍气也，其气慓疾滑利，不能入于脉也，故循皮肤之中，分肉之间，熏于肓膜，散于胸腹"。肓膜，王冰注："谓五脏之间鬲中膜也。"即连接脏腑之间的网膜结构。卫气的运行部位，四末、分肉和皮肤之间，其中的分肉即前面提到的分间，都是分肉之间的简称，卫气行于经脉上的结构就是后面所说的足少阴之分间，类似的结构在《内经》中还有"手少阳之分、诸阳之分"，笔者将这些位于经脉路线上的间隙统一命名为经分[11]。卫气行于胸腹时，则位于五脏之间称为"肓膜"的筋膜间隙之中。

相对于营气，卫气的流动性更强，范围更广，既行于经脉中，又充斥于皮肤、腠理（充皮肤、肥腠理），抵抗病邪，并可到达胸腹之中、脏腑之间。而营气则"其精气之行于经者为营气"（《灵枢·卫气》），"行于经隧，常营无已，终而复始"（《灵枢·营气》），"营气行脉"（《素问·胀论》），即营气行于经脉的气道之中，处于营运的状态，这与河水位于河道内，常流不息的情况非常相似，又因为营气处于深层的组织间隙，其空间较大，组织液在此聚集成接近水的连续状态，而卫气则分散于浅表组织的微小孔隙中，就像地下水位于岩石土壤的缝隙之中，故《灵枢·邪客》将这两种气分别比喻："地有十二经水，人有十二经脉；地有泉脉，人有卫气。"即将分散的卫气比喻为泉水，将经脉中的气比喻为经水。经水、营气、卫气、经隧、经分、经脉诸概念之间的关系如图 5-1 所示。

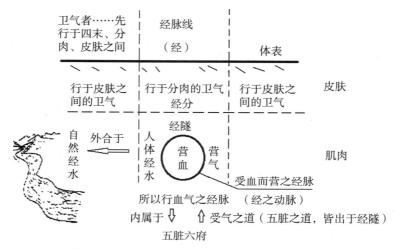

图 5-1　经水与人体经脉血气等概念的关系示意图

第三节　十二经水与五脏六腑

　　《灵枢·经水》篇一开始就讲了人体十二经水与五脏六腑相应的问题，其中经水有大小、深浅、广狭、远近的差异，对应五脏六腑的是高下、小大、受谷之多少，其中大小和广狭代表体积，与脏腑的小大和受谷的体积相对应，而经水的远近是距离概念，那么它指的是谁与谁之间的远近呢？《灵枢·经水》进一步讲："手之阴阳，其受气之道近，其气之来疾，其刺深者皆远过二分，其留皆无过一呼。"我们知道，上肢比下肢短，故上肢到脏腑的距离近，因此这里的"受气之道近"指手三阳三阴经与脏腑的距离近，它与五脏六腑的"高下"是对应的，故经水的远近是指十二经水与五脏六腑的距离有远有近，由于手经距脏腑较近，故气的速度较快，留针时间不能太长。由此我们获得两个信息，第一，人体十二经水与脏腑之间通过气沟通；第二，气是从脏腑向经水方向运动的，其速度随着距离的增加由快变慢，就像河水上游的流速较快，到下游则变慢一样，经水与脏腑的关系符合"脏腑为根本、经脉为枝叶"的中医理论。当然，由脏腑流向经脉的气与经水自身的营气运行可能有所不同。

《灵枢·经水》篇中还有一段论述十二经水方位的内容：

故天为阳，地为阴，腰以上为天，腰以下为地。故海以北者为阴，湖以北者为阴中之阴，漳以南者为阳，河以北至漳者为阳中之阴，漯以南至江者为阳中之太阳，此一隅之阴阳也，所以人与天地相参也。

如果认为这里十二经水就是自然经水，则难以理解此段之意，但如果把自然经水所代表的十二经脉的含义带入本文，再领会三阴三阳所构成的空间坐标系，则可明白本段是在讲十二经脉在人体上的位置，而人就是天地的一个缩影[12]。

第四节 《灵枢·经水》以外其他篇对经水的论述

《内经》作者进一步将包含了经气和血的经脉与自然界的河流进行了比喻，用河水的变化帮助人们理解气血运动的规律，比如在《素问·离合真邪论》篇中有：

夫圣人之起度数，必应于天地，故天有宿度，地有经水，人有经脉。天地温和，则经水安静；天寒地冻，则经水凝泣；天暑地热，则经水沸溢；卒风暴起，则经水波涌而陇起。夫邪之入于脉也，寒则血凝泣，暑则气淖泽，虚邪因而入客，亦如经水之得风也，经之动脉，其至也亦时陇起。

这里的经水指自然界的河水，在风和日丽时，河水也平静，天寒时，河水封冻难流，天热时，河水蒸腾满溢，突然起风时，河水则变得波涛汹涌；对应于人体的经脉，当邪气进入时，如果是寒邪，则经脉中的血受寒而变粘稠不易流动，如果是暑邪，则经脉里的气变得湿润易流动，在受到虚邪时，经之动脉就像河水受到风一样地时而变强，经脉中的血气状态可通过经之动脉的脉象表现出来。

《灵枢·海论》与《灵枢·经水》的关系密切，因为海也是由水组成的，并与河水贯通。在《灵枢·海论》篇中有两次提及经水，即"夫十二经脉者，内属于腑脏，外络于肢节，夫子乃合之于四海乎？岐伯答曰：人亦有四海、十二经水。经水者，皆注于海。海有东西南北，命曰四海。黄帝曰：以人应之奈何？岐伯曰：人有髓海，有血海，有气海，有水谷之海，凡此四者，以应四海也。"首先，这里明确说十二经水是人所有的，因此第一个经水指人体经水，第二个经水则是自然经水，因为它所注的四海是有东西南北的自然之海，人与自然界四海对应的是髓海、血海、气海和水谷之海。《灵枢·海论》还引入了冲脉的概念"冲脉者，为十二经之海"，而在《灵枢·逆顺肥瘦》中却讲"夫冲脉者，五脏六腑之海也，五脏六腑皆禀焉"，"禀"有承受的意思，五脏六腑皆承受冲脉来的气，而冲脉又像海一样地接受十二经来的气血，故冲脉可将十二经与五脏六腑联系起来。在自然界，所有的河流最后都归入大海，而河流中的水则是从大海的水蒸发后下雨积累形成的，两者的关系正是《灵枢·经水》所说的"凡此五脏六腑十二经水者，外有源泉而内有所禀，此皆内外相贯，如环无端，人经亦然"。这里的五脏六腑十二经水仍指人体的结构和物质，它与自然界的河水与大海都是（此皆）"内外相贯，如环无端"的形式，亦可用"外有源泉而内有所禀"来描述它们之间的关系。

论述经水的还有《灵枢·阴阳清浊》篇："黄帝曰：余闻十二经脉，以应十二经水。十二经水者，其五色各异，清浊不同，人之血气若一，应之奈何？"这里的十二经水与人的血气相对应，因此为自然经水。河水有清有浊，著名的"泾渭分明"成语说的就是河水清浊的差异。另外，河水还可因对太阳光的散射、反射和吸收，以及反衬天空或周围的景物，产生"五色"的不同颜色。黄帝开始认为，人的血气若一，怎么能呈现自然经水五色和清浊的不同呢，岐伯批评了这一观点，并用天下有作乱之人来比喻血气的复杂性，指出经脉之气因受谷和受气的不同，会产生清浊的差异，即"受谷者浊，受气者清。清者注阴，浊者注阳"，在清浊之气相互交织的时候，还会形成更为复杂的"乱气"，即"清浊相干，命曰乱气"。

第五节　讨　　论

人体含有约 70% 的水，与自然界水与陆地的比例接近，水在人体中的分布与形态是《内经》重点阐述的内容。人体的气血可对应西医的细胞外液，这部分水占人体总水量的 1/3，是可流动的水，其他 2/3 在细胞内，是不可流动的水。细胞外液中血占 1/4，其他 3/4 称为组织液，正是《内经》所说的营卫之气[9]。但组织液在人体的不同部位其形态又有千差万别，其中称为卫气的组织液多呈分散的小水颗粒，《内经》描述为"雾"，它可在组织间隙中四处扩散，最终被毛细淋巴管吸收。但如果因相关通道堵塞，组织液不流动了，就会聚积在一起，形成较大的水团，并引起组织的肿胀。《灵枢·五癃津液别》描述这一过程为："邪气内逆，则气为之闭塞而不行，不行则为水胀。"营气因位于较大的经脉组织间隙中，其形态与卫气不同，接近于连续的水，却又在血脉之外，与血液有所区别，《灵枢·营卫生会》指出，营气"泌糟粕，蒸津液，化其精微，上注于肺脉，乃化而为血"，说明营气是血的前体。淋巴液也属于营气，人体最大的淋巴管 – 胸导管是组织液集合回流到血管的最后通道，它从肺脏上方的肺静脉进入血液，而它的位置与冲脉吻合，冲脉则被称为"十二经之海"，这一精准的关系无法用巧合来解释。《内经》作者为了区分经脉中气和血的不同，特设《灵枢·经水》专篇，用自然界的河流作比喻，论述了经脉之气的运行规律，也是对《素问·经脉别论》篇以经脉循行和病候内容为主的一个补充。

西方早期的生理学认为，细胞外的水是与透明质酸分子结合在一起的，形成不流动的凝胶态物质，称为细胞外基质。直到 1993 年，挪威的 Aukland 教授才提出了组织液有凝胶态和液态的两相说，而直到 2018 年，美国一研究团队使用最新的激光共聚焦内窥镜，才在活的人体上观察到液态的组织液。随后，笔者所在的研究团队使用与美国研究团队相同的技术对经脉进行了观察，发现组织液在经脉中确为连续富集的水状态，而在非经脉组织则稀少且分散[13]，证明了《内经》对人体体液的论述。

《内经》作者在两千年前没有任何仪器的情况下，就已经认识到人体体液的多种形态，并精准地使用不同的概念对其进行论述，指导临床应用，令人叹为观止。

参考文献

［1］河北中医学院校释.灵枢经校释.上册［M］.1 版.北京：人民卫生出版社，1982：289.

［2］赵京生.针灸学基本概念术语通典［M］.1 版.北京：人民卫生出版社，2014：512.

［3］张景岳.类经［M］.北京：学苑出版社，2005：423.

［4］高也陶.秦太医署编纂《黄帝内经》［M］.1 版.澳门：世界和平与健康研究会，2018：79.

［5］黄龙祥.经络学说的由来［J］.中国针灸，1993，13（5）：47–50.

［6］张维波.《黄帝内经》气血经络概念解析［J］.中国针灸，2013，33（8）：708–716.

［7］何裕民，刘文龙.新编中医基础理论［M］.北京：北京医科大学中国协和医科大学联合出版社，1996：109.

［8］张维波，高也陶，李宏彦.《黄帝内经》成书年代解析［J］.中华医史杂志，2017，47（3）：162–166.

［9］Zhang W B，Jia D X，Li H Y，et al. Understanding Qi Running in the Meridians as Interstitial Fluid Flowing Via Interstitial Space of Low Hydraulic Resistance［J］. Chin J Integr Med，2017.

［10］梁龙华，郑明常.六经气津互化论［J］.河南中医，2006，26（1）：10–13.

［11］张维波.经分：一个重要的经络概念［J］.中国针灸，2000，20（4）：219–222.

［12］张维波，李宏彦，刘兵.《黄帝内经》三阴三阳概念的空间解析［J］.中医杂志，2019，60（6）：455–460.

［13］宋晓晶，张维波，贾术永，等.应用小动物活体激光共聚焦成像系统对大鼠腹壁循经组织组织液分布的初步观察［J］.中国中医基础医学杂志，2019，2020，26（4）：474–478.

第六章　任督二脉循行解析

　　任督二脉为奇经八脉中的两条重要经脉，分别统摄全身的阴经和阳经。奇经八脉的概念在《难经》中才出现，《内经》中虽无"奇经八脉"一词，但组成奇经八脉的督脉、任脉、冲脉、带脉、阴跷脉、阳跷脉、阴维脉和阳维脉八条经脉均有记载，特别是任督二脉的循行，在《内经》中有详细记述，但部分循行路线在《内经》之后的文献中较少提及。任脉在躯干前面正中至唇，督脉在躯干后面正中，并从头顶绕到面部的形式，与《内经》的描述有所出入。本章试对《内经》任督二脉循行的原貌进行还原。

第一节　任脉的起点

　　在《内经》中，有两处描述了任脉的循行路线，一是《灵枢·五音五味》：

　　黄帝曰：妇人无须者，无血气乎？岐伯曰：冲脉、任脉皆起于胞中，上循背里，为经络之海。其浮而外者，循腹右上行，会于咽喉，别而络唇口。

　　这里指出任脉和冲脉皆起于胞中，胞中在女子就是子宫，子宫为脏器，在腹腔内而非体表。男子无子宫，其位置在关元穴对应的腹腔部位。

　　另一处描述任脉循行的地方是《素问·骨空论》：

　　任脉者，起于中极之下，以上毛际，循腹里上关元，至咽喉，上颐循面入目。

　　中极是一个穴名，在《内经》中仅出现过 1 次，其位置在腹正中线上的脐下 4 寸，关键是"中极之下"应如何理解。现代教科书认为该处为会阴穴，即前后阴之间的部位。但如果这样理解，《内经》为什么不直接说任脉"起于会阴"或"起于两阴之间"呢？认为该处为会阴，可能是为了使下面一句"以上毛际"符合逻辑，因为"毛际"即阴毛的上边界，是一个体表部位，正是中极所在之处。以人的站立位，若任脉起于会阴，往上循行，则可到达毛际的部位，符合逻辑。但会阴与《灵枢·五音五味》中所说的"胞中"一个在体表，一个腹腔内，不是同一个部位。如果假设《内经》是逻辑自洽的，我们只能认为"中极之下"为会阴的理解是错误的。

　　这里的关键是"中极之下"的"下"是什么方向？我们通常都以人面南而立的站立位理解《内经》所说的方位，这时的"下"自然是指向地面或脚的方向。但根据笔者对《内经》三阴三阳概念的解析，在《内经》的坐标系中，还存在着以内外划分的极坐标概念，它与左右上下的笛卡尔坐标共同构成半极坐标、半笛卡尔坐标的"圣人坐标系"[1]。从这个坐标系来看，"中极之下"是指中极穴往体内的方向，这个位置正是女子子宫（胞中）的部位（附图3），张介宾注："中极之下，即胞宫之所。"[2]因此，《灵枢·五音五味》与《素问·骨空论》的任脉起点并不矛盾，"中极之下"的描述适用于没有胞宫的男子。

第二节　任脉的循行

1. 背深支（CV-1）

统一了任脉的起点，后面的循行就好理解了。《灵枢·五音五味》为"上循背里"，由于"下"指向内，则此处"上"指向外，即从腹腔的子宫或对应部位出到背部的体壁中，这句话中的"背"在《素问·骨空论》王注引、《太素卷十·任脉》《针灸甲乙经卷二第二》并作"脊"，即脊柱，证明背里的部位确实在身体的背部；"里"指深层，即脊柱的内侧，"背里"和"脊里"的实际位置相同。由此可见，任脉除了在人体前腹部有循行外，在背部的深层也有循行。但该支上循到什么部位，《灵枢·五音五味》没有细述，若以"上循脊里"来定位，脊柱所到之处就有该支存在，则它可能一直循行到颈部。

"上循背里"后面是"为经络之海"，但并未指明是指冲脉还是任脉。从逻辑上看，此话在"冲脉、任脉皆起于胞中"之后，当指冲脉和任脉。冲脉又有十二经之海的说法，但十二经指经脉，并没有络脉，这里讲的却是"经络之海"，包含了络脉。任脉为诸阴经之汇，也有类似"海"的性质。综合考虑，"上循背里，为经络之海"是对冲脉和任脉的共同描述，同时也表明此脉宽大，可以纳诸经之气。

2. 腹深支（CV-2）

在《素问·骨空论》中，任脉在"起于中极之下"后的第一段循行为"以上毛际"，毛际为体表部位。由于任脉即起于毛际处中极穴下面的胞中，"以上毛际"中的"上"指从内向外的方向，即从体内胞中向体表毛际方向循行。《内经》认为所有的经穴都是"脉气所发"，即内部经脉之气出于体表之处，故这句话说的是任脉在腹部的第一个脉气所发之处，即任脉的重要经穴中极。

下一段循行是"循腹里上关元"，这里的"循腹里"与《灵枢·五音五味》中的"循背里"形成对应，一个在前，一个在后，"腹里"指腹部体壁的深层，"上关元"与"上毛际"类似，因此，这里的关元是穴位名，即任脉出于体表的第二个脉气所发之处。

接下来是"至咽喉"，这里的咽喉按现代的理解是位于颈前中央，但《内经》中的"咽"与现代解剖学名称不同。在《灵枢·肠胃》里有"咽门重十两，广一寸半，至胃长一尺六寸"，指整个食管。由此我们才能理解《灵枢·营卫生会》中"上焦出于胃上口，并咽以上贯膈而布胸中"的顺序，"并咽"是指并食管，与"出于胃上口"是接续的，随后才是"贯膈而布胸中"，如果咽在颈前中央，则卫气就要先上到颈部，再下来穿过横膈膜往上，布于胸中，显然不合理。如果将咽理解为整个食管，则从腹里到胃上口的食管起点并没有多远，否则从关元一下子到颈部，跨越的空间就太大了。孟凡琪等也认为《内经》中的咽为咽部和食管的总称[3]。

最后是"上颐循面入目"，任脉顺着食管可以一直到达口腔，"颐"指面颊，即脸的侧面，正在口腔之外，因此，"上颐循面"就是从食管、口腔，向外出到面颊。"循面入目"，最后顺着面部到达眼睛的位置，其路线是连续的。

3. 腹浅支（CV-3）、任脉络脉及与实验观察的比较

《灵枢·五音五味》在描述完任脉背部的路线后，继续描述了任脉在腹部浅层的循行，即"其浮而外者，循腹右上行"。这里的路线明确定位于"浮而外者"，与背里和腹里的深层路线不同，是任脉在腹部表浅的分支，具有络脉的特征，但未明确说明。这条分支"循腹右上行"，因这里没有穴位名，所以"上"不是指向体表的脉气所发，而是指站立时向头的方向，这样就能与下一句的"会于咽喉"接上了。那么，"腹右"是否指腹的右侧呢？这个问题比较复杂。《素问·腹中论》《素问·奇病论》《素问·骨空论》，王冰注"引《针经》做'循腹各行'"，而《太素卷十·任脉》和《针灸甲乙经卷二第二》中均无"右"字[4]，为"循腹上行"。

我们在对大鼠任脉进行注射荧光素钠示踪时，发现在剑突下的腹中线注射荧光素后，先沿腹中线向上迁移一段，在到达剑突附近后，会向右或向左偏转，继续上行的现象（附图4a，b）[5]。孟竞璧等在人体任脉的中脘穴注射同位素高锝酸钠后，发现部分女性受试者的同位素迁移在到达剑突后，会向右偏转一定距离，然后再垂直向上迁移（附图4c）[6]，与"循腹右上行"的描述十分类似。而且从前后文看，"黄帝曰：妇人无须者，无血气乎？岐伯曰：……循腹右上行"这段描述明显是指女性，只是该偏右上行的部位是在胸部，而非腹部。可能该句是"循腹上右行"的意思，即先循腹向上，然后再右行，是《内经》常有的倒装句。如果是这样，"循腹右上行"与图6-2c的实验结果就完全吻合了。同时也说明，《太素》和《针灸甲乙经》的"循腹上行"以及王冰引《针经》的"循腹各行"也是正确的，因为同位素和荧光素的迁移线在腹部确实都走中线，只是到了剑突以上的胸部，才转入右上行。另外根据对大鼠的实验观察，也有左行的可能，因此，"循腹各行"可能是"循腹左右各行"的简写。在《素问·气府》的任脉脉气所发中，就有"目下各一"的描述，实为目下左右各一，即左右的承泣穴。在人体试验中，尚未发现任脉向左上迁移的情况，可能存在男左女右、男下女上的规律。在同位素实验中，男性受试者在中脘注射同位素后，沿腹中线向下迁移（附图4d）[6]。因未在胸部进行注射，无法显示可能存在的胸部左侧路

线。另外，由于用 γ 照相机进行的同位素示踪不能区分深度，对胸腹部的经脉循行轨迹尚不能确定是在深部还是在浅表，有待未来研究使用更先进的设备加以甄别。

关于任脉的络脉，在《灵枢·经脉》中有记载："任脉之别，名曰尾翳，下鸠尾，散于腹。"这里任脉的络穴尾翳，一般认为是鸠尾穴的别名，也有人认为是会阴穴[7、8]。但如果是鸠尾，则从鸠尾下到鸠尾，逻辑上矛盾；若是会阴，则从会阴到鸠尾及腹是上而非"下"。考察"尾翳"一词，翳，为掩盖之意，《说文解字》有："翳，华盖也。"朱骏声通训定声："以羽覆车盖，所谓羽葆幢也。"即翳可能指整个心蔽骨即胸骨，尾翳应在该骨的尾端或与该骨相连的剑突部位，位于鸠尾穴的上面，这样就与"下鸠尾，散于腹"的上下关系吻合了，即任脉的络脉之气从尾翳（胸骨末端的胸剑联合处或剑突）下到鸠尾，再下到腹部后扩散。该段路线与任脉的腹浅支部分重合，证明腹浅支有络脉的特性，是负责与督脉沟通的。由于男女在胞中部位的生理结构不同，而任脉之络与督脉又有重合，情况比较复杂，其循行规律有待深入研究。

下面是"会于咽喉"，由于前面已经说明该路线是"其浮而外者"，故此处的"咽"不是指胸腔内的食管，"咽喉"是颈前中央的喉结处。那么，任脉的这个络脉分支与谁在咽喉处相会呢？前面提到"冲脉、任脉皆起于胞中，上循背里（或脊里）"，这条路线按照脊柱的位置可到达咽喉的后面，因此，"会于咽喉"可能指与背深支会于喉结处。由于腹深支也"至咽喉"，因此三支可能共同汇合于咽喉，并在身体内部形成闭合环路。

最后是"别而络唇口"，此处用了"别"和"络"，说明该路线为离开主干的浅表络脉，也可认为是腹浅支的延续。

4. 任脉的脉气所发：经穴

关于任脉的循行，只有《灵枢·五音五味》和《素问·骨空论》两篇有少量的描述。另在《素问·气府论》中，有任脉脉气所发的二十八个经穴，可资参考：

任脉之气所发者二十八穴：喉中央二，膺中骨陷中各一，鸠尾下三寸，胃脘五寸，胃脘以下至横骨六寸半一，腹脉法也。下阴别一，目下各一，下唇一，龂交一。

从"喉中央二"为天突和廉泉来看，任脉从咽喉再往上时，先通过颈前正中线。"下唇一，龂交一"指承浆和龂交二穴，分别在口腔的上牙龈和下牙龈中央，说明任脉在上达面部后可能环唇，到达口腔内部的牙龈组织，这与腹浅支的"别而络唇口"也是吻合的。"目下各一"即左右承泣，与任脉腹深支"上颐循面入目"的终点相吻合，说明任脉上头后将分成左右两支，终止于双目下的承泣穴。

5. 与透明鱼阿尔新蓝和大鼠荧光素钠迁移轨迹的比较

将上述《内经》原文的分析结果与我们在透明鱼上观察到的阿尔新蓝经脉样迁移轨迹进行比较，附图5a为鱼腹正中线（abdomen middle track，AMT）的侧面图，共显示出三段路线[9]。在腹鳍与躯干的交汇处为第一段（AMT1），该段位于腹部正中的体表，类似《内经》任脉的腹浅支（CV-3）。在鱼腹腔内壁的正中部位，有一条较粗的路线（AMT2），对应任脉的腹深支（CV-2）。另外在腹腔里的脊柱正下方，还有第三段路线（AMT3），对应任脉的背深支（CV-1）。观察鱼的横断面（附图5b，c）[9]，在腹腔的背侧，有一条较宽的蓝色带状区域，是AMT3的横断面图像，符合任脉背深支的"经络之海"特征。在腹部腹侧有一段较窄的蓝色区域，为AMT2的横断面图像。在附图5c中，躯干最下面的一点蓝色是AMT1的横断面。在动态观察中，鱼腹中线的这三段路线是相互贯通的，从AMT2进入AMT1时有一个明显的延迟[10]。透明鱼的腹中线循行轨迹与《内经》原文的任脉循行路线高度吻合。当然，人和鱼虽然同为脊柱动物，但在结构上仍有一定差异，此结果仅供参考。

在哺乳类动物大鼠的腹中线皮下注射荧光素钠，用荧光照相法观察，发现荧光素除了沿皮下正中线迁移外，还可沿腹壁内侧面的正中线迁移（附图6a，b），与透明鱼的AMT2位置类似，对应任脉的腹深支CV-2。其轨迹比皮下迁移线更宽、更长，浓度更高，提示该路线可能是任脉的主干。

第三节　督脉的起点

督脉的循行在《内经》中只有一处涉及，即《素问·骨空论》里接在任脉和冲脉的循行之后：

督脉者，起于少腹以下骨中央，女子入系廷孔，其孔，溺孔之端也，其络循阴器合篡间，绕篡后，别绕臀，至少阴与巨阳中络者合，少阴上股内后廉，贯脊属肾，与太阳起于目内眦，上额交巅上，入络脑，还出别下项，循肩髆内，侠脊抵腰中，入循脊络肾，其男子循茎下至篡，与女子等，其少腹直上者，贯脐中央，上贯心入喉，上颐环唇，上系两目之下中央。

这里，督脉的起点为"少腹以下骨中央"。《中医术语词典》中"少腹"指腹的下部，位于脐与骨盆之间，又称小腹。"以下"与"之下"的意思有所不同，"以下"在《内经》中几乎都指站立位时上下的下，而"之下"在多数地方指体表部位以下的体腔深部。故"少腹以下"的位置正是骨盆，其中的"骨"按王冰的注释指"横骨"，即现在的耻骨，"骨中央"即耻骨正中的耻骨联合部位，其上有曲骨穴，在中极下一寸，从深度上看在任脉起点胞中上面的表浅处，两者的位置从体表方向看几乎是重合的。由于"胞中"是任脉和冲脉共同的起点，加上与之十分接近的督脉，故有王冰"然任脉、冲脉、督脉者，一源三歧也"的注释（《重广补注黄帝内经素问·骨空论》），但实际上任督二脉的起点在深度上仍有一定差异。

第四节 督脉的循行

1. 臀脊上支（GV-1）

督脉的循行在《素问·骨空论》中按照男女分别进行了论述，说明《内经》作者完全考虑了男女之间的解剖学差异。对于女子，"女子入系廷孔，其孔，溺孔之端也"。督脉从耻骨中央向下循行到尿道口。"其络循阴器合篡间"，指督脉的络脉循着阴器到达会阴即"篡"的部位。"绕篡后，别绕臀"，指绕过肛门口及臀部。"至少阴与巨阳中络者合"，《黄帝内经素问校释》（下册）中的解释是"至少阴经脉处，与太阳经中的络相合"[11]，但本句中的"少阴""巨阳"是用"与"连起来的，后面一句"少阴上股内后廉，贯脊属肾"就是《灵枢·经脉》中肾足少阴之脉的路线。在讲督脉路线时插入一段肾经路线，没有道理，故该段应该是描述督脉与肾经相合的共同路线。与任脉背深支"循背里"一样，督脉这段与少阴经相合的路线"贯脊属肾"后到达何处，也没有明言。

在督脉循行的后面，还有"其男子循茎下至篡，与女子等"。这句话虽然跟在"入循膂络肾"的后面，但从逻辑上看，它应该与"女子入系廷孔……"是并列的，即讲完女子背部的所有路线，直到"入循膂络肾"后，再说男子的。因此，该段路线应该接在第一句"起于少腹以下骨中央"的后面，即女子是从曲骨"入系廷孔，其孔，溺孔之端也，其络循阴器合篡间"，男子是从曲骨"循茎下至篡"，即从曲骨穴出发，循阴茎到达会阴，男女经过的点都是篡，故后面的路线"与女子等"，即跟女子从篡往后的路线相同。如果认为"其男子循茎下至篡"是接在"入循膂络肾"之后的路线，则这段路线需先从后背的膂跳到会阴前面的阴茎，再折返到会阴，这样就破坏了循行的连续性。

2. 头背下支（GV-2）

此支的路线为"与太阳起于目内眦，上额交巅上，入络脑，还出别下项，循肩髆内，侠脊抵腰中，入循膂络肾"。除了一个"与"字，该段路线与《灵枢·经脉》中足太阳膀胱经的路线完全一致，但由于这里是专门描述督脉的（督脉者），又用了"与"字，说明它是与太阳膀胱经同路的，就像前面督脉的臀脊上支与肾经同路一样，说明这段路线也是督脉的路线。

这里的"侠脊"与臀脊上支"贯脊"的含义略有差异，"侠"通"夹"，说明在脊柱的两侧，反之"贯脊"应在脊柱的中央，贯穿脊柱。

最后是"入循膂络肾"，即沿着脊柱两旁的肌肉（膂）与肾相连。"入"，说明进入了深层。我们知道，肾脏位于脊柱两侧肌肉的下面，紧贴腹后壁的深部，与该路线所指的方向一致，说明这里的肾就是解剖学的实体肾脏。而前面"贯脊属肾"的督脉臀脊上支与肾也有联属关系，两条脉在肾脏处汇合。

3. 腹面上支（GV-3）

奇特的是，督脉除了在背部循行外，在腹部和面部也有循行路线，即"其少腹直上者，贯脐中央，上贯心入喉，上颐环唇，上系两目之下中央"。这段路线与任脉在《素问·骨空论》的"循腹里上关元，至咽喉，上颐循面入目"以及《灵枢·五音五味》"会于咽喉，别而络唇口"的路线几乎相同，两者都涉及"腹、喉、颐、唇、目"五个部位，未分男女。

我们该如何理解任督二脉在这里的路线重合？如果按王冰的解释"自其少腹直上，至两目之下中央，并任脉之行，而云是督脉系，由此言之，则任脉冲脉督脉，名异而同体也"[11]。同一结构却使用三个名字，而且出现在同一篇中，这显然不合理，故王冰并不认可这条路线。但如果考虑到督脉与任脉在起点上即有深度上的差异，任脉在较深的腹腔内，督脉在较浅的曲骨上，故两者的循行可能也存在深浅的差异，并非完全同体。

"其少腹直上者，贯脐中央"，"脐"是腹部明显的体表标志，"贯脐中央"即通过脐，说明是腹正中的路线，且比较浅表。《素问·骨空论》中接在督脉循行后面的有"督脉生病治督脉，治在骨上，甚者在脐下营"。"脐下营"指脐下的穴位，佐证督脉在腹部有循行。"治在骨上"的描述说明督脉"起于少腹以下骨中央"是指耻骨表面正中的位置，不是耻骨的里面。

下面一句"上贯心入喉"。与咽代表食管一样，"喉"代表气管[3]，正在心脏的上方，督脉在这里穿过心脏，再沿气管上行。对照任脉"至咽喉"并以咽为食管来看，心脏在食管的前面，气管也在食管前面，两者比食管更接近胸部表面。故此处的任督二脉虽然体表路线重合，但从深度方向上看，督脉在任脉之前，相对浅表一些，两者的立体位置不同。

"上颐环唇，上系两目之下中央"的路线与任脉"别而络唇口""上颐循面入目"的路线十分接近，但两者的深度和位置均有所不同。参考《素问·气府论》中任脉的穴位分布："下唇一，龂交一"分别为承浆和龂交。后人将龂交穴归入督脉，是先入为主地认为任督二脉必不同路，其实督脉在面部已有三个穴，即《素问·气府论》督脉气所发者中的"面中三"，《类经》七卷第九注"素髎、水沟、兑端三穴也"。水沟与龂交虽然从体表看位置相同，但一外一内，水沟在面部体表，龂交在唇内的牙龂正中。由于任脉"络唇口"路线上有承浆和龂交，两穴无法通过口腔和上下牙齿的裂口相连，需通过环唇的路径才能联系上，而且应该在唇内，与督脉在体表的"环唇"形成一内一外的立体结构。

督脉该支的终点是"上系两目之下中央"，此处的体表无穴位，与"下中央"的描述相吻合，说明该支终止于两目中间的深部，而督脉的头背下支是从眼睛内侧的两个目内眦开始的，其位置较浅，两起点与"两目之下中央"的部位形成一个三角区。因此，若想将督脉前上后下的这两支连接起来，两目之间的这个区域非常重要，这正是道家内丹派典籍中所说的山根、祖窍和玄关的位置。

4. 头背中支（GV-4）

督脉在头部正中还有一条支脉，记载于《灵枢·营气》中营气沿十二经循环的最后一段：

> ……从肝上注肺，上循喉咙，入颃颡之窍，究于畜门。其支别者，上额循巅下项中，循脊入骶，是督脉也。

其中"上循喉咙，入颃颡之窍，究于畜门"的路线与肝经非常相似。肝经在《灵枢·经脉》中的这段路线为"循喉咙之后，上入颃颡，连目系，上出额，与督脉会于巅"，与《灵枢·营气》的路线有细微差别。肝经行于喉咙之后，即气管靠近后背的组织中。在上额时多一个"出"字，表明肝经的"上出额"是直接从深部上来的，与督脉沿前额上到巅顶不同。督脉腹面上支的最后一段为"上贯心入喉，上颐环唇，上系两目之下中央"，而《灵枢·经脉》中的肝经也有一条分支"其支者，从目系下颊里，环唇内"，与督脉的"上颐环唇"非常接近。总之，肝经在头面部与督脉有很多重叠接近的路线，可能是为了更好地与督脉交换信息。

后面的"其支别者，上额循巅下项中，循脊入骶，是督脉也"，用了《内经》"……者……也"的定义语式，明确是督脉路线，可称为督脉的头背中支。它与督脉头背下支的区别是始终行于身体正中，而后者主要循行于中线的两侧，与膀胱经有相当长一段的同路。

该头背中支起于畜门，其位置根据《灵枢识》："畜门者，鼻孔中通于脑之门户。"为嗅球所在的一个内间隙，鼻腔中的嗅觉神经通过嗅球从该处入脑，而此处正是督脉"上系两目之下中央"的地方，因此它与督脉腹面上支的终点是接续的。从畜门发出的督脉分支沿额中央上到头顶，继续沿头正中线下到项中央，在《灵枢·本输》中有"七次脉颈中央之脉，督脉也，名曰风府"，佐证督脉过颈后（项）中央。最后该支"循脊入骶"，因与项中央的路线是连续的，说明它循行于背正中线上，并一直到达骶骨端点的长强穴附近，与现代教科书的督脉路线完全相同。

5. 督脉的经穴、络穴与络脉

《素问·气府论》记载了督脉气所发的 28 个经穴，可厘定督脉的循行：

> 督脉气所发者二十八穴：项中央二，发际后中八，面中三，大椎以下至尻尾及旁十五穴，至骶下凡二十一节，脊椎法也。

其中"面中三"的兑端、水沟和素髎三穴可归入督脉"上颐环唇，上系两目之下中央"的腹面上支。该支在环唇后到达上唇中央的兑端，从兑端直上，过水沟和素髎两穴，最后进入两目中央的深部。

督脉的头背中支与"项中央二，发际后中八"及"大椎以下至尻尾及傍十五穴"的25个督脉经穴相重合，又与腹面上支的终点"两目之下中央"相衔接，故此路线应视为督脉背侧的主干，它与督脉的腹面上支和臀脊上支从曲骨经前后阴及臀部的一段共同构成了环绕人体正中线的封闭环路。

督脉臀脊上支的"贯脊属肾"段和整个头背下支均可视为督脉的一种络脉，它们分别与足少阴经和足太阳经络合，即"至少阴与巨阳中络者合"负责与背部膀胱经和肾经沟通。

任脉的腹浅支与督脉腹面上支的路线也有很多重合，包括任脉"循腹右上行"的一段与督脉"贯脐中央"的一段以及任脉"别而络唇口"与督脉"环唇"的一段，前者可能完全同路，后者则分别位于口腔内外，目的是尽量靠近，以加强任脉与督脉的沟通，这正是络脉应起的作用。试想如果督脉在腹面部没有循行，而任脉的络脉和别络却都分布在腹面部，如何与督脉进行沟通？

《灵枢·经脉》中督脉的络脉为"督脉之别，名曰长强，挟膂上项，散头上，下当肩胛左右，别走太阳，入贯膂"。该络脉从长强穴出发，长强穴是督脉臀脊上支"绕臀后"的交汇点，"挟膂上项"即沿脊柱两侧肌肉的间隙而行，到达项部。"散头上"说明该路线较浅，可能沿皮下附近运行，故可散于头上的皮下筋膜层。在头部扩散后，再沿肩胛下行。这里的"肩胛左右"与督脉与足太阳主线相合的"循肩髆内"路线有所不同，故"别走太阳"的意思是走太阳经的别脉，即膀胱经的第二侧线。最后是"入贯膂"。"贯膂"与前面"膂"的含义不同，"侠膂"是在背部肌肉的两侧，为双路，"贯膂"与"贯脊"类似，为单路，即进入背部左右侧肌肉中间的间隙里。

督脉的络脉从长强出发，沿膀胱经的一线上行，到头部后扩散下行，进入膀胱经的二线（别走太阳），最后又回到背正中督脉的头背中支上，至于是从什么地方返回的，没有细述。该路线最后的"入贯膂"段，也可能通过脊柱进入任脉的背深支，实现与任脉的沟通。

6. 督脉循行与透明鱼阿尔新蓝和人体同位素迁移轨迹的比较

我们对透明鱼相当于督脉的背正中线进行阿尔新蓝示踪观察，发现了4条分支，分别在最表浅的背鳍与身体的交汇处（BMT1）、左右背部肌肉交汇的背中隔（BMT2）、脊髓上面的空隙（BMT3）和周围肌肉与脊柱之间的一圈缝隙（BMT4）（附图 7a，b）[9]。第一条分支 BMT1 在最浅表的地方，由于人已经没有了背鳍，BMT1 对应人体督脉的路线不明。

第二条分支 BMT2 位于背部左右侧肌肉的正中间，其中分隔肌肉的筋膜称为背中隔。从横切面上看，它可从体表一直贯通到脊柱上方（附图 7c），从鱼的背上看则沿脊柱分布，与"循脊"的描述吻合。由于脊柱周围的肌肉为膂，此路线符合督脉络脉回到主干时的"入贯膂"描述，同时它也与督脉头背中支"循脊入骶"的描述相符。

第三条分支 BMT3 较细，从侧面看贯穿整个脊柱，从横切面看位于脊柱内脊髓的上方（附图 7d），类似人的中央导水管（在脊髓中间），符合督脉臀脊上支"贯脊"的描述。

第四条分支 BMT4 从侧面看较粗，可覆盖整个或部分脊柱（附图 7f）[9]，其水平切面可清楚地显示与脊柱相同的轨迹（附图 7g），该路线的特征与督脉"侠脊""循脊"的描述比较一致。孟竞璧等使用同位素 ^{99m}Te–DTPA 在第四腰椎脊髓蛛网膜下腔后注射，用 γ 照相机拍摄到同位素沿脊髓腔上行，运行缓慢[6]，与鱼背正中线的 BMT3、BMT4 分支相似，最后进入侧脑室，形成贯通脊髓并上行入脑的督脉路线（附图 7e，h）。

另外，我们还在鱼的背正中侧面发现了两条类似膀胱经的路线，称为背侧 1 线（BST1）和背侧 2 线（BST2）（附图 8a），两条线在皮下扩散融合（附图 8b），并深入肌肉间隙（附图 8c）。其中背中线两侧的 1 线对背部肌肉——膂构成"侠膂"的态势，该路线与背正中线也时有融合（附图 7c），说明督脉与背部两侧的膀胱经构成一个"流域"，难分彼此，印证了"与巨阳中络者合"的《内经》原文。

第五节　任督二脉为身体的内外环结构

综上所述，任脉和督脉实际上是一个内圈、一个外圈的内外环结构，而非现代所说的一个在背部、一个在腹部的前后结构。任督的内外环结构与本书第十二章论证的三阳经在身体浅层、三阴经在身体深层[1]的十二经脉分布十分匹配。任脉所在的内圈就是三阴经所在的身体深层，而督脉所在的外圈是三阳经所在的身体浅层，任脉在深层汇通三阴经，督脉在浅层统摄三阳经，形成阴阳表里的对称结构（图 6-1）。根据《内经》原文所述的循行路线，在人体矢状面上进行标记，如附图 9 所示。

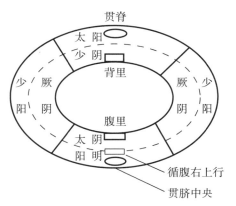

图 6-1　任督二脉与三阴三阳位置关系示意图

注：矩形代表任脉，椭圆代表督脉，细线矩形代表任脉的浅表络脉

第六节 《内经》以前及后世对任督二脉的记载

1.《内经》以前的记载

根据我们的研究，《内经》成书于东汉100—110年^[13]。《内经》之前涉及任督二脉的文献很少，《史记·扁鹊仓公列传》（作者司马迁，公元前145年—公元前90年）中有"督任脉各长四尺五寸"，与《灵枢·脉度》的"督脉、任脉各四尺五寸"几乎完全相同，应为同一来源。

对督脉描述较多的是庄子（公元前369—公元前298）在《养生主》中的一段文字：

> 吾生也有涯，而知也无涯。以有涯随无涯，殆已；已而为知者，殆而已矣。为善无近名，为恶无近刑。缘督以为经，可以保身，可以全生，可以养亲，可以尽年。

从前后文看，"缘督以为经"是一种养生保健的方法，后世注解均认为是打通任督二脉的导引术，但这里只有"督"，却没有"任"。"督"字在《康熙字典》里有"督，中也。谓中两闲而立，俗所谓骑缝也"。说明是人体的中线，并无前后之分。"缘督以为经，可以保身"的意思就是，以人体的中线为经脉进行导引，可以保持身体健康，与《内经》督脉环身正中一周的循行完全一致。

打通任督二脉的小周天导引术是现代流行的一种养生方法。根据本文对《内经》的考察及《养生主》的描述，所谓打通小周天，可能是分别打通外环的督脉和内环的任脉，特别是外环督脉。将本来分属任督二脉的循行路线连通起来，不仅难度大，还可能导致任督功能的混乱。虽然任督之间也有络脉的沟通，但主要是在任督不平衡时才发挥作用，与任督二脉各自的通畅有所不同。

2. 后世对任督二脉的记载

《难经二十八难》曰："督脉者，起于下极之俞，并于脊里，上至风府，入属于脑。""下极之俞"被认为是长强或会阴穴，"脊里"指王冰注《太素》及《甲乙经》描述任脉循行时的"上循脊里"，即任脉的背深支，故"并于脊里"意为督脉与任脉背深支一浅一深的并行路线。从"上至风府，入属于脑"来看，此督脉的循行是站立位时自下而上的。《内经》督脉的臀脊上支在"贯脊属肾"后没有明确路线，《难经》则明确为"上至风府，入属于脑"。可作为对该路线的一个补充。《难经》的督脉与《内经》督脉的臀脊上支在路线和方向上有重合，与头背中支在路线上有重合，但方向相反，其余督脉分支无记载。《脉经》的督脉循行与《难经》基本相同，但仅到"上至风府"，无"入属于脑"。《针灸甲乙经》全文转载了《素问·骨空论》篇和《难经·二十八难》的督脉循行全文，在《难经》"上至风府，入属于脑"后又补充了

"上巅循额，至鼻柱"，并讨论了《内经》《难经》中督脉循行方向的不同："《九卷》言营气之行于督脉，故从上下。《难经》言其脉之所起，故从下上。所以互相发也。"

《难经·二十八难》记载的任脉循行与《素问·骨空论》任脉腹深支一致："任脉者，起于中极之下，以上毛际，循腹里，上关元，至咽喉。"但缺失"上颐循面入目"，并没有记载《灵枢·五音五味》中的背深支和腹浅支。《脉经》记载的任脉循行是"任脉者起于胞门、子户、夹脐上行至胸中"与《素问·骨空论》中冲脉的循行路线相同。

《针灸甲乙经》中记载的任脉循行路线为《灵枢·五音五味》中的背深支和腹浅支，但如前文所述，"背里"作"脊里"，"循腹右上行"作"循腹上行"。未记载《素问·骨空论》中腹深支的路线。

再往后的著作对任督二脉循行的描述越发简单，引用原文多采用《难经·二十八难》的任督路线，可能是因为《难经》首次提出了包括任督二脉的奇经八脉概念，使人误以为《难经》才是任督的源泉，殊不知《内经》对任督的认识比《难经》要丰富得多。现代针灸人模型和针灸挂图则干脆以经穴连线作为经脉的路线。督脉从长强（GV1）经背中上头到面，终止于《气府论》中明确为任脉之气所发的龈交（GV28）；任脉则从会阴（CV1）经腹中线直上，终止于唇下的承浆（CV24），舍去了龈交和左右承泣，故该任督路线应称为不完整的任督穴位归经线。

对任督二脉循行模式的讨论由来已久。如《重广补注黄帝内经素问骨空论》中说："今《甲乙经》及古《经脉流注图经》以任脉循背者谓之督脉；自少腹上者谓之任脉，亦谓之督脉，是则以背腹阴阳，别为名目耳。"《太素骨空》卷十一在引用《素问·骨空论》中督脉的腹面上支路线后，指出"有人见此少腹直上者，不细思审，谓此督脉以为任脉，殊为未当也"。上述变化最终可追溯到《难经》，甚至于《内经》本身。

的确，任督二脉的经穴在《素问·气府论》中就有了前后之分，但为什么任脉有循背里的路线，而其穴位却全部分布在胸腹部呢？可能是因为任脉背深支的外面是脊柱，人们很难将针灸针从背部穿过脊柱扎到腹后壁上的任脉背深支，更不可能从腹部进针，穿过腹腔内的脏器到达该部位，故任脉在后背虽有循行，却没有相应的腧穴。督脉在腹部的循行可能受到了同行任脉的影响，如果督脉在腹部很表浅，则针刺很容易穿过督脉，直接抵达深层的任脉，难以观察到针刺督脉的效果，再加上还有一条任脉腹浅支的干扰，就更难体会针刺督脉的效果了。

第七节 小   结

《内经》中的任脉循行于人体正中线靠近胸腹腔的腹背深层及口腔内部，督脉循行于人体正中线躯干及头面的浅表组织中，构成一深一浅的内外环分布。对透明鱼、大鼠和人体的经脉示踪实验支持《内经》的上述循行路线。

参考文献

［1］张维波，李宏彦，刘兵.《黄帝内经》三阴三阳概念的空间解析［J］.中医杂志，2019，60（6）：455-460.

［2］张介宾.类经［M］.北京：中国中医药出版社，1997：128.

［3］孟凡琪，张荷，陈秀华.《黄帝内经》中的"咽嗌"病［J］.中国医药导报，2020，17（10）：122-125.

［4］河北医学院.灵枢经校释·下册［M］.北京：人民卫生出版社，1982：231.

［5］顾鑫，王燕平，王广军，等.荧光照相法对大鼠任脉低流阻通道的活体显示［J］.针刺研究，2020，45（3）：227-232.

［6］孟竞璧，田嘉禾.十四经脉显像探秘［M］.北京：中国科学技术出版社，1998.

［7］甘定中.任脉的"络穴"探讨［C］//中国针灸学会.世界针灸学会联合会成立暨第一届世界针灸学术大会论文摘要选编.北京：中国针灸总会，1987：180.

［8］杨威.任脉络穴考［J］.北京中医，1996，（3）：12-13.

［9］Zhang W B，Wang Z，Jia S Y，et al. Is There Volume Transmission Along Extracellular Fluid Pathways Corresponding to the Acupuncture Meridians？［J］. Journal of Acupuncture and Meridian Studies，2017，10（1）：5.

［10］Zhang W B，Song X J，Wang Z，et al. Longitudinal directional movement of Alcian blue in Gephyrocharax Melanocheir fish：Revealing interstitial flow and related structure［J］. World Journal of Acupuncture-Moxibustion，2019，29（2）：127-132.

［11］河北医学院，山东中医学院.黄帝内经素问校释［M］.北京：人民卫生出版社，2013：600.

［12］河北医学院.灵枢经校释·上册［M］.北京：人民卫生出版社，1984：341.

［13］张维波，高也陶，李宏彦.《黄帝内经》成书年代解析［J］.中华医史杂志，2017，47（3）：173-177.

第七章 肾经、冲脉循行与冲脉功能解析

十二正经中的足少阴肾经与奇经八脉中的冲脉关系密切。《内经》记载冲脉与少阴之经相并而行，和少阴之大络同起同行，两者在循行上关系密切；《内经》还记载冲脉有所属之穴位，但被后世归属于肾经，此亦与二者的循行相关。本章依据《内经》原文，结合现代解剖学等知识，试对肾经和冲脉的循行路线和冲脉的功能进行分析。

第一节 足少阴肾经

1. 足少阴肾经的起点

《灵枢·经脉》是整个《内经》阐述经脉特别是十二经脉最完整，也可能是最晚形成的经络论述[1]。《灵枢·经脉》记载："肾足少阴之脉，起于小指之下，邪走足心。"明确指出肾经起于足小趾的下面，根据后面"邪（斜）走足心"的提示，这里的"之下"指足底，足底和足背分属下肢的内侧与外侧，其组织形态有明显差别，如内侧毛少，甚至无毛。肾经起于足的阴面符合阳经在外，阴经在内的经脉分布原则。

与肾经相表里的膀胱经在《灵枢·经脉》中的路线为："膀胱足太阳之脉，起于目内眦……至小指之端外侧。"膀胱经终止于足小趾的外侧，与小趾之下的肾经起点一外一内，并非同一部位，但很接近，有利于其经气的衔接。

2. 足少阴肾经的循行

《灵枢·经脉》对肾经的循行路线有详细地描述：

肾足少阴之脉，起于小指之下，邪走足心，出于然骨之下，循内踝之后，别入跟中，上腨内，出腘内廉，上股内后廉，贯脊属肾络膀胱；其直者，从肾上贯肝膈，入肺中，循喉咙，挟舌本；其支者，从肺出络心，注胸中。

以上路线可分为三支。

2.1 足脊上支（KI-1）

该支从小趾之下开始，经足心到达然骨之下。足心是一个部位，《灵枢·本输》记载"涌泉者，足心也"，该处是肾经涌泉穴所在。然骨是足部的骨骼，《灵枢·本输》载"然谷，然骨之下者也，为荥"。《针灸甲乙经》中然谷穴定位在"在足内踝前

起大骨下陷者中"，根据这一描述，然骨为内踝前下的舟骨，说明肾经循行在舟骨的下面。

该支从然骨之下再到达内踝的后面，太溪穴正当"内踝之后，跟骨之上，陷者中"。再往后的"别入跟中"通常被认为也是主干的一段，如《灵枢经校释》（以下简称《校释》）的语译为"沿内侧踝骨的后面转入足跟，由此上行经小腿肚内侧，出腘窝内侧"[2]，按照这个理解，肾经到了踝后的太溪穴要先折返下行，再转而向上，到达小腿肚的内侧。值得注意的是，"别入跟中"使用了"别"字，而在《灵枢·经脉》篇中记叙十二经脉的循行路线的文本中共用了11个"别"字，其中9个都在"其支者"之后，是别出分支的含义。此处的"别入跟中"虽未接在"其支者"之后，但可能仍是指肾经的一个分支，并非主干，因为若为主干，则经脉循行到内踝后面再入跟中，在循行路线上会有一个返折，不利于气血的运行。现代的肾经循行示意图中在此处的循行路线，不仅有返折，还有交叉绕圈[2]。出现这种情况与将"别入跟中"作为经脉主干，以及和后世对肾经穴位的归经有关。传世本《内经》中肾经位于膝关节以下的经穴只有五输穴，涌泉、然谷、太溪、复溜和阴谷，肾经的路线也是沿五输穴顺序上行的（图7-1a1，a2）。肾经络穴大钟记载于《灵枢·经脉》篇中，但因十五络穴原来不属于经穴[3]，故大钟穴在《内经》亦不属于肾经穴位。水泉、照海、交信、筑宾穴等穴名及其定位出自《黄帝明堂经》（原书已佚，书中内容辑录于《针灸甲乙经》），其中记载照海为阴跷脉所生，交信为阴跷之郄，筑宾为阴维之郄，都非肾经穴位，在《针灸甲乙经》中上三穴与肾经穴一起记载于卷三"足少阴及股并阴跷阴维凡二十穴第三十二"中，这可能是三穴在后世被归入肾经的一个原因。大钟在《针灸甲乙经》中明确记载为足少阴络，被归入肾经经穴（图7-1b）。后世将水泉、照海、交信、筑宾都归于肾经，现代教科书将位于内踝附近的太溪、大钟、水泉、照海、复溜、交信、筑宾依次连接后，使肾经的循行路线示意图出现了绕圈和交叉（图7-1c）。但这与经脉循行主要沿人体体轴纵向直行的特征不符，也易造成气血运行不畅。故根据《内经》中肾经膝关节以下穴位的定位及气血流注特点，肾经循行的"上腨内"应接在"循内踝之后"的后面，即从内踝之后直接向上到腨内，而"别入跟中"当是从内踝之后向足跟发出的一个分支。照海、水泉、大钟三穴应当是肾经"出于然骨之下，循内踝之后"路线上的脉气所发，而非"别入跟中"分支上的脉气所发，按照以上肾经主干循行路线将照海、水泉、大钟、交信、筑宾等穴归入肾经后，肾经在足踝部腧穴的排列顺序应为涌泉、然谷、照海、水泉和大钟，然后才是太溪、复溜、交信、筑宾（图7-1d）。这一肾经穴的排列顺序已见于二十世纪五六十年代的一些经穴模型和针灸书籍中[4]。

肾经主干从内踝之后继续上行，到达小腿肚的内侧（上腨内）。按照面南而立的标准站立位，小腿内侧即两腿相并时能相互接触到的体表位置。再往上的"出腘内廉"，腘指腘窝，"廉"有边的意思，"内廉"即靠近内侧的腘窝的边缘处，正是肾经经穴阴谷（KI10）的部位。再往上的"上股内后廉"，其定位应在大腿根部的后侧和内侧，正好是脊柱的尾端（图 7–1a1）。肾经从这里进入脊柱，与"贯脊属肾络膀胱"形成连贯的循行。

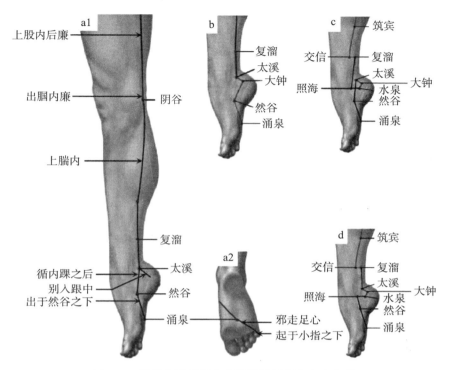

图 7–1　肾经经脉及经穴在下肢的循行分布示意图

注：a（a1、a2）为据《内经》记载示意图，b 为据《针灸甲乙经》记载示意图，c 为现代《针灸学》教科书中的示意图，d 为本文解析的示意图

　　"贯脊属肾络膀胱"中的"贯"字，《说文解字》谓之"钱贝之毌也"，就是古时将钱或贝串成一串，此处意为肾经由大腿后内侧进入脊柱后穿行于中，像穿钱币一样将椎骨串起来。该段路线与督脉的臀脊上支 GV–1 并行接近[5]，其具体位置可能在脊柱前侧的肌肉间隙中，并从腰大肌上方前侧向内进入腹膜后间隙，由此连属于肾，再通过输尿管外的组织间隙向下络于膀胱。

　　总体上看，此段肾经从足小趾下起，经脚底、内踝之后、小腿、大腿，再穿过脊柱，除在内踝之后有一个向下的分支外，是一路向上的，故称为足脊上支（KI–1）。

2.2 肾舌上支（KI–2）

肾经主干的第二支从肾脏开始，即：

其直者，从肾上贯肝膈，入肺中，循喉咙，挟舌本。

　　这条路线显然是在躯干后背深层及腹腔内行走的。其中的肾脏、肝脏、膈、肺中、喉咙、舌，符合解剖位置从下往上的顺序，其具体路线可能是：肾经主干由肾周间隙继续向上，借肝的冠状韧带与肝裸区相连，并且通过网状组织直接与肝相连。肾经通过腰大肌上界的内侧弓状韧带与膈肌后部和后纵隔相连，可进入胸膜间隙，最终到达两肺中间的区域。

"肺中"为左右肺脏中间的纵膈区域，其上纵膈的后方有气管上达口腔。《灵枢·忧恚无言》曰："咽喉者，水谷之道也；喉咙者，气之所以上下也。"《内经》的喉咙包含气管，故"入肺中"与"循喉咙"具有上下接续的关系，并说明"肺中"不是指两侧肺脏的中部，而是两肺的中间。最后，该支脉沿气管周围组织上达口腔的舌根部（挟舌本），"挟"字的使用说明该路线到达舌部后，可能位于舌根部组织的两侧或周围，此处也是足少阴脉气所发之处。

该路线起于肾脏，止于舌根，顺序而上，故称肾舌上支。

《内经》所记载的肾经的腧穴，除膝关节以下的五输穴外，其他的腧穴与本支有密切关系，即《灵枢·卫气》曰："足少阴之本，在内踝下上3寸中，标在背俞与舌下两脉也。"《素问·气府论》中记载肾经的穴位"足少阴舌下"。

2.3 肺胸中支（KI-3）

肾经的这一支较短，是从肾舌上支分出来的一条路线，即：

其支者，从肺出络心，注胸中。

该支的起点应在"肺中"，原文省略了"中"字，故应由肺中即纵膈区域发出，经纵隔与心和心包相连。该句使用了"出"字，跟前面的"入肺中"形成对应，说明肺中是一个封闭区域，KI-2在贯肝膈后进入该区域，而要联络心脏，则需要离开（出）该区域。心脏及所在的心包腔虽然在纵膈内，但它与纵膈空间之间是由心包腔的外壁隔开的，故从肺中络心为"出"。

该支的终点"胸中"应该是一个相对表浅的部位，肾经中的营气将从"胸中"进入心包经，完成《灵枢·营气》篇所描述的营气循环：

……下行注小指之端，循足心注足少阴，上行注肾。从肾注心，外散于胸中，循心主脉出腋下臂……

这段描述与肾经的循行可相互参照，其中营气从膀胱经的小趾之端进入肾经，上行到肾后，再沿KI-2和KI-3到达心，后者可视为心肾相交的联系通道。最后，营气"外散于胸中"，这里用了"外"字，说明"胸中"的部位比较表浅。纵隔的前界为胸骨，其中的营气组织液可通过体壁渗入浅表组织，"散"字说明该区域较大，但总体上是在整个胸部的中间区域，心包经的躯干段分列于胸部两侧，与"胸中"的区域相衔接。心包经的第一个经穴为天池，在乳头外1寸，第四肋的间隙处，是组织液从内向外渗灌积聚的理想结构，"天池"的穴名形象地描述了该间隙具有储存大量组织液的能力。

在《灵枢·经脉》中，心包经的路线为："起于胸中，出属心包络，下膈，历络三焦；其支者，循胸出胁，下腋三寸，上抵腋，下循臑内……"从"循胸出胁"的描述看，心包经从起点"胸中"到第一个脉气所发的"出胁"曾"循胸"斜向外向下走了一段距离，故推测"胸中"的区域不会太宽，可能就是前纵隔与胸骨相连的一个窄条区域（附图10）[6]，此区域即为该支脉的终点。由于该支起于肺中，终于胸中，故命名为肺胸中支，是营气循环时肾经与心包经沟通的一条通道。

3. 足少阴肾经的病候

经脉病候的位置是了解经脉循行的重要依据，更准确地讲，是经脉循行和联属的器官组织决定了经脉病候的所在，即"经脉所过，主治（病候）所及"。在肾经的病候中，"脊股内后廉痛，痿厥，足下热而痛"是足脊上支（KI-1）循行部位的病候；"口热，舌干，咽肿，嗌干及痛"是 KI-2 循行部位的病候，《素问·热论》中有"五日少阴受之，少阴脉贯肾络于肺，系舌本，故口燥舌干而渴"，正是根据肾经循行"挟舌本"解释口舌病症。同时，"少阴脉贯肾络于肺，系舌本"也印证了肾经 KI-1 的"属肾"和 KI-2"从肾上贯肝膈"的路线，两条路线合起来具有穿过肾（贯肾）的效果。另外，这里的"络于肺"与肾经 KI-2 的"入肺中"都与肺相关，印证了肾经对肺的影响。

"饥不欲食、肠澼、黄疸；咳血、喝喝而喘、上气；烦心、心痛、心悬如饥"等是肾经是动病和所生病中的脏腑病候，虽可以从脏腑相关的角度理解，但和肾经循行与肝、肺、心、膈等脏腑和器官的联系，亦是密切相关的。

比如，在《素问·病能论》中有："帝曰：有病厥者，诊右脉沉而紧，左脉浮而迟，不然，病主安在？岐伯曰：冬诊之，右脉固当沉紧，此应四时，左脉浮而迟，此逆四时，在左当主病在肾，颇关在肺，当腰痛也。帝曰：何以言之？岐伯曰：少阴脉贯肾络肺，今得肺脉，肾为之病，故肾为腰痛之病也。帝曰：善。"这里是根据少阴脉与肺的经脉循行联系，从冬天诊得异常的肺脉，判断出腰痛为肾之病。

再比如，《灵枢·杂病》中有"腹满，大便不利，腹大，亦上走胸嗌，喘息喝喝然，取足少阴"。是根据肾经"贯肾络肺"形成"喝喝而喘"的肺脏病候，选择肾经进行治疗的。由此可见，经脉循行是解释疾病形成和病位诊断的关键依据。

4. 足少阴肾经的络脉、经别与经筋

《灵枢·经脉》还记载了肾经的络脉："足少阴之别，名曰大钟，当踝后绕跟，别走太阳；其别者，并经上走于心包，下外贯腰脊。"该络脉从内踝之后别出主干，下到足跟，再绕到足的外侧，进入膀胱经，其路线与肾经"别入跟中"的支脉非常相似，可能是一条支脉在两个方向（入跟中、绕跟）的分叉。

再后面的"其别者"可能是该路线的又一分支，从内踝之后与肾经 KI-1 并行上至腰脊的肾脏，然后沿 KI-2 和 KI-3 到达心包，再由心包向后背方向运动，返回脊柱，最后沿腰脊下行。肾经的络脉除了这两个分支，还有少阴之大络，与冲脉关系密切，将在冲脉循行部分讨论。

《灵枢·经别》载："足少阴之正，至腘中，别走太阳而合，上至肾，当十四椎出属带脉，直者系舌本，复出于项，合于太阳，此为一合。"足少阴经别从经脉的别离之处未有明确描述，只说了它到达"腘中"，然后与足太阳相"合"并"上至肾"。

"腘中"为足太阳经别和足太阳经脉循行所过之处,足太阳经别"散于肾",足太阳经脉"络肾",与足少阴经别的循行路线一致,一般认为此处之"合",与足太阳经别、经脉相伴而行,而并非合入足太阳经。足少阴经别循行所达到腰椎部后在第二腰椎处与带脉产生交会,为肾经穴位治疗带下病等妇科病症提供了联系通道。足少阴经脉与舌本的关系是"挟舌本",而经别为"系舌本",与舌根部产生了更直接的联系,然后从内外出到项部,合入于足太阳经脉之中。

《灵枢·经筋》载:"足少阴之筋,起于小指之下,并足太阴之筋,邪走内踝之下,结于踵,与太阳之筋合而上结于内辅之下,并太阴之筋而上循阴股,结于阴器,循脊内挟膂,上至项,结于枕骨,与足太阳之筋合。"肾经经筋的起点与经脉的起点都位于小趾之下,其经筋的循行沿脊柱到达项部。由于经筋与经脉常相伴并行,故肾经的"贯脊"部分也应到达颈部。肾经在躯干部的循行分布如附图11所示。

第二节 冲 脉

1. 冲脉的起点

关于冲脉的起点,在《内经》中共有四处记载,一是《灵枢·五音五味》:"黄帝曰:妇人无须者,无血气乎?岐伯曰:冲脉、任脉皆起于胞中。"第二处在《灵枢·动输》:"冲脉者,十二经之海也,与少阴之大络,起于肾下,出于气街。"第三处在《素问·举痛论》:"寒气客于冲脉,冲脉起于关元。"第四处为《素问·骨空论》:"冲脉者,起于气街,并少阴之经。"

第一处的"胞中"在女子即为子宫,是一个脏器,在腹腔内的盆腔中央,前有膀胱,后有直肠。肾脏在脊椎第十一胸椎到第三腰椎水平的腹膜后。以站立位看,子宫在两肾的斜下方,故"胞中"与第二处"肾下"的位置并不矛盾。《灵枢·动输》中与冲脉同起于肾下的还有少阴之大络,该络脉与《灵枢·经脉》中少阴之别(络脉)的起点"踝后"显然不同。

冲脉在《素问·举痛论》中的起点"关元"若作为穴位名,与同在体表的中极穴仅相差1寸。《素问·骨空论》中有"任脉者,起于中极之下",张介宾注:"中极之下,即胞宫之所"。冲脉与任脉同源,因此,这里的"起于关元"可能是"起于关元之下"的简写,与"起于中极之下"的任脉都在胞中的位置。可能因为男子无子宫,在描述冲任位置时,就不用"起于胞中",而用"起于关元"(冲脉)或"起于中极之下"(任脉)。

《素问·骨空论》中的冲脉"起于气街",与《灵枢·动输》中冲脉"起于肾下,出于气街"的描述看似不同,实无矛盾。因为张介宾注释"冲脉起于气街,是指外脉之所起,非发源也",周欢则明确提出"起于气街"是指冲脉的外行线起于气街,而冲脉发源于肾下胞中[7]。

总之，冲脉的四处起点可以概括为：起于肾下的胞中（女）或关元及中极穴下的深部（男），与任脉的起点相同[5]。

2. 冲脉的循行

在整个《内经》中，对冲脉循行描述最详细的是《灵枢·逆顺肥瘦》：

夫冲脉者，五脏六腑之海也，五脏六腑皆禀焉。其上者，出于颃颡，渗诸阳，灌诸精；其下者，注少阴之大络，出于气街，循阴股内廉，入腘中，伏行骭骨内，下至内踝之后属而别。其下者，并于少阴之经，渗三阴，其前者，伏行出跗属，下循跗，入大指间，渗诸络而温肌肉。

另一处比较详细的描述在《灵枢·动输》：

黄帝曰：足少阴何因而动？岐伯曰：冲脉者，十二经之海也。与少阴之大络，起于肾下，出于气街，循阴股内廉，邪入腘中，循胫骨内廉，并少阴之经，下入内踝之后，入足下，其别者，邪入踝，出属跗上，入大指之间，注诸络，以温足胫，此脉之常动者也。

该路线与《灵枢·逆顺肥瘦》的下行路线相似。另外在《素问·举痛论》中有"寒气客于冲脉，冲脉起于关元，随腹直上"，它与《灵枢·五音五味》中的"冲脉、任脉皆起于胞中，上循背里"的方向一致，后者并未说明"上循背里"是任脉还是冲脉，故暂认为是任冲两脉的共同路线。

冲脉在腹部浅层还有一条路线，即《素问·骨空论》的："冲脉者，起于气街，并少阴之经，侠脐上行，至胸中而散。"这条路线是侠脐上行，与《素问·举痛论》中"随腹直上"同在腹部上行，但位置要浅。

另外，冲脉与足阳明胃经有一定的重合，《素问·痿论》中有：

冲脉者，经脉之海也，主渗灌溪谷，与阳明合于宗筋，阴阳总宗筋之会，会于气街，而阳明为之长，皆属于带脉，而络于督脉。

根据上述记载，冲脉的路线可分为三支。

2.1 腹喉上支（PV-1）

冲脉的这一支明确是向上的，即"其上者，出于颃颡，渗诸阳，灌诸精"，但它的路线描述太过简单，从起点一下子就到了颃颡，即咽喉腔的地方，然后"出于颃颡"，再后面是"渗诸阳，灌诸精"，即冲脉之气在到达颃颡之后，向诸阳经的区域渗透灌注精气。人体的6条阳经均到达头部，但皆位于头颈的浅表组织，颃颡是咽喉道，位置较深，要向浅表的阳经渗灌精气，就需要从咽喉深部向外出到浅表，这里的"出"字准确描述了脉气从深到浅的过程。从咽喉出到体表后，脉气需充分扩散，否则就不能实现渗灌诸阳经的功能，故冲脉的上行主干到咽喉水平后就终止并分成多个小分支走向体表。

冲脉另两处的上行路线，一是《灵枢·五音五味》中的冲脉和任脉有一段共同的上行路线，即"上循背里"，"背里"即背部的深层；另一处是《素问·举痛论》中的"随腹直上"，可理解为沿腹部垂直向上。由于冲脉起源于腹腔深部，其垂直向上的路线仍在深层，直到咽喉水平才出到体表。

2.2 腹足下支（PV-2）

冲脉的下行路线在《灵枢·逆顺肥瘦》里为"其下者，注少阴之大络，出于气街"，在《灵枢·动输》里为"与少阴之大络，起于肾下，出于气街"，两处的描述基本相同，即先与少阴之大络在体内同行一段距离后，在气街处出于体表。

气街是一个重要概念，在《内经》中出现过17次。作为穴位，在《素问·气府》中有"足阳明脉气所发者……气街动脉各一"，即少腹下方毛际两旁的腹股沟动脉搏动处[8]，该穴即胃经的气冲穴。气街另一含义是气汇聚流通的范围较大的部位，有头、胸、腹、胫四气街[9]。考虑《素问·痿论》中有"冲脉者……与阳明合于宗筋，阴阳总宗筋之会，会于气街"，记述了冲脉与阳明的关系，故这里的"出于气街"指出于胃经气冲穴，也即"气在胫者，止之于气街，与承山踝上以下"中胫气街中的气街。

再往下的路线是"循阴股内廉，入腘中"和"循阴股内廉，邪入腘中"，两者无歧义，即从大腿内侧到达腘窝的中间。冲脉在大腿内侧的循行路线也印证了前面所说的气街位于腹股沟的判断。

再后面是"伏行骭骨内，下至内踝之后属而别"和"循胫骨内廉，并少阴之经，下入内踝之后"，两处都说得是到内踝之后，即肾经太溪的部位，只是一个伏行骭骨内，一个是循胫骨内廉。《灵枢·经脉》中，胃经病候有"骭外廉、足跗上皆痛"，说明骭骨即胫骨，两篇的意思相同。《灵枢·动输》特别增加了"并少阴之经"，《灵枢·经脉》肾经在这里的循行为"循内踝之后，别入跟中，上踹内，出腘内廉"，"踹"为小腿肚，其内侧与胫骨内侧为同一区域，但两条路线并非完全重合，肾经到了腘窝后沿内侧边缘循行，而冲脉穿过腘窝正中，"并"的含义可能指并行或平行，而非重合的意思。

再往后，冲脉分成了两支，第一支可称为腹足下后支（PV-2-1）。《灵枢·逆顺肥瘦》为"其下者，并于少阴之经，渗三阴"。"三阴"即足三阴经，除肾经明确到足底外，脾经行于足内侧并到达大脚趾的隐白，肝经起于大脚趾外侧，其所经之太冲位于大趾二趾之间的深部，以足背高点为分界，其路线也偏于脚的内侧，该支虽与肾经路线较近，但其经气可渗透到脚内侧的脾经和肝经。《灵枢·动输》的这段比较简单，为"入足下"，足下只有肾经，故与《灵枢·逆顺肥瘦》"并于少阴之经"的描述相吻合。

另一支可称为腹足下前支（PV-2-2）。《灵枢·逆顺肥瘦》是"其前者，伏行出跗属，下循跗，入大指间，渗诸络而温肌肉"。跗属是冲脉从深部出到浅层的地方，《校释》注为跟骨上缘，冲脉在到此处前循行在深部，故称"伏行"。跗指足背，该支的路线与胃经非常相似，即《灵枢·经脉》："下足跗，入中指内间；其支者，下膝三寸而别，下入中指外间；其支者，别跗上，入大指间，出其端。"这些入各趾的支线可视为胃经的络脉，冲脉虽然只到达大指间，但其影响可波及足背的诸络脉。加上PV-2-1对足三阴的作用，冲脉在足部的这一广泛渗灌特性与PV-1到达咽喉后渗灌头部所有阳经的特点完全一致。

《灵枢·动输》对PV-2-2的描述较为详细："其别者，邪入踝，出属跗上，入大指之间，注诸络，以温足胫，此脉之常动者也。"其意与《灵枢·逆顺肥瘦》基本相同，"邪入踝"形象地描述了该支与主干路线方向的偏离。最后增加了"此脉之常动者也"，说明冲脉与常搏动的动脉关系密切。

2.3 腹浅上支（PV-3）

在《素问·骨空论》里，有一段冲脉起（出）于气街后的路线："冲脉者，起于气街，并少阴之经，侠脐上行，至胸中而散"，这里明确的解剖学定位就是"侠脐"，说明它沿脐两侧的体表上行。这条上行路线与PV-1虽然都是上行，但该支到胸中就扩散了，扩散是气在浅表组织的一个特性，佐证该支的循行部位较浅。"胸中"前面讲过，是纵膈与胸壁相交的中间区域。

这条路线的关键位置是气街。一般认为此处气街指胃经的气冲穴[8]，《难经》正是这样认为的，《难经·二十八难》："冲脉者，起于气街，并足阳明之经，夹齐上行，至胸中而散也。"但冲脉在这里的脉气所发，在《素问·气府论》里明确讲是"侠鸠尾外各半寸至脐寸一"，比胃经离腹中线（"挟鸠尾之外，当乳下三寸……挟脐广三寸……"）近一倍以上，"至胸中而散"也印证了这一点。那么，我们该如何理解这里的气街呢？

在《灵枢·卫气》中，有对部位气街的专门论述："请言气街：胸气有街，腹气有街，头气有街，胫气有街。故气在头者，止之于脑。气在胸者，止之膺与背腧。气在腹者，止之背腧与冲脉于脐左右之动脉者。气在胫者，止之于气街与承山、踝上以下。"脑是很大的一个组织，其中有相通的左右侧脑室，头部的经气止之于脑，沟通脑的内外、左右；胸部的经气前到膺，后达背腧，腹部经气后到背腧，前达脐左右动脉，胫部之气前面和上面到达气街，后到承山，下到踝上以下。胫部经气在上面会聚之处的气街应当为胃经的气冲穴。部位气街是有一定长度、宽度的区域，就像街道那样，它与描述针刺循经感传时"针游于巷"中的"巷"（经脉通道）同类，"街"要更宽大一些。这与气街所行的主要为卫气有关，卫气慄疾滑利，除与营气阴阳相随，外内相贯循经纵向运行外，也循皮肤之中，分肉之间，熏于肓膜，散于胸腹，在四气街中散布运行。

赵京生认为气的运行有两种通路，一是经脉，二是气街[10]。《灵枢·动输》讲："岐伯曰：夫四末阴阳之会者，此气之大络也，四街者，气之径路也。故络绝则径通。"意思是四肢末梢是十二经脉阴阳经气通常交汇的部位，而四（气）街主要是卫气运行的通道，在四末不通（不解）的时候，四街的路径就成为经气运行的主要通道，以完成阴阳经气的交汇运行。因此，气街是一种类似络脉的横向气通道，气街上所有的地方都可被简称为气街。冲脉夹脐上行所出的气街与少阴之大络相并下行所出的气街不是一个部位，后者才是胃经的气冲穴处，在腹中线旁开 2 寸处，而前者在任脉旁开约半寸处，冲脉从此处侠脐上行。由于该支主要在腹部循行且较浅，故称为腹浅上支（PV-3）。该路线与《素问·气府论》中冲脉气所发 22 个穴的位置完全重合，即："冲脉气所发者二十二穴：侠鸠尾外各半寸至脐寸一，侠脐下傍各五分至横骨寸一，腹脉法也。"这里冲脉气所发的上端是从胸部的鸠尾旁开半寸处开始的，侠脐而下至腹部的横骨，一直与腹中线保持半寸的距离，佐证冲脉上行分支的起点气街也位于距腹中线半寸的地方。

第三节　冲脉与少阴之经和少阴之大络的关系

《内经》中冲脉与足少阴经的循行有密切的关系。PV-1"其上者，出于颃颡"，KI-2"循喉咙"，二经都循行到咽喉部；《素问·骨空论》有"冲脉者，起于气街，并少阴之经，侠脐上行，至胸中而散"。肾经的 KI-3 终于"胸中"，《灵枢·营气》更明确地讲"从肾注心，外散于胸中"，它与冲脉 PV-3"至胸中而散"的终点部位完全重合。

《灵枢·动输》《灵枢·逆顺肥瘦》中记述的冲脉在循行中"并少阴之经"和"并于少阴之经，是指冲脉在足部与肾经相并。《素问·骨空论》中的冲脉在腹部的"并少阴之经，侠脐上行"，在《难经》《黄帝内经太素》和宋本《针灸甲乙经》中记载为"并足阳明之经"。根据《素问·气府论》中冲脉穴分布在腹中线旁半寸，足阳明经穴分布在其外侧，似以"并少阴之经"为是。《内经》中足三阴经在腹部循行线都位于腹内，也没有记载足三阴经在腹部的穴位。《素问·气府论》记载冲脉气所发，位于脐左右有 22 个穴位，《黄帝明堂经》中首次明确了这 11 个穴位的名称：横骨、大赫、气穴、四满、中注、肓俞、商曲、石关、阴都、通谷、幽门，并记载为冲脉、足少阴之会，这也说明了冲脉与肾经在腹部循行有会通。《外台秘要》和《铜人腧穴针灸图经》则将上述 11 个穴位归经于足少阴肾经。这 11 个穴位可视为冲脉腹浅上支（PV-3）与肾经从腹腔深层向浅层所发的脉气相并，发生交会之处（附图 11 中的红线）。

笔者团队在大鼠（和小型猪）上测量出从后肢内侧上行到腹中线旁的循经低电阻线，对该路线进行线结扎或注射凝胶制造肾经不通病理模型，表现出一定的肾经病候[11, 12]，提示该路线与肾经相关。该路线或可视为肾经的第四条支线，可能是肾经的肺胸中支（KI-3）的脉气从其终点"胸中"向冲脉的腹浅上支（PV-3）所发而成，形成两侧共 22 个冲脉、肾经交会穴。这条路线也可能是肾经的足脊上支（KI-1）的经脉之气向腹浅层所发而成，即肾经的足脊上支（KI-1）在达到"股内后廉"后"贯脊属肾络膀胱"，进入身体后背的深层，脉气会向体表发散，到达腹部及背部的浅层。

未来研究有待使用更直观的可视化方法对该路线的存在进行验证。

少阴之大络与肾经从"内踝之后"别出的络脉不同，它与冲脉同起于肾下（与少阴之大络，起于肾下），可与肾脏相联，后面的路线与冲脉的腹足下支（PV-2）相同，直至汇入肾经的足脊上支（循胫骨内廉，并少阴之经，下入内踝之后），完成联络肾脏与肾经的作用。

冲脉的 3 条循行路线、少阴之经和少阴之大络的位置如附图 12 所示。

第四节　冲脉的结构特征

1. 冲脉"海"的性质

冲脉与十二经脉和其他七条奇经有很大的不同，《灵枢·海论》有：

人有髓海，有血海，有气海，有水谷之海……胃者，水谷之海，其输上在气街，下至三里；冲脉者，为十二经之海。其输上在于大杼，下出于巨虚之上下廉；膻中者，为气之海，其输上在于柱骨之上下，前在于人迎；脑为髓之海，其输上在于其盖，下在风府。

在描述四海的具体对象时，冲脉占据了血海的位置，但却说是十二经之海，说明十二经之海即血海，是十二经脉之血最终汇聚的地方，就像河流之水最终皆汇聚于大海，又都接受大海通过云雨布输的水液一样。类似的描述还有《灵枢·五音五味》："冲脉、任脉皆起于胞中，上循背里，为经络之海。"《灵枢·逆顺肥瘦》："夫冲脉者，五脏六腑之海也，五脏六腑皆禀焉。"《素问·痿论》："冲脉者，经脉之海也，主渗灌溪谷，与阳明合于宗筋。"十二经之海、经络之海和经脉之海的意思相近，而冲脉同时又是五脏六腑之海，说明冲脉与全身所有的组织器官无论四肢还是内脏都有联系，具备这样特性的只有血液。

血液全身无处不到，五脏六腑需要血液滋养，四肢百骸同样需要，而冲脉又称血海，即血液的海洋。《灵枢·海论》虽然没有直接说冲脉就是血海，但推论是唯一的。四海中的髓海为脑，气海在膻中，水谷之海是胃，故血海与冲脉配对。纵观整个《内经》没有任何其他概念与血海有联系，只有冲脉，这与《实用内经词句辞典》中对血海的定义相同[8]。

与气相对独立地分布于各条经脉不同，所有的血液在血管里都是相互沟通连成一片的，特别是动脉血，都来源于心脏，成分相同，与海水极似，用血海来形容恰如其分。由此推论，冲脉应该是人体的动脉系统。

2. 冲脉循行与动脉分布的比较

冲脉循行路线与动脉的分布十分吻合。首先，冲脉的腹喉上支就是从心脏发出的降主动脉，其在胸部又称为胸主动脉，在腹部称为腹主动脉，前者在胸腔的纵膈中，后者位于腹后壁腹膜外的脊柱前方。腹主动脉在第四腰椎下缘分为左、右髂总动脉，而两肾的下缘大概在第二腰椎，右肾稍低一些。这个分叉部位正好位于肾下；从前面看，冲脉起于脐下 3 寸的关元，与该分叉点基本重合。该处是腹主动脉向上直行与向下分为左右髂总动脉的分叉点。向上的部分只有一条主干，即降主动脉，到达心脏以上变成主动脉弓，主动脉弓的顶端基本与胸骨的顶点相平，大概就是颃颡（咽喉腔）的部位。主动脉弓一方面向下接升主动脉，一方面在顶部发出三个分支，其中有头臂干（再分为右颈总动脉和右锁骨下动脉）、左颈总动脉和左锁骨下动脉。其中左右颈总动脉向头部的各个组织发出分支，为其提供营养，符合冲脉腹喉上支"出于颃颡，渗诸阳，灌诸精"的描述，也符合《素问·举痛论》中"随腹直上"的描述。腹主动脉和胸主动脉位于贴近胸腹后壁的脊柱前方，从"圣人坐标系"的体内原点看，靠近体内为里，远离为表[13]，故降主动脉与"上循背里"或"上循脊里"（脊柱的里面）的描述完全吻合。

位于腹后壁的腹主动脉向斜下分出的左右髂总动脉，很快又分为髂内动脉和髂外动脉，第二个分叉点大概在腹中线旁半寸到 1 寸，纵向在关元到中极水平之间，此处仍在腹后壁，随着向下的延伸，逐渐转到腹前，最后到达腹股沟中部成为股动脉（附图 13）[7]，此处距体表最近，是最容易触到的动脉搏动点，该处为气冲穴。动脉血从腹主动脉流到髂外动脉时，连续两次改变方向，动脉血的巨大动能被部分转化成弹性势能，形成较强的动脉搏动[14]，从体表可以触及，为冲脉出于体表的气街处。

腹主动脉虽然在腹腔内，但位于腹膜后间隙，其周围存在有利于动脉搏动扩张的疏松结缔组织空间，称为血管周围间隙（perivascular space），简称"周隙"。腹主动脉在第一、第二腰椎水平向左右肾脏发出分叉，形成肾动脉。少阴之大络可沿腹主动脉的周隙上行，再通过左右肾动脉周隙与肾脏相连，另一端则沿腹主动脉、髂外动脉、股动脉和胫后动脉的周隙下行，最后汇入肾经主干的间隙通道。

《内经》中的大络多为经脉与相属脏器的联系路径。《灵枢·玉版》讲"经隧者，五脏六腑之大络也"。由于脏腑位于身体的深部，这些连接脏腑的大络总体位置较深，故具有经隧（大隧道）的特质。

髂外动脉变成股动脉后，斜向后下走到腘窝中部，与冲脉"循阴股内廉，邪入腘中"的描述完全一致；而后垂直向下达腘肌下缘，分为胫前动脉和胫后动脉，对应冲脉的 PV-2-1 和 PV-2-2（附图 14）[15]。

胫后动脉沿小腿后内侧而下，其路线与肾经部分重合，即冲脉的"循胫骨内廉，并少阴之经，下入内踝之后"；至内踝与跟结节内侧突之间，分为足底内、外侧动脉两终支，外侧支的终端可到达肾经的起点足小指下，内侧支的终端到达大脚趾下，与脾经和肝经的大趾内外侧起点非常接近，故可以"渗三阴"。

胫前动脉穿过小腿骨间膜至小腿前面，沿骨间膜前面下降，后经拇长伸肌腱深面至其外侧，在足背延续为足背动脉。这一路径符合冲脉"其前者，伏行出跗属"的描述，"伏行"表示其在肌肉深层贴骨下行，所出的"跗属"部位就是在足背能摸到的跗阳脉动也就是冲阳穴的地方。最后，足背动脉沿足背下到大脚趾外侧，并分出多个分支到各脚趾，符合"下循跗，入大指间，渗诸络而温肌肉"的描述，也与胃经在足背的分布十分相似。《灵枢·经脉》的胃足阳明之脉"下循胫外廉，下足跗，入中指内间；其支者，下膝三寸而别，下入中指外间；其支者，别跗上，入大指间，出其端"。从功能上看，动脉血的温度较高且营养丰富，它从毛细血管动脉端流入组织后，按照组织液流动的达西定律，先进入小间隙（渗诸络），然后再汇入较大的经脉间隙。在这个过程中可向组织提供营养（灌诸精），同时向组织提供热量（温肌肉、温足胫）。

动脉的这一温度特点也体现在《灵枢·百病始生》中："其著于伏冲之脉者，揣揣应手而动，发手则热气下于两股，如汤沃之状。""伏冲之脉"是对冲脉在腹腔和下肢深部的一种描述。当按压腹股沟的股动脉时，能感到动脉的搏动，按压的同时阻滞了动脉血的流动，当松手时，温热的动脉血重新流入股动脉，产生如汤沃的热流下注感。

3. 冲脉与神经的关系

虽然从功能上冲脉有动脉的诸多特征，甚至包括静脉，被称为"血海"，但今本《内经》描述的冲脉循行并未涵盖所有的动脉，上肢动脉与冲脉路线的关系就比较模糊，冲脉路线主要与降主动脉、颈总动脉、髂外动脉、股动脉和胫动脉的位置更加吻合。冲脉的腹浅上支也没有对应的动脉，但腹中线旁开的神经末梢丛与冲脉肾经交会穴的分布十分相似（附图15），在其处针刺有可能对腹主动脉及相连的肾脏产生调节作用，以弥补肾经主干在躯干部循行较深，在体表难以实施针刺的矛盾，这与任脉主要循行于背里，另在身体前面还有一条可实施针刺的腹浅支（CV-3）的情况非常相似[6]。任脉、冲脉和肾经的上述循行分布特征，为针灸的"后病前治"提供了经络学依据，对临床具有指导意义。

第五节　动脉搏动与经脉和脉诊的关系

1. 冲脉与组织液

冲脉的作用十分特殊，一方面它通过不断分支，最后在毛细血管处将血液灌注到所有的组织，就像海通过蒸发水气，最后变成雨浇灌大地一样。组织细胞通过组织间隙吸收动脉血的营养，再将代谢废物交换给组织液，从小间隙（腠理、孙脉）到中间隙（络脉），再到大间隙（经脉）。在这个过程中，组织液不断被毛细血管和毛细淋巴管重吸收，进入静脉系统，最后回到心脏，就像雨下到陆地上，通过小河到大河，最后回归海洋。《灵枢·痈疽》描述了这一过程："血和则孙脉先满溢，乃注于络脉，络脉皆盈，乃注于经脉。"所有十二经脉中的组织液最后都将进入血管，重新回到动脉中。冲脉扮演了人体体液海洋的角色，故被称为十二经之海。

人体体腔中的脏器与冲脉腹喉上支对应的降主动脉之间都有血管连接，获得血的供应，即"五脏六腑皆禀焉"，"禀"是接受的意思，故冲脉也是五脏六腑之海。

《灵枢·痿论》还有："冲脉者，经脉之海也，主渗灌溪谷"。溪谷也是组织间隙，《素问·气穴论》有"肉之大会为谷，肉之小会为溪，肉分之间，溪谷之会，以行荣卫，以会大气"。根据组织液流动的达西定律，从冲脉动脉系统经毛细血管流出的组织液，首先会进入低流阻的组织间隙，然后才逐渐回流到静脉和淋巴管，符合冲脉主渗灌溪谷的功能。

2. 冲脉的动力学作用

冲脉通过毛细血管向组织灌注组织液时，存在约 +10mmHg 向外的净水压，这个压力与通常 −1 ～ −2mmHg 的组织液压形成压力差，是组织液流动的动力之一；动脉搏动则是驱动组织液流动的另一动力源。有研究表明，较大动脉的周围通常有一层液相的组织液分布（图 7-2a），以使动脉有充分的搏动空间[16]。沿动脉轴向传播的脉搏波在动脉的径向形成扩张，挤压组织液，使动脉波周围的组织液压升高，与远处的组织液压之间形成压力差，对动脉周围的组织液产生连续的推动力，搏动幅度越大，挤压的组织液量（ΔV）就越多，产生的推动力（ΔP）就越强（图 7-2b）。冲脉的"冲"字具有冲开的含义，可能是描述动脉搏动产生的压力波推动组织液冲开经脉间隙的性质，动脉特别是经脉上的动脉搏动对经气的运行具有重要作用，冲脉之名的得来可能与这一动力学特性有关。因此，经脉上一些有动脉搏动附近的穴位名常带有"冲"字，如胃经的气冲（股动脉）、冲阳（足背动脉）和脾经的冲门（股动脉外侧）。有人还发现，在很多穴位处都有动脉皮穿支的存在[17, 18]，其动脉分叉处可形成微小搏动，有可能为经脉中的组织液出于体表（脉气所发）提供动力。

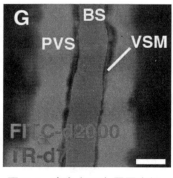

图 7-2a 动脉（BS）周围空间（PVS）的组织液分布（白色）[16]

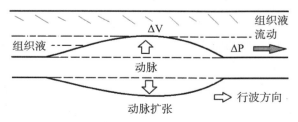

图 7-2b 动脉搏动时产生的组织液压差（ΔP），驱动组织液流动（灰箭头）

冲脉起于肾下，腹主动脉在第四腰椎处分为左右髂总动脉，是动脉的巨大分叉，动脉血的部分动能在这里转化成搏动能量。人在打坐入静后，有时能感受到此处的搏动，甚至会随之晃动，此搏动可能就是《难经·六十六难》所言的"脐下肾间动气"。

动脉周围的组织液状态对动脉搏动也有重要的反作用，如动脉周围的组织液缺乏，动脉搏动的外周阻力将加大，或动脉周隙及延续间隙中的流阻加大（经脉不通），将导致脉搏波的波形发生变化，这可能是用脉搏波诊气（组织液）的脉诊原理之一（见第二十三章）。

《灵枢·动输》是讨论腧穴脉动现象的专篇，其中讲到："黄帝曰：足少阴何因而动？岐伯曰：冲脉者……并少阴之经，下入内踝之后，入足下，其别者，邪入踝，出属、跗上，入大指之间，注诸络，以温足胫，此脉之常动者也。"这里能动的足少阴就是肾经的太溪脉。如果冲脉的 PV-2-1 能正常地将温热的血液通过毛细血管注入组织间隙（注诸络），使太溪处动脉的周围充满组织液，其搏动就可以通过组织液传至体表，使其更容易触及，可能是出现"常动"的内在机制。

以上从脉管解剖的角度对冲脉的循行进行了解析，揭示了经脉实质的一个方面。《内经》建立了由经脉、络脉和经筋为主构成的经络体系，这些经络的循行有些是以解剖为基础的认识，也有一部分可能是基于其联络不同部位的功能性认识或基于三阴三阳"经数之脉"[19]的产物，实际情况错综复杂，需要甄别对待。

第六节　结　论

肾经起于足小趾下，其循行可分为足脊上支、肾舌上支和肺胸中支；冲脉起于肾下的腹中，其循行可分为腹喉上支和腹足下支。另外，肾经和冲脉有一条共同的路线，在冲脉为腹浅上支，在肾经为胸腹下支，肾经的肺胸中支与该支在胸中衔接。冲脉的功能本质为整个血管和血液，其循行为降主动脉、颈总动脉、髂外动脉、股动脉和胫动脉构成的动脉支系。

参考文献

［1］黄龙祥.中国针灸学术史大纲［M］.北京：华夏出版社，2001.471.

［2］河北中医学院校等.灵枢经校释（上册）［M］.北京：人民卫生出版社，1982：243.

［3］石学敏.针灸学［M］.北京：中国中医药出版社，2002：74.

［4］黄龙祥，黄幼民.针灸腧穴通考：《中华针灸穴典》研究（下册）［M］.北京：人民卫生出版社，2011：782.

［5］王燕平，张维波，李宏彦，等《黄帝内经》任督二脉循行解析［J］.中国针灸，2020，0714-0002.

［6］陈金宝.实用人体解剖图谱·躯干分册［M］.上海：上海科学技术出版社，2015.

［7］周欢.浅谈《内经》关于冲脉循行及脉气渗注的记载［J］.贵阳中医学院学报，1985（3）：54-56.

［8］王庆其，陈晓.实用内经词句辞典［M］.上海：上海科学技术出版社，2017.

［9］赵京生.针灸学基本概念术语通典（上册）［M］.北京：人民卫生出版社，2014：761.

［10］赵京生.气街理论研究［J］.针刺研究，2013，38（6）：502-505.

［11］叶丰瑶，王燕平，张维波，等.结扎大鼠经脉对脏器形态与系数影响的初步观察［J］.北京中医药大学学报.2019，42（2）：160-166.

［12］李宏彦，王燕平，佘锐萍，等.小型猪胃经与肾经经脉不通病理模型的比较观察［J］.中国中医基础医学杂志，2018，24（2）：176-231.

［13］张维波，李宏彦，刘兵.《黄帝内经》三阴三阳概念的空间解析［J］.中医杂志.2019，60（6）：455-460.

［14］王唯工.气的乐章［M］.台北：大块文化出版股份有限公司，2013：52-53.

［15］陈金宝.实用人体解剖图谱·四肢分册［M］.上海：上海科学技术出版社，2015.

［16］Iliff J J，Wang M H，Liao Y H，et al. A Paravascular Pathway Facilitates CSF Flow Through the Brain Parenchyma and the Clearance of Interstitial Solutes，Including Amyloid β［J］. Science Translational Medicine，2012，4，147ra111.

［17］Ding Z W，Shi Y，Zhang Y Q. Perforators，the Underlying Anatomy of Acupuncture Points［J］. ALTERNATIVE THERAPIES，2016，22（3）：25-30.

［18］Álvarez-Prats D，Carvajal-Fernández O，Valera Garrido F，et al. Acupuncture Points and Perforating Cutaneous Vessels Identified Using Infrared Thermography：A Cross-Sectional Pilot Study［J］. Evidence-Based Complementary and Alternative Medicine，2019，Article ID 7126439：1-9.

［19］黄龙祥.经脉理论还原与重构大纲［M］.北京：人民卫生出版社，2016：18.

第八章　手三阴经循行解析

手三阴经即手太阴肺经、手少阴心经和手厥阴心包经，这三条经脉的循行、命名和关系经历了复杂的变化。在马王堆帛书的两部灸经《足臂》和《阴阳》中，手阴经只有两条，其命名和与脏腑的联系与《内经》有较大的差异。即使在《内经》的不同篇中，手阴经的数量和位置也不一致。如《灵枢·本输》只有手少阴经和手太阴经，前者的位置明显是在《灵枢·经脉》篇中"心主手厥阴心包络之脉"的路线上。结合手三阴经的荧光显像实验观察，本章试对上述难点进行解析。

第一节　《帛书》臂二阴脉和《内经》手三阴经原文分解

按照部位对应，病候对应的原则，现将《足臂》和《阴阳》的各两条臂阴脉、《灵枢·本输》的手少阴经和手太阴经以及《灵枢·经脉》的手三阴经共 9 条经脉，分列如表 8-1，并按数字编号，若某经脉在某部位没有描述，则为空白。

《黄帝内经》析解

表8-1 《帛书》臂二阴经和《内经》手三阴经循行与病候的比较

序号	经脉名	掌部	前臂	肘	臂部	腋	躯干/脏器	其病	
								是动病	所生/产病
1	《足臂》臂太阴脉			循筋上廉	以凑臑内	出腋内廉	之心	心痛	心烦而噫
2	《足臂》臂少阴脉			循筋下廉	出臑内下廉	出腋	凑胁		胁痛
3	《阴阳》臂巨阴脉	在于手掌中	出内阴两骨之间，上骨下廉	筋之上	出臑内阴		入心中	心滂滂如痛，甚则交两手而战，此为臂厥	胸痛，脘痛，心痛，四末痛，瘕，为五病
4	《阴阳》臂少阴脉		起于臂两骨之间，之下骨上廉	筋之下	出臑内阴		入心中	心痛，益渴欲饮，此为臂厥	胁痛，为一病
5	《灵枢·本输》手太阴经	肺出于少商，少商者，手大指端内侧也，为井木；溜于鱼际，鱼际者，手鱼也，为荥	注于太渊，太渊，鱼后一寸陷者中也，为腧；行于经渠，寸口中也，动而不居，为经	入于尺泽，尺泽，肘中之动脉也，为合		腋内动脉，手太阴也，名曰天府。				
6	《灵枢·本输》手少阴经	心出于中冲，中冲，手中指之端也，为井木；溜于劳宫，劳宫，掌中中指本节之内间也，为荥	注于大陵，大陵，掌后两骨之间方下者也，为腧；行于间使，间使之道，两筋之间，三寸之中也	入于曲泽，曲泽，肘内廉下陷者之中也，屈而得之，为合		腋下三寸，手心主也，名曰天池				

序号	经脉名	掌部	前臂	肘	臂部	腋	躯干/脏器	其病	
								是动病	所生/产病
7	《灵枢·经脉》肺手太阴之脉	上鱼，循鱼际，出大指之端；其支者，从腕后直出次指内廉，出其端	循臂内上骨下廉，入寸口	下肘中	下循臑内，行少阴心主之前	腋下	从肺系横出	肺胀满，膨膨而喘咳，缺盆中痛，甚则交两手而瞀，此为臂厥	咳，上气喘喝，烦心胸满，臑臂内前廉痛厥，掌中热
8	《灵枢·经脉》心主手厥阴心包络之脉	入掌中，循中指出其端；其支者，别掌中，循小指次指出其端	下循臂行两筋之间	入肘中	下循臑内，行太阴少阴之间	下腋三寸，上抵腋	循胸出胁	手心热，臂肘挛急，腋肿，甚则胸胁支满，心中憺憺大动，面赤目黄，喜笑不休	烦心心痛，掌中热
9	《灵枢·经脉》心手少阴之脉	抵掌后锐骨之端，入掌内廉，循小指之内出其端。	循臂内后廉	下肘内	下循臑内后廉，行太阴心主之后	出腋下	复从心系却上肺	嗌干心痛，渴而欲饮，是为臂厥	目黄胁痛，臑臂内后廉痛厥，掌中热痛

第八章 手三阴经循行解析

第二节 解剖及方位词分析

对这 9 条经脉，我们暂不考虑它们各自的脉名，只用其序号描述，分别为 1 至 9 号脉，考察这 9 条经脉的循行部位关系、病候及脏腑联系的异同。在这 9 条经脉的循行或经穴部位中，有一些解剖学词汇，如"骨、筋、动脉、掌、肘、臑、腋"，另外还使用了一些方位词，如"之间、上、下、内、阴、中"等，并常与前面的解剖学词汇结合，形成如"上骨、下骨、两骨之间"等词，搞清楚这些解剖结构所指和方位的指向，我们才能确定这 9 条经脉循行的具体位置和相互关系。

在前臂段经脉循行的描述中，常有"两骨之间、上骨、下骨"的描述。根据解剖学知识，前臂有桡骨和尺骨，但它们与上骨和下骨如何对应？我们发现，《灵枢·经脉》7 号脉在前臂的"循臂内上骨下廉"中，保留了《帛书》3 号脉的"上骨下廉"，而 7 号脉是已知现代的手太阴肺经（以下简称"肺经"）。虽然按照经穴连线所画的肺经，其位置并不一定与《灵枢·经脉》中的"肺手太阴之脉"完全一致，但大体位置应相距不远，即在桡骨附近，故 7 号脉的"上骨"应指桡骨，推论"下骨"应为尺骨，相应的方位"上廉"对应桡侧，"下廉"对应尺侧。

再看肘部的循行，1～4 号脉都提到了一个"筋"字，中医的筋多指肌腱，而在肘部的肌腱只有一个，即肱二头肌腱。据此可将 1 号脉的"循筋上廉"译成"循肱二头肌腱桡侧"，反之则为尺侧。在上臂的循行中常有"臑"字出现，根据《康熙字典》"臑：臂上也。羊豕曰臑，在人曰肱"，即现代解剖学的臂部，有时也称上臂。根据已知的手三阴经即 7～9 号脉都有"臑内"的描述，该部位应指上肢的内侧，即当两臂自然下垂时靠近躯干的一侧。方位词"前""后"在 7 号和 9 号脉中的臂部曾经出现，分别为"行少阴心主之前"和"行太阴心主之后"。根据其分别为肺经和心经已知位置，假设体位为"圣人南面而立"（见第十二章）时两手自然下垂的标准姿势，则"前"指桡侧，"后"为尺侧。最后还有"阴"的方位，按照"圣人南面而立"的体位，阳为人朝南的正面，则阴在人的背面，故"阴"对应上肢偏尺侧的方向。"内"跟"阴"有类似的含义，如果同时使用，如 3 号脉的"臂内阴"，则代表臂内侧靠近尺侧的位置。

第三节 对《帛书》臂二阴脉的循行分析

根据对方位词和解剖部位的解析，试对《帛书》臂二阴脉的循行进行翻译。

1 号脉：循肱二头肌腱的桡侧，再靠近（凑^①）上臂的内侧循行，出腋窝内侧，联系心。

2 号脉：循肱二头肌腱的尺侧，出上臂内侧的尺侧，出腋，靠近胁。

3 号脉：起于手掌中，出前臂内侧桡骨与尺骨之间，再偏向桡骨尺侧循行，然后到达肱二头肌腱的桡侧，再上行到上臂内侧靠尺侧的部位，最后进入胸中，与心联系。

4 号脉：起于前臂内侧的桡骨和尺骨之间^②，再偏向尺骨桡侧循行，到达肱二头肌腱的尺侧，再上行到臂内侧靠尺侧的部位，最后进入胸中，与心联系。

第四节 对《内经》中 5 条手阴经的分析

根据对方位词和解剖部位的解析，结合腧穴的标准定位，试对《灵枢·本输》的两条手阴经和《灵枢·经脉》的手三阴经循行进行分析。

5 号脉：肺出于大拇指内侧（即手掌面），沿鱼际到达腕横纹桡侧腕屈肌腱的桡侧凹陷处，然后沿寸口的桡动脉循行^③，最后到达肘部中间的地方^④。

6 号脉：心出于中指之端，行于中指对应掌骨（本节）偏尺侧的间隙中（内间），然后到达腕部桡骨与尺骨之间^⑤，再行于掌长肌腱与桡侧腕屈肌腱之间，只当经气有余时才能到达并越过此处，若经气不足，就会停在这里不再前行。最后到达肱二头肌腱的尺侧凹陷处。

7 号脉：从肺的连属组织横向出到腋下^⑥，下行到上臂内侧，在心经和心包经的桡侧，再下到肘的中部，循前臂桡骨尺侧缘，进入寸口，最后循鱼际出拇指末端。

8 号脉：起于胸的中间，循胸部到达胁部，从腋下三寸处出于体表，再上行到腋前纹头以上后，向外拐到上臂内侧，在肺经与心经之间（尺侧和桡侧的中间）循行，

---

① "凑"：在《灵枢·本脏》中有"脾大则苦凑胁而痛"，《素问·评热病论》有"岐伯曰：邪之所凑，其气必虚，阴虚者阳必凑之"，其意为"聚合，靠近"。

② 之间：原文有两个"之间"，后一个疑为衍文^[1]。也可能第二个"之间"前面脱落了"两筋"，此句可能为"臂两骨之间的两筋之间"，即 6 号脉间使穴的所在。

③ "动而不居"者即称为寸口脉的桡动脉，可定位。桡动脉接近桡骨的桡侧边缘（正面解剖图），对应太渊、经渠的部位。

④ 原文提到的"肘中之动脉"即肱动脉，其位置在肘部肱二头肌腱的下面，差不多为肘部的中间。国标定位尺泽在肱二头肌腱的桡侧。

⑤ "掌后"可能是相对于"掌中"而言的，即掌的根部；"方下者也"可能是桡骨和尺骨间隙垂手向下延伸到掌根的地方，两骨明显的间隙在腕部以上。

⑥ 根据下腋三寸的描述，推断腋与腋下是以腋前纹头的水平线来划分的，在该水平线以下者称为腋下，"腋内"则指腋区内部的组织，如 5 号脉的"腋内动脉"，为肱动脉在腋内深部的循行。未注明"腋下"或"腋内"的为腋横纹以上的区域。

进入到肘的中间后，向下循行在前臂的掌长肌腱与挠侧腕屈肌腱之间，再进入掌的中部，最后出于中指的末端。

9 号脉：起于心中，从心的附属系统进而退转到肺，再从腋下出于体表，然后下循到上臂内侧肺经和心包经的尺侧，再下到肘内^①的尺侧，然后循前臂内侧的尺侧到达掌根部的尺骨末端，再入到掌的尺侧，最后循小指内侧出小指末端。

第五节　手三阴经荧光素钠迁移轨迹的观察

首先使用高振动声结合隐性循经感传的方法测量出心包经、心经或肺经的实验经脉线位置[2]，用标记笔间隔标记。其中的心包经在前臂为 3 条，中间一条称为主线，在主线两侧各有一条支线，在尺侧的称为支线Ⅰ，在挠侧的称为支线Ⅱ，主线一直测量到肘以上接近天泉处。在手三阴经的穴位上注射 20% 荧光素钠 0.05 ～ 0.1mL（中国广西梧州药业股份有限公司；产品批号：181102），用波长为 455nm、照射功率约为 0.5mW 的激光束经散射后照射在被观察的人体区域，用安装了窄带滤色镜的 Canon5 D2 数码相机拍摄不同时间段的图像，拍照过程中室内无阳光照射、无灯光，保持暗室状态。本研究经中国中医科学院针灸研究所伦理委员会批准（批准号：2020–05–09–1–2）。

1. 心包经荧光素钠迁移规律的观察

对 10 例健康人（性别：男 1，女 9；年龄：23 ～ 27 岁）在内关穴皮内注射 20% 荧光素钠 0.1mL，在注射后的 1 小时内连续观察，间隔照相。结果发现，10 例中有 7 例出现了 1 条或 1 条以上的线状迁移。在这 7 例有线状迁移中，有 5 例出现了从注射点内关出发向上，先在两筋之间基本沿现代心包经的路线行进，然后偏向挠侧，沿挠骨尺侧（上骨下廉）上行，在接近肘部时又偏回到心包经主线（往尺侧偏）上，过肘部后则有继续向尺侧偏的趋势（附图 16，17）。5 例中还有 1 例除了上述从中间向挠侧偏移的迁移线外，还出现了从中间向尺侧偏移的另一条迁移线（附图 18）。两条线到达肘部时靠近，但仍为两条。上述 5 例中迁移线明显过肘横纹的有 2 例，除图 8–2 的 1 例，另 1 例在过肘后也明显偏向尺侧（附图 19）。7 例中另外 2 例的迁移线较短，其中 1 例沿心包经主支迁移，另 1 例沿心包经挠侧的支线Ⅱ迁移。10 例中的另外 3 例未出现明显的线状迁移者，在肘部曲泽一带均可观察到微弱的荧光轨迹（附图 1），表明其迁移线较深，未出体表。

2. 心经荧光素钠迁移规律的观察

对 5 例健康人（性别：女 5；年龄：24 ～ 28 岁）的心经路线上注射 20% 荧光素

---

① 　时内：肘内是相对于肘中而言的内侧，即肘部从中间看偏尺侧的地方。

钠 0.1mL。其中 3 例在心经腕横纹神门上 2 寸的皮内注射，1 例在神门上 4 寸，1 例在神门上 6 寸注射。结果发现，无论在哪里注射，5 例受试者均不出现沿心经路线的迁移，而是由心经拐向心包经，再沿心包经的路线迁移（附图 20a–e）。其中 4 例出现 1 条迁移线，且 4 例中有 1 例的迁移线与前述内关注射后的典型迁移路线的特征（先偏桡侧，再回到中路）非常相似（附图 20d），另有 1 例出现了 3 条迁移线，与实验心包经的路线十分接近（附图 20e）。

3. 肺经荧光素钠迁移轨迹的观察

对 6 例健康人（性别：男 1，女 5；年龄：24 ～ 25 岁）在肺经于腕横纹上 3 寸处（1 例在上 6 寸处）皮内注射 20% 荧光素钠 0.1mL。结果发现，有 4 例在现代肺经路线偏内一点的地方有一段迁移线，长度 2 ～ 4 寸。用静脉显像仪观察，与静脉的位置基本重合（附图 21a，b）。

这 4 例中的 3 例除沿肺经出现一段迁移线外，在其内侧还有 1 ～ 3 条迁移线，其中 1 例与心包经的主线和 2 条支线位置接近（附图 22a，b）；另外 2 例中，1 例从注射点偏向心包经，然后沿心包经主线迁移（附图 22c）；另 1 例在右肺经腕横纹上 6 寸注射后，斜向心包经并越过心包经继续往尺侧迁移（附图 22d）。

4. 其他实验

有 1 例受试者在大肠经腕横纹上 2 寸注射荧光素钠后，先横向迁移到心包经区域后，再沿心包经主线上行；在越过肘横纹后，继续斜向尺侧迁移，一直到达腋窝，形成一例较完整的经脉图像（附图 23a，b）。

第六节　荧光素钠迁移轨迹与《帛书》经脉路线的比较

《足臂》的两条臂阴脉都是从肘部开始的，我们在实验中观察到少数肘以上的迁移线。结果表明，迁移线过肘后通常为 2 条，如附图 18 和附图 20c，e。附图 20c，e 过肘后靠桡侧 1 条的循行趋势是直向上的，靠尺侧的 1 条则有进一步往尺侧腋部方向偏转的趋势。2 条迁移线到达肘横纹时通常位于曲泽（肱二头肌腱尺侧缘）的两侧，附图 20b 只有 1 条，明显在肱二头肌腱的桡侧，过肘后直行向上。

总体上看，过肘的迁移线大致有两条，分别在肱二头肌腱的两侧分布，与 1 号脉为筋上廉和 2 号脉为筋下廉相吻合。肘以上的迁移线多数偏尺侧循行，并进一步偏向尺侧腋内，与 2 号脉"出臑内下廉，出腋"的描述接近；少数迁移线在相对桡侧的位置上直行，与 1 号脉"以凑臑内"的路线接近，但过肘以后的路线很短，难以判断进一步向上的走向。总之，荧光素钠的迁移线在上臂（臑部）为 2 条的实验观察结果与

《足臂》在臑部为两条的描述相吻合。

附图23是最长的1例，迁移线过肘后持续向尺侧偏，在腋窝的表面仍可看到。1号脉的"出腋内廉"与2号脉的"出腋"其差异可能只是深浅之分。2号脉"出腋"后"凑胁"，仍在体表，而1号脉可能沿肱动脉外壁的结缔组织通向心脏，即"之心"。总之，《足臂》这两条肘以上的经脉，我们至少观察到2号脉，1号脉只观察到一小部分，待观察深度增加后再行验证。

荧光素钠迁移线在前臂的分布较混乱，但比较一致的规律是在现代心包经的区域表现出很强的"吸引性"，现代心经位置上注射的荧光素钠全部向心包经区域偏转，最后沿心包经上行。《足臂》的两条手阴经没有在前臂及手部循行的描述，《阴阳》补充了这段路线。但《阴阳》中的两条脉（3号、4号脉）在前臂段其实靠得很近，它们1个在桡骨尺侧（上骨下廉），1个在尺骨桡侧（下骨上廉），总体上都在两骨（桡骨和尺骨）之间，这正是心包经3条实验经脉线分布的区域。3号脉的起点最远，即"在于手掌中"，《内经》8号脉心包经的路线也有"入掌中"，而6号脉有更具体的描述，即"掌中中指本节之内间也"的劳宫，与连接内关的心包经主线在一条线上。荧光素钠先注射在两筋之间的内关和间使一带，其迁移线先在两骨之间循行，部分受试者在行进中往桡骨尺侧偏转（上骨下廉），在到达肘部后则往上臂的尺侧偏转（出臂内阴），与3号脉描述的路线相似。4号脉比3号脉的起点靠上，假设"两骨之间之间"为"两骨之间两筋之间"，此处正是大陵、内关和间使三穴的定位处，也是荧光素钠的注射部位。在附图18的一例中，内关注射后出现两条线，靠尺侧的一条进一步向尺侧小幅偏转，过肘部时在曲泽穴的尺侧，符合4号脉"之下骨上廉（尺骨桡侧），筋之下"的描述。《阴阳》3号、4号脉在过肘后的路线分别是"臂内阴"和"臑内阴"，都是偏尺侧循行。在实验中有2例受试者在过肘部时出现两条迁移线，且都有往尺侧偏转的趋势（附图17，19）。总之，《阴阳》两条臂阴脉在前臂段的循行路线在实验中都可被观察到。

我们没有在现代心经（心经穴位连线）的路线上发现荧光素钠的迁移，所有在此路线上注射的荧光素钠都向心包经方向偏转，一定程度上证明《帛书》描述的上肢阴经只有2条的描述可能更为准确。对肺经的观察结果表明，在现代肺经的路线上，仅存在一段不太清晰的荧光素钠迁移线，它与心包经3条线中靠桡侧的支线Ⅱ十分接近，在肘部以上难以观察其行迹。

第七节 《帛书》臂二阴脉、《内经》手三阴经及荧光素钠迁移的比较分析

《灵枢·本输》中的手阴经只有两条，分别为手太阴经和手少阴经，且都为向心

性描述，这与《帛书》仅有臂太阴和臂少阴脉的情况非常相似。其中手少阴经的位置实为现代心包经的路线，无心经路线的描述，故有人认为《灵枢·本输》与《帛书》更为接近[3]。荧光素经脉示踪的结果与《灵枢·本输》和《帛书》的描述更为接近。实际上，位于心包经主线外面的支线 I 与心经的路线是接近的，但它的出现率较低。《灵枢·经脉》中心经（9 号脉）在前臂的路线只说是"臂内后廉"，并未明说是在尺骨的尺侧还是桡侧，因此，心包经主线靠尺侧的支线 I 可能就是《灵枢·经脉》中的心经，即《阴阳》中的臂少阴脉（4 号脉）。

　　《灵枢·经脉》虽然描述了上肢有 3 条阴经，但其循行部位与现代中医所说的经脉线也有所不同（图 8-1）。如肺手太阴之脉，《灵枢·经脉》明确讲其在前臂的循行为"上骨下廉"，即桡骨的尺侧，这个部位差不多就是心包经 3 条实验经脉线中支线 II 的部位，然后下到寸口即桡动脉的地方，才到达桡骨的桡侧。现代中医所说的肺经经穴连线则始终在桡骨的桡侧，我们在这个位置上仅能观察到一段较弱的荧光素迁移线，且与浅表静脉路线吻合，疑似为静脉外膜形成的短程通道。

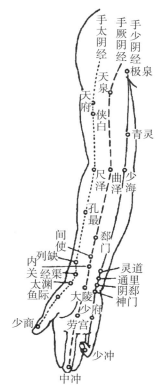

图 8-1　《经络腧穴学》（新世纪第二版）手三阴经上肢部图像

　　在现代肺经的路线上注射的荧光素钠也偏向心包经迁移，有时同时出现 2 条，甚至多条的情况。在《灵枢·本输》肺经的路线（5 号脉）中，经渠有"动而不居"的描述，显然为桡动脉，而合穴尺泽有"肘中之动脉也"的描述，显示为一条从桡动脉到肱动脉的路线，这与肺经注射的荧光素常偏向心包经路线的情况有些相同。现代公认尺泽的位置在肱动脉的桡侧，其穴位连线比《灵枢·经脉》篇的肺手太阴脉整体偏外（图8-1）。《灵枢·经脉》中的肺经路线（7号脉）与《灵枢·本输》手太阴经（5号脉）及《阴阳》的臂巨阴脉（3号脉）比较相似，其在前臂段都有"上骨下廉"即桡骨尺侧的描述，而非桡骨桡侧。根据附图22a，b的实验结果，在桡骨尺侧和桡侧都有迁移线，只是尺侧更强些，其路线即实验心包经的支线Ⅱ，到达肘部以上可接《足臂》的臂太阴脉（1号脉）。

　　总之，经脉作为一种长程纵行的通道，有宽窄大小之分，其在上肢内侧的分布可以是2条，也可能是3条或更多，这要看受试者的情况和研究者的取舍。古人受数术影响，有天五地六的11脉模型和天六地六的12经模型，其经脉数量的确实有一定的人为性，被选中的经脉就是所谓的"经数之脉"[4]。但总体上看，古人对经脉的观察还是客观的。

第八节　手阴经的经脉病候分析

　　经脉病候是经脉理论的重要内容，根据我们前期的研究，经脉病候可分为循经病候和脏腑病候[5]。《足臂》和《阴阳》的臂二阴脉中没有脏腑名，但有与脏腑的联系及相关病候；《灵枢·本输》中的两条经脉有脏腑名，但没有病候描述；《灵枢·经脉》中的手三阴经既有脏腑名，也有与脏腑的联系和脏腑病候。上述9条经脉的脏腑联系与病候见表8-1的"其病"列。根据经脉与脏腑的联系及相关病候，可解析上述经脉的相互关系。

　　"心痛"是常见的病候（在表8-2中用A表示）在《内经》中出现64次，除心经和心包经有此病候外，在与心经相表里的肾经病候中也有描述，但主要与心有关，可认为是心的特征性脏腑病候。该病候除在《灵枢·经脉》中确定的心包经和心经即8号、9号脉中存在，还存在于1号、3号、4号脉中，且此三脉的循行路线都有与心的联系，提示1号、3号、4号脉可能与心经或心包经关系密切。

　　"烦心"病候（在表8-2中用B表示）出现在1号、7号、8号脉中，7号是肺经，此病候是否是肺的一个特征性脏腑病候呢？在《内经》中，"烦心"一词出现25次，不仅在肺经，在脾经、肾经、心包经、心包络脉的病候中也都有描述，另外在寒热、癫疾等病中也是病候表现之一，故不是肺的专属病候。该病候多与"心痛"联用，如1号脉的"心痛，心烦而噫"，8号脉的"烦心心痛"，说明此病候与心的联系更为密切。

　　"臂厥"也是一个经常出现的病候（在表8-2中用C表示）。在3号、4号、7号、9号脉的病候中均存在。该病候为一组病候的总称，其中3号脉为"心滂滂如痛，甚则交两手而战"，4号脉为"心痛，益渴欲饮"，7号脉为"缺盆中痛，甚则交两手而瞀"。9号脉为"嗌干心痛，渴而欲饮"。"厥"是气逆导致的疼痛和相关病候的类称，这4条脉的"臂厥"病候中均有痛，7号脉有"臑臂内前廉痛厥"，9号脉有"臑臂内后廉痛厥"，是具体的循经部位疼痛，3号、7号脉更有在痛甚时的两手相交动作，可用C_1标记。但3号的"战"可理解为"战栗"，与"瞀"（《校释》：视物模糊不清，精神昏乱）"的含义不同，两者有细微差别。

"嗌（干），渴（而）欲饮"是一个组合病候（在表8-2中用D表示），"益""嗌"同义，指咽喉，嗌干为咽喉干燥，是渴而欲饮的条件。"渴而欲饮"在《内经》中有3处，其中两处均在《素问·至真要大论》中，一处为"渴而欲饮，病本于心"，另一处为"少阴之复……渴而欲饮"，均为心的病候。该病候在4号、9号脉中均有体现。

"噫"为1号脉的病候（在表8-2中用E表示），即"烦心而噫"，在《灵枢·九针》中有"五脏气，心主噫"的说法，证明其为心的病候。"噫"在《康熙字典》中的解释为：饱食或积食后，胃里的气体从嘴里出来并发出声音。在《灵枢·口问》中有："黄帝曰：人之噫者，何气使然？岐伯曰：寒气客于胃，厥逆从下上散，复出于胃，故为噫。补足太阴、阳明。"佐证了前面的解释，说明该病候也与脾胃有关。《灵枢·经脉》中的足太阴脾经有"胃脘痛，腹胀善噫"，故3号脉的"脘痛"与"噫"属一个病候。"噫"与"嗌"虽同音，但含义不同。

"病肺胀满，膨膨而喘咳"出现在7号脉的病候中（在表8-2中用F表示），其中"肺胀满"明确为肺的一种感觉，"喘咳"也是典型的肺脏病候，在其他经脉的病候中均未出现。"膨膨"接在喘咳的前面，是对喘咳的一种形容。在《灵枢·胀论》中有"肺胀者，虚满而喘咳"，使两者的联系更为密切，成为肺的特征性病候。

"胸满"也出现在7号脉的病候中（在表8-2中用G表示），与"肺胀满"的是动病感觉接近。肺在胸中，古人能否精确辨别是否为胸中的肺胀满，值得怀疑。3号脉的胸痛和8号脉的"胸胁支满"与此类似，胀和痛往往伴随出现，"胁支"在《太素》中作"中"，故上述两病候亦归入胸满。

"目黄"是一个与五脏病候不同的感官病候（在表8-2中用H表示），在8号、9号脉中均有所体现。该病候可能与9号脉"其支者，从心系上挟咽，系目系"有关，为"经脉所过，主治（病候）所及"的规律，但8号脉的循行中并无与目联系的支脉。《灵枢·本输》中的脉名只有手少阴心经，其位置却在《灵枢·经脉》中的心包经循行之处，体现了两脉错综复杂的关系。

"胁痛"为一循经病候（在表8-2中用I表示），在2号、4号、9号脉上出现，其中2号脉有"凑胁"的终点描述。

"掌中热"是更为典型的循经病候（在表8-2中用J表示），在7号、8号、9号三脉中均存在，但只有8号脉有"入掌中"的路线描述，另外6号脉也有"掌中"的路线描述。

另外，4号脉中还有唯一的"四末痛"和"瘕"，在表8-2中用K表示；8号脉有唯一的"面赤"和"喜笑不休"，用在表8-2中L表示。

将以上病候中有重合的病候列于表8-2。

表 8-2　手阴经脉病候重合性分析

	1	2	3	4	7	8	9
1	*						
2		*					
3	AE		*				
4	A	I	AC	K			
7	B		C_1G	C	F		
8	AB		AG		J	L	
9	A	I	AC	ACDI	J	HJ	*

注：某经脉独有的病候列在该经脉自身的方格中，若无独有病候，则用 * 充填。

第九节　整合分析

由表8-2可知，4号脉与9号脉重合的病候达到最多的4个，特别是"渴而欲饮"D，是4号、9号共同专属的病候，两经脉名分别为《阴阳》的臂少阴脉和《灵枢·经脉》的手少阴心经。在4号脉的循行中有"起于两骨之间之间"，与《灵枢·本输》5号脉的"两筋之间"有相似之处，而此脉在《灵枢·本输》中称为手少阴（心）经。4号脉后面的"之下骨上廉"又与现代心经的位置靠近，故认为《阴阳》中的4号脉具备了心经的特质。与4号脉高度相关的9号脉还有"目黄"H的病候，与"其支者，从心系上挟咽，系目系"的路线相匹配，加强了4号脉与心相关的证据。"目黄"H还是8号、9号脉共同专属的病候，提示《灵枢·经脉》中的心和心包、心经与心包经为同一脏系和脉系。

搞清楚4号脉，3号脉就有了参比。从循行上看，3号与4号是并行的，4号偏尺侧，3号偏桡侧，到达肘部仍分列于肱二头肌腱的尺侧与桡侧，但过肘后却都偏向尺侧，共同到达"心中"，提示这两条脉都是与心相关的经脉。由表8-2所示，3号脉的病候中还有与7号脉相似的 C_1 和 G，为肺经的病候。因此，3号脉虽在路线上属心经脉系，在脏腑病候上却与肺更为相关。1号脉与3号脉有两个共同的、与心相关的病候A与E，也有与7号脉肺经共同的"心烦"B病候，且两者一个称臂太阴脉，一个称臂巨阴脉，"巨"通"太"，说明两脉的相似度较大，似可视为肺经，但为什么1号和3号脉同时又有心的病候？这是因为肺与心同在胸腔，两脏联系密切。《灵枢·经脉》中的心手少阴之脉有"其直者，复从心系却上肺，出腋下"，这条路线与肺手太阴之脉的"上隔属肺，从肺系横出腋下"何其相似，说明心与肺有可能是一条路线上串联的两个脏器。另外，无论是肺经、心包经还是心经，其病候都有"掌中热"，仅心经多了"痛"字，为"掌中热痛"，说明三经都过掌中，这与实验心包经三条线在大陵以下汇聚到掌中[6]的情况非常相似。

总之，经脉之间是可以互相串通的，经脉与脏腑之间也不是通常认为的一一对应的关系，而是有一定的串并联。后世用经穴的连线取代了经脉循行，并对经脉与脏腑的联系做了一一对应的理想化处理，而经脉病候则保留了早期临床实践观察的结果，值得深入研究。荧光素钠具有很强的亲水性，可用于组织液在间质中流动的示踪，本文显示的荧光素钠迁移线与经脉路线的吻合不仅证明了人体经脉的客观存在，也从一个角度说明了间质通道是经脉的重要生物学内涵①。

参考文献

［1］魏启鹏，胡翔骅.马王堆汉墓医书校释［M］.成都：成都出版社，1992：35.

［2］徐瑞民，祝总骧，郝金凯，等.手三阴经皮部经脉线的生物物理学全息测定［J］.中国中医基础医学杂志，1998（12）：43-45.

［3］何之中.针灸经穴与原气［M］.北京：中国中医药出版社，1994：18-22.

［4］黄龙祥.经脉理论还原与重构大纲［M］.北京：人民卫生出版社，2016：18.

［5］张维波，王燕平，李宏彦.《黄帝内经》经脉脏腑相关解析［J］.针刺研究，2018，43（7）：424-429.

［6］祝总骧，郝金凯.针灸经络生物物理学［M］.北京：北京出版社，1988，278.

① 本章中的人体荧光素钠示踪实验与新奥集团生命科技研究院合作完成。

第九章　经脉体腔内循行部位解析

经络是人体运行气血、联络脏腑、沟通内外、贯穿上下的通路。《灵枢·脉度》指出："经脉为里，支而横者为络，络之别者为孙。"此描述为经络循行部位给予了明确定义。清代邓昭在《医学寻源》中记载："凡其命名，必因形而生。"经络的存在毋庸置疑，其既是中医理论的基本概念，也是针灸治疗的重要基础。

科学家们通过对经络的研究发现，循经组织具有低电阻、高导声等特性，经络在体表的存在路径也更加明确，并先后提出了神经论、体液论、能量论等不同假说[1]。其中，经络的间隙组织液通道学说认为，经络存在于人体组织间隙，为孔隙结构，属于多孔介质，相比其他实体结构，组织液更容易在这些孔隙中流动，而组织间隙也表现出低流阻的特性[2, 3]。在体腔中，作为结缔组织的脏器韧带，除了固定胸腹部脏器外，同是也是包裹神经、血管和淋巴管的外膜。筋膜专家原林将纵向分布于人体组织间隙的、包绕较大神经和血管的结缔组织称为神经血管束，认为其可容纳一定的物质和信号进行输运和转导，且与经络有一定相关性[4]。结合《灵枢·经脉》对经脉的描述："经脉十二者，伏行于分肉之间，深而不见。"说经脉位于"分肉之间"，即位于组织间隙中。据此推测，体腔内循行的经脉可能与体腔中的脏器韧带及其中的神经血管有关。

本章在以往对间质通道的生理及病理实验研究成果的基础上，结合《内经》的古典经脉理论，对组织脏器间的韧带等结构进行梳理，并与经脉理论的体腔循行部分进行比对，试图补充并完善经脉的间质通道学说，为经脉的体表—脏腑相关研究提供新的思路。

第一节　手太阴肺经

《灵枢·经脉》有：

肺手太阴之脉，起于中焦，下络大肠，还循胃口，上膈属肺，从肺系横出腋下……

原文需明确的部位：中焦、大肠、胃口、肺系。

1. 中焦

《灵枢·营卫生会》中提到了中焦的部位："黄帝曰：愿闻中焦之所出。岐伯答曰：中焦亦并胃口，出上焦之后，此所受气者，泌糟粕，蒸津液，化其精微，上注于肺脉，乃化而为血，以奉生身，莫贵于此，故独得行于经隧，命曰营气。"中焦与胃口同出，其部位与胃口相关。

《灵枢·营卫生会》有"中焦如沤"之说，是指中焦所运输的精微物质。现代解剖学中的消化管道作为受纳饮食水谷的第一站，消化并吸收食物中的营养成分，将营养物质如蛋白质、脂肪、多糖等分解为可被吸收的小分子物质，如氨基酸、甘油、单糖等，才能被吸收入人体的血液和淋巴，中焦所扮演的角色，正是消化道吸收营养物质。"咸入于胃，其气上走中焦，注于脉。"（《灵枢·五音五味》）说明食物所入之处是胃，而不是直接进入中焦，这一点古人对解剖的认识与现代解剖学并无差异。"中焦受气取汁，变化而赤，是谓血"（《灵枢·决气》），中焦吸取的精微物质，需在脾的运化功能下，上输于肺，与自然界的清气（氧气）相结合，才能生成真正荣养周身的血液。

《难经·第三十一难》提到："三焦者，水谷之道路，气之所终始也。"既然三焦可以通行水与气，其必有实体结构为物质基础。张效霞认为，三焦"有名无形"（《难经》第二十五、三十八难均提出）是指三焦无常形，根据对经典三焦概念的分析指出，它应是腹腔内的网膜结构（腹膜），中焦则是指胃外面的大网膜部分，而上焦则是指位于胃外的小网膜部分[5]。

综上，中焦应是指包含胃和部分小肠（具有消化功能）的网膜和腹膜结构。

2. 大肠

古今所指大肠略有差别。现代解剖学将十二指肠、空肠和回肠归属于小肠，而盲肠、结肠和直肠则属于大肠。《灵枢·肠胃》中记载：

> 胃纡曲屈，伸之，长二尺六寸……小肠后附脊，左环回周迭积，其注于回肠者，外附于脐上，回运环反十六曲，大二寸半，径八分分之少半，长三丈二尺；回肠当脐，右环回周叶积而下，回运环反十六曲，大四寸，径一寸寸之少半，长二丈一尺；广肠傅脊，以受回肠，左环叶积上下，辟大八寸，径二寸寸之大半，长二尺八寸。

文中胃（长二尺六寸）与广肠（长二尺八寸）尺寸基本相当，因此广肠不可能是现代解剖学中的大肠，或广肠只是大肠的一部分。从长度来看，小肠"回运环反十六曲""长三丈二尺"，是最长的一段肠腔，与现代所讲的小肠基本相近；而与之相当的回肠，同样是"回运环反十六曲""长二丈一尺"，其长度较小肠略短。从宽度来看，小肠"大二寸半，径八分分之少半"，而《灵枢·肠胃》中的回肠则是"大四寸，径一寸寸之少半"，较小肠径宽，不属于现代的小肠（十二指肠、空肠和回肠）。由此可知此《灵枢·肠胃》中的回肠应是现代解剖学中的结肠，即大肠的一部分。《灵枢·经脉》中的大肠与《灵枢·肠胃》中的回肠（现代解剖学的结肠）相对应。有学者对此进行了古今长度的换算，并从小肠泌别清浊和大肠主津的功能角度进行了分析，得出了同样的结论[6]。

3. 胃口

现代解剖学中，胃有上下两口，即上接食管的胃入口为贲门部，下接十二指肠的胃出口幽门部。《铜人腧穴针灸图经》中描述："谓胃之上口，贲门之位也。"因此，手太阴肺经所经过的"胃口"为胃的贲门部[7-9]。

4. 肺系

经络中的肺系，指与肺相连系的部分，即气管及其附属结构，滑伯仁认为，"肺系，为喉咙也。喉以候气，下接于肺"。这里的喉咙，即气管。

手太阴肺经在躯体内的循行路线可描述为：

肺经经气来源于食物，由脾胃消化后的精微之气，起于中焦（大网膜），向下通过腹膜与大肠相连属，向上顺着胃上口贲门部，通过膈肌向上，连属于肺，从肺部中府穴处而出，开始向四肢循行。

饮食入胃后，经过胃的受纳与腐熟，精微物质首先到达中焦（大网膜），这一点与现代生理学对胃和小肠的消化与吸收过程描述一致。食物中的营养物质，通过消化道不同部位的消化后，大部分的营养物质由胃和小肠黏膜吸收进入毛细血管网，通过肠系膜静脉、胃左静脉等最终汇入门静脉；小部分进入中央乳糜管，由淋巴管汇入左侧胸导管。同时，食物经过大肠特别是结肠段，肠壁对食糜残渣中的水和电解质进行吸收。营养物质通过肠壁进入血管和淋巴管，行于肠系膜间隙的血管与淋巴管中，有序地汇入上级血管或淋巴管，它们被肠系膜包绕，最终汇入存于肝胃韧带的门静脉，以及全身最大的组织液回流管——胸导管。此即是起于中焦的肺经经气。

非主经脉所过，但其经脉之气却与相络脏腑有密切联系。因此"下络大肠"的文义是指起于中焦（大网膜）的经气络于大肠。从《灵枢》中多处对脏器的记载来看，古人曾进行过大体解剖。因此，"络"于大肠的，首先是肠系膜血管，这是解剖后用肉眼较易发现的结构，另外网罗布于大肠的结构就是肠系膜。

既然大网膜就是中焦，并且连属于大肠，而且肺经经气起于大网膜，为何又要向下络于大肠？如果结肠是古人认为的大肠的一部分，那么横结肠位于小肠的上部，又为何要"下络"大肠？这一点与大小肠的功能有关。《素问·灵兰秘典论》中指出："大肠者，传道之官，变化出焉。小肠者，受盛之官，化物出焉。"小肠可以"化物"，将水谷转为精微，突出其泌别清浊的作用，主要在于消化和吸收；大肠则是"传道"为主，重点突出其排泄功能。前者以吸收气血为主，后者以消耗气血为主，中焦（大网膜）由小肠汲取精微物质，随后通过大网膜又将一部分能量供给大肠进行排泄，此过程中有气血的分配含义在内，正如肠系膜上下动脉，分支为下一级的各肠段动脉，再分为下一级的微动脉，最后到大肠。这里的"下络"更多是体现了气血按等级分配，因此才有了横结肠在小肠上段，也称其为"下络大肠"。

大网膜连接回环一周的结肠，于横结肠处，移行为胃结肠韧带与胃大弯相连，故为"还循胃口"。

此时，在肺的呼吸作用下，行于韧带的体液由胃结肠韧带上聚于胃口，受到膈肌的阻碍，无法直接与肺相连接，需要先"上膈"，后"属肺"。腹腔的组织及间隙可通过膈肌上的主动脉裂孔（通过主动脉和胸导管）、食管裂孔（通过食管和迷走神经）和腔静脉孔（通过下腔静脉和右膈神经）三个裂孔，与腹腔沟通。另外，在膈的腰部，还有内脏大、小神经，交感干和腰升静脉通过。此处，可能穿膈完成"上膈属肺"的结构有神经、血管和淋巴，具体如下。

（1）腹主动脉：上接降主动脉，由心脏左心室发出，不属于肺系。

（2）胸导管：起始于肠干与腰干汇合之后的乳糜池，向上进入胸腔后行于纵隔，接收左侧颈干、锁骨下干和左支气管纵隔干，并向上进入左静脉角，左静脉角又由颈内静脉和锁骨下静脉汇合而成，其中锁骨下静脉在第一肋的外侧缘续接腋静脉（图9-1），这一点与肺经"横出腋下"的描述比较吻合，故推测肺经由腹腔向胸腔上穿出，完成"上膈属肺"的是胸导管之外的韧带组织。

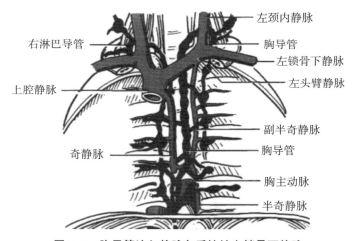

图 9-1　胸导管注入静脉角后接续左锁骨下静脉

（3）食管：虽然经食管裂孔穿膈，但食管内部接受食物后向下传输，明显与经气上行相悖；尽管食管外壁与膈肌之间没有直接延续，但膈下的筋膜与腹横筋膜（腹横肌内面与腹膜外脂肪之间的结缔组织薄层）相连续，在胃—食管连接部（贲门）上方2～3cm处与食管壁融合，将胸腔与腹腔相隔，因此，食管不可能向上沟通手太阴经气至肺。

（4）迷走神经：其胸部支气管支在肺根处发出，随支气管及肺动脉入肺；腹部分支由食管前丛和食管后丛分别集合成迷走神经前干和迷走神经后干，穿食管裂孔入腹腔，分布于胃的前面和后面；腹腔支则随腹腔干、肠系膜上动脉等分布于腹腔脏器。

尽管迷走神经于胸腹腔与胃肠及肺部均有十分密切的联系，但从其走行上看，迷走神经离开延髓经颈静脉孔出颅后，其走行十分明确：行于颈动脉鞘内，后行于颈内静脉与颈总动脉之间的后方，随后下降至颈根部，经胸廓上口入胸腔，并无"横出腋下"的走行，因此也就不太可能成为肺经路线。

（5）下腔静脉：由腹腔穿膈的腔静脉孔进入胸腔，后进入右心房，明显不属于肺系。

（6）右膈神经：支配膈肌，并可穿过膈肌，向下分布到肝、胆等部位；在胸腔可分布到胸膜、心包等部位，并未与肺或肺系相连，且其向上应属颈丛，与肺经循行路线不符。

（7）内脏大、小神经：内脏大神经出自第五至九胸神经节，后经膈的右、左脚入腹腔，合于腹腔神经节。内脏小神经续其下方，起自第十至十一胸神经节，穿膈的外侧，合入腹腔神经节和肾丛。二者均起自脊神经节，未与肺或肺系相连，故不属于肺经。

（8）交感干：由脊柱旁的神经节互连成干，其主干并未行于胸腹腔，且无典型"起于中焦"和"横出腋下"循经解剖位置，故不可能是肺经。

（9）腰升静脉：腰升静脉收集腹背肌的静脉血，其主要流经部位在体腔外，不属于肺经循行部位。

通过分析穿膈的结构可知，肺经经气可能通过胸导管所在的韧带间隙"上膈"，行于胸腔纵隔韧带内，此处也是胸部淋巴结聚集的部位。胸导管向上注入锁骨处静脉角（"上注于肺脉乃化而为血"《灵枢·营卫生会》），并随静脉"横出腋下"，在第一肋骨外缘续接腋静脉周围间隙（血管周隙，也是经脉的通路之一[10]，图9-2）。

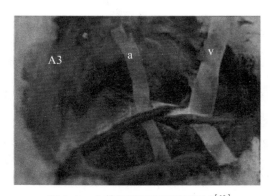

图 9-2　血管周隙显示的荧光剂[10]

第二节　手阳明大肠经

《灵枢·经脉》有言：

大肠手阳明之脉……上出于柱骨之会上，下入缺盆，络肺，下膈属大肠……

需明确的部位：柱骨之会上。

目前对"柱骨之会上"有两种解释：

（1）柱骨，即第七颈椎。《释骨》曰："三节植颈项者，通曰柱骨。"义为多节可以直立颈项部的骨，即颈椎骨。《灵枢·骨度》中记载"角以下至柱骨长一尺"，即是完骨至第七颈椎棘突处，又有张志聪在《灵枢集注》中认为："肩胛上之颈骨为柱骨。"认为第七颈椎棘突为柱骨。《类经》谓其："肩背之上、颈项之根，为天柱骨，六阳皆会于督脉之大椎，是为会上。"[11] 因此，"柱骨之会上"应为大椎穴处，这也是现代各版针灸学教材的观点。孙永显通过分析经脉循行原文，并重新断句，认为大肠经"上出于柱骨，之会上"可表述为经肩髃穴绕过锁骨肩峰而至锁骨（柱骨）后的巨骨穴，之后上至"诸阳之会"大椎穴，因此"柱骨之会上"应解为锁骨后上的大椎穴[12]。

（2）柱骨，指锁骨，《黄帝内经太素》中杨上善注其为"缺盆骨上极高处"。《素问·气府论》中记载："手阳明脉气所发者二十二穴：……柱骨之会各一。"王冰注此为"天鼎二穴"，即当锁骨之后上方，后人又写作"拄骨"，《医宗金鉴》认为，拄骨是"膺上缺盆之外，俗名锁子骨也"。故此观点认为，"柱骨之会上"是指位于锁骨之上的手阳明脉气所发之处天鼎穴。

从解剖结构来看，天鼎穴位于颈部环状软骨水平的胸锁乳突肌后缘，该处深层为中斜角肌的起点，而中斜角肌的肌腱又可通过胸膜上膜直接连于胸膜[13]；而胸膜上膜虽系于第七颈椎横突的前缘，但与第七颈椎棘突下的大椎穴（穴下主要以腰背筋膜、棘上韧带及棘间韧带）并无直接联系。因此，天鼎穴是手阳明大肠经向下入缺盆之处，符合"柱骨之会各一"的双侧取穴之称；同时，肺外的胸膜上膜系于两侧的中斜角肌肌腱，与"手阳明脉气所发二十二穴"之一的说法相吻合。

手阳明大肠经的体腔内循行路线：

手阳明大肠经气由锁骨上方的中斜角肌（天鼎穴处）向下连于胸膜上膜（入缺盆），散络在肺脏之外（络肺），在肺门处通过纵隔—胸膜—肺韧带与食管相连，并通过食管，向下直接连属于大肠。

第三节　足阳明胃经

《灵枢·经脉》有言：

胃足阳明之脉……从大迎前下人迎，循喉咙，入缺盆，下膈属胃络脾；其直者，从缺盆下乳内廉，下挟脐，入气街中；其支者，起于胃口，下循腹里，下至气街中而合……

需明确的部位：喉咙、脾、气街、腹里。

1. 喉咙

"喉咙者，喉也，肺之系也"（《医宗金鉴》）。"喉咙者，气之所以上下者也"（《灵枢·忧恚无言》），说明古代喉咙的意思与现代通气管的喉部意思相同。傅海燕等对《内经》中喉等一系列概念进行了研究，同样认为胃经循行中"循喉咙"的喉咙是指喉头[14]。

2. 脾

中医藏象学说中，因脾是具有运化、统血等生理功能系统，因此中医学界至今未在脾的解剖上达成共识。但在经络系统中，因经脉循行都具有明确的部位，故五脏的解剖结构也应有明确的部位，脾也不例外，如《难经·三十二难》云："脾重二斤二两，扁广三寸，长五寸，有散膏半斤。"说明古代中医的脾是指腹腔里的具体脏器。后世医家对脾有明确的记载，如李梴在《医学入门》中有"扁似马蹄，又如刀镰"的记载，又有"色刀马肝紫赤，形如刀钱"（冯楚瞻《冯氏锦囊秘录》），"形如镰刀"（李士材《医宗必读》）等记载，此处明显与现代解剖学中的脾相同。经过高濂、任应秋和侯宝璋等中医专家从脾的质量对其进行考证后，认为"脾重一斤二两"（《遵生八笺》），减去"散膏半斤"（散膏，即指胰腺），和现代的脾重量相当，故认为中医的脾可能包括现代的脾和胰两个脏器[15]。这一观点与周波在《〈黄帝内经〉系统解剖学和微观解剖学诠释》中所指出的，"散膏"为全身各个腺体的总称，又分别与五脏六腑相联系的说法一致[16]。

3. 气街

气街，顾名思义，为人体内气通行的道路。《内经》中"气街"一词共出现17次，其中主要有：①六腑气街，如"知六府之气街者，能知解结契绍于门户"（《灵枢·卫气》）。②四街，如"胸气有街，腹气有街，头气有街，胫气有街"（《灵枢·动腧》）。③冲脉与气街，如"冲脉者，经脉之海也……会于气街"（《素问·痿论》）。④与经脉刺法相关的气街，如"刺气街中脉，血不出"（《素问·刺禁论》）以及上文胃经循行中的"下挟脐，入气街""下循腹里，下入气街中而合"。从经脉循行原文可知，气街的位置应低于脐和腹里，且与人体前正中线对称（挟脐）。此处的"街"在《图经》卷二、《活人书》卷一、《十四经发挥》卷中、《三因方》卷一引、《普济方》卷四百十二及《针灸聚英》卷二引均并作"冲"，因此认为该气街位于少腹下方，毛际两旁，即腹股沟动脉搏动处。正如《素问·气府论》篇中记载："足阳明脉气所发者……气街动脉各一。"同时，王冰注之为："气街，穴名，在毛际两旁归来下鼠蹊上，同身寸之一寸脉动应手。"临床上气街刺灸术即是围绕腹股沟处的气冲、冲门、强冲以及急脉来针刺的[17]。因此胃经循行所过的气街即是腹股沟部的股动脉循行部位。

足阳明胃经的体内循行路线：

足阳明胃经由头部下颌处的面动脉（大迎），经颈外动脉下行至喉结旁的颈总动脉搏动处（人迎），沿着胸锁乳突肌与气管间的组织间隙经缺盆进入胸腔。由于颈总动脉向下直接连于主动脉弓（左）和头臂干（右），二者的下行终点毫无疑问是心，而胃经从喉入缺盆直接下膈，未入心脏，因此单纯以动脉作为胃经略欠稳妥。

但将经脉理解为组织间隙则可明了其循行路径。在人迎处，颈动脉鞘是颈深筋膜围绕而成，其内有颈总动脉、颈内静脉、迷走神经通过，并且颈动脉鞘借疏松结缔组织与周围的颈筋膜浅层和中层相连。其中，颈筋膜中层内包裹咽、食管、喉、气管、甲状腺等器官。食管的颈部借前方的结缔组织与气管后壁相贴，结缔组织包裹食管、气管、迷走神经、血管等向下连于纵隔上段，故而称"循喉咙"。此处，包裹支气管、食管、胸导管等结构的纵隔，也包含了胸主动脉和交感干胸段、奇静脉、半奇静脉以及淋巴结等。这些组织经主动脉裂孔和食管裂孔，分别与腹腔的结缔组织相互延伸，向下至腹膜后间隙（腹膜后隙）。

迷走神经由延髓橄榄的背侧出脑，经颈静脉孔出颅，与颈内静脉和颈总动脉（或颈内动脉）共同行于颈动脉鞘内，进入胸腔后延食管后方下降。左迷走神经行于食管前面并形成食管前丛，形成迷走神经前干；右迷走神经于食管后面形成食管后丛，形成迷走神经后干，二者经食管裂孔下膈，分布于胃前壁和胃后壁。此时，食管腹段和胃贲门处有胃膈韧带将二者共同连于膈肌，与胃经"下膈属胃"的说法基本一致。随后，连于胃底和胃大弯上分的韧带向脾外移行，形成胃脾韧带；胃幽门窦后壁与胰头通过胃胰韧带相连，从而完成胃经的"络脾"。

"其直者，从缺盆下乳内廉，下挟脐"则是指胃经的主干，主要是其循行于体表的经脉，两侧下行分别至腹股沟处，因此可称之为"入气街中"。

另有一支脉，"起于胃口"，根据上文对肺经循行的分析，经气由胃上口经肠系膜结构吸收，最终由胸导管及附属结缔组织进入胸腔，因而认为"起于胃口"的结缔组织，向上由胸导管及其外韧带上入胸腔，向下则先至腹腔内与胸导管相通的乳糜池部，之后分别汇于两侧腹股沟处，完成"下至气街中而合"。

第四节　足太阴脾经

《灵枢·经脉》有言：

脾足太阴之脉……上循膝股内前廉，入腹属脾络胃，上膈，挟咽……其支者，复从胃，别上膈，注心中。

需要明确的部位：咽。

咽，《说文解字》中，段玉裁谓之"嗌也。言食因于是以上下也"。《灵枢·忧恚无言》中记载："咽喉者，水谷之道也。"《素问·六元正纪大论》中记载："故民病胃脘当心而痛，上支两胁，鬲咽不通，食饮不下……"表明咽是与食物进出相关的部位。《喉科指掌卷·咽喉大纲论》云："夫咽喉者，左为咽，右为喉。咽属胃，喉属肺。"明代的翟良在《经络汇编·脏腑联络分会详说》中同样指出："咽在后，主吞咽，名咽门；其管柔空，其软若皮，下接胃本，为饮食之路，水食同下，并归胃中，此食管也。"到清代的章楠在《灵素节注类编·阴阳发病诸证》中提出"咽者，胃之食管，与肺喉前后相并者"的观点，认为咽是包括食管在内的消化道上段结构，已与现代的咽喉及食管概念基本一致。

足太阴脾经的体内循行路线：

脾经由下肢前内侧上行至髂外动脉搏动处，随腹股沟处的韧带及脂肪组织向上续接腹膜后隙的疏松结缔组织。上文已分析，中医脾的概念应包括脾脏和胰腺两部分，胰腺恰好为腹膜后器官，脾经经气随腹膜后间隙向上可直达胰腺；同时，在胰尾伸抵脾门时，有脾胰韧带，完成脾经"入腹属脾"。在脾门处，脾脏前、后的腹膜加入了大网膜，并与胃连接形成了脾胃韧带，其中有胃短和胃网膜左血管经过，并且胃底的静脉血亦可通过此韧带续接脾静脉；胰头与胃幽门窦后壁通过胃胰韧带相连，可成为脾经"络胃"的通路。随后，脾经"上膈，挟咽"，咽指食管，挟咽则可能是指咽外两侧的组织间隙。脾经经气由胰脏经腹膜后隙上行入胸腔纵隔，向上行于食管两侧组织间隙。

脾经的另一支由胃发出，"别上膈"是从另一通道上行，之后注心中，注入心中的必是血管，故这一通道很可能是与血管伴行。从膈上行的脉管系统注心的是下腔静脉和腹主动脉，而胃部静脉均先归于肝门静脉，再由肝静脉注入上腔静脉，故脾经此分支不属于静脉所属的韧带。而胃周的动脉，如胃左动脉，起于腹主动脉，经胃胰壁深面行至贲门附近，在肝胃韧带内循胃小弯右侧下行，并与胃右动脉吻合。此外，迷走神经食管支上行，在纵隔内也可与胸心支相汇合，但其是在胸部发出数条细小分支，并非直接注于心，与经脉原文的描述不太相符，故推测脾经别支的经气并非由迷走神经传递信号，而是通行于连接腹主动脉的韧带，经气沿腹主动脉周隙上达心脏。

第五节　手少阴心经

《灵枢·经脉》有言：

心手少阴之脉，起于心中，出属心系，下膈络小肠；其支者，从心系上挟咽，系目系；其直者，复从心系却上肺，出腋下……

需明确的部位：心系、目系。

1. 心系

《说文解字》："系者，垂统于上而承于下也。"在经络理论中，心系指心与其他脏器相连的组织[18]。除与心脏连接的血管外，只有结缔组织可与其他脏器或组织相连。心包包裹心脏，并在其外形成双层的心包腔，其占据中纵隔，前壁和两侧为纵隔胸膜。心的淋巴可注于气管和支气管的淋巴以及纵隔前淋巴，后方与后纵隔中的主支气管、食管、胸主动脉、奇静脉和半奇静脉相隔，上方为连于心脏的上腔静脉、主动脉弓和肺动脉，下方与膈中心腱愈着。除上（下）腔静脉、主动脉、肺动脉、肺静脉、迷走神经外，其他组织并未与心脏直接相连，而是通过心包及其周围的结缔组织相连。《黄帝内经太素》中谓之曰："心神是五神之主，能自生脉，不因余处生脉来入，故自出经也。肺下悬心之系，名曰心系。"肺借肺根和肺韧带与纵隔相连，其下连于心包。另外，心经由心发出后，通过心系，才向下继续循行，因此，心系是连接心脏与其他结构的结缔组织。

2. 目系

同心系类似，目系是连接眼睛的组织，包括眼球的视神经、眼球外肌、血管、结缔组织等结构。

手少阴心经的体腔循行路线：

心经由心而出，经与其相连的心包及其他结缔组织进入纵隔，再沿膈向下至腹膜后隙，通过肠系膜连络于小肠。心经的其中一支沿主动脉部（或头臂干）分出，顺着食管两侧的纵隔及间隙向上，移行为颈内动脉所处间隙，继续向上进入眼周组织，另一支借纵隔连接肺及肺系，并经组织间隙向进入腋下。

第六节　手太阳小肠经

《灵枢·经脉》有言：

小肠手太阳之脉……入缺盆络心，循咽下膈，抵胃属小肠……

小肠经由缺盆入胸腔，并随纵隔及胸膜间隙向下联络心，然后出心入后纵隔，随着食管外间隙向下穿膈，抵达胃，并络于小肠。此处，小肠经"循咽"而不是"挟咽"，说明有可能小肠经出心后便成一经向下，沿着食管下行，先到达胃部，后由腹膜间隙进入肠系膜而属小肠。

第七节　足太阳膀胱经

《灵枢·经脉》有言：

膀胱足太阳之脉……循肩髆内，挟脊抵腰中，入循膂，络肾属膀胱……其支者，从腰中下挟脊贯臀……

需明确的部位：脊、腰中、臀。

1. 脊

《说文解字》谓其"脊，积也。积续骨节脉络上下也"，即由脊椎所组成的上下纵行结构。

2. 腰中

《说文解字》谓其"身中也"，就是位于身体的中段。

3. 臀

《说文解字》称其"从肉"，即脊两旁的肌肉。

足太阳膀胱经的体腔循行路线：

膀胱经由肩胛骨内侧沿脊柱两侧向下，到达身体中段，经脉所循的脊柱两侧，多是肌肉韧带的起始处，到达身体中段时，沿着筋膜间隙，进入体内。人体背部自上而下由项筋膜（位于斜方肌深面，内侧附于项韧带，上方附于枕骨的上项线）向胸腰筋膜移行，并且逐渐增厚分为三层，其中前层向下进入竖脊肌，进而移行为腰方肌筋膜，与肾相邻。此外，由竖脊肌、腹内斜肌、第十二肋以及下后锯肌组成的腰上三角，成为腹后壁的薄弱区之一，腹腔器官常常由此处向后突出形成腰疝，故膀胱经可由此处沿着竖脊肌（入循臀）通过腹横筋膜及肾筋膜而络于肾脏。随后借输尿管间隙向下，直接连属于膀胱。膀胱经的分支，在腰上三角处继续沿脊柱两旁向下直至臀部（从腰中下夹臀贯臀），这也符合项筋膜在第十二肋处移行为前、中、后三层胸腰筋膜的解剖特点。

第八节　足少阴肾经

《灵枢·经脉》有言：

肾足少阴之脉……贯脊属肾络膀胱；其直者，从肾上贯肝膈，入肺中……其支者，从肺出络心，注胸中。

贯，《说文解字》谓之"钱贝之贯，从母、贝"，就是古时将钱或贝串成一串，此处义为足少阴肾经由大腿后侧向上进入脊柱，像穿钱币一样将椎骨串起来，行于脊柱前侧肌肉间隙，并于腰大肌上方前侧向内进入腹膜后间隙连属于肾，通过输尿管外的组织间隙向下络于膀胱。肾经的主干由肾周间隙继续向上，借肝的冠状韧带与肝裸区相连，最终与肝相连（从肾上贯肝）。肾经通过腰大肌的上界韧带与膈肌后部和后纵隔相连，可沿此处的结缔组织进入胸膜间隙，最终到达两肺中间的区域连于肺。其中有支脉从肺（中）出，通过纵隔联络与心相连，然后而注于胸中，即胸骨周围的窄条区域（见第七章第一节）。

第九节　手厥阴心包经

（《灵枢·经脉》有言：

　　心主手厥阴心包络之脉，起于胸中，出属心包络，下膈，历络三焦；其支者，循胸出胁，下腋三寸，上抵腋下……

　　需明确的部位：心包络、三焦。

1. 心包络

心包络这一概念，业界尚未有统一的说法，主要有以下几种观点。

（1）心包络，又称心包，认为心包络就是包络于心脏之外的心包膜，《中医基础理论》中称其为心脏外围之包膜[19]；秦伯未称其为心囊，与心外膜相连续[20]，这一观点基本认为，心包络就是现代解剖中的心包。

（2）有学者提出，心包络与心包并非同一概念，认为心包络是包心之络脉，即包裹在心脏表面的小血管，这与现代解剖所见心脏表面布满血管的情况相吻合，而且临床上心脏表面的血管病变比心包病变要严重得多，甚至可直接导致死亡[21]。周波等认为心包络只是心脏外的一层膜，从现代医学角度讲并非实体脏器，无法完成心包"代心受邪"的角色[16]。

（3）清代的李奇勋认为，心包络是"包络其心"的结构，位于"心下横膜（膈）之上……与横膜相粘，而黄脂裹者心也。其脂之外，有细筋膜如丝，与心肺相连者心包也"[22]。认为心包络包括心包及其外类似丝状的疏松结缔组织（细筋膜），这些结构使心包与心肺相连，包括包裹心包的纵隔组织、胸骨心包韧带等，这些组织被称为心包络。

《说文解字》称络，"絮也"，像棉絮似的，显然这与形似黄脂的心包形态是相悖的，这就否定了第一种观点。而心包经从胸中出发，经过心包络后可直接下到膈，这说明在心包经运行过程中，需要有与膈相连接的结构作为经气运行的通道，心脏外的包膜显然也不能直接与膈相连，需要通过纵隔等疏松结缔组织，才能向下与膈相连。故而笔者认为，心包络应是与心包相连接的结构，包括胸腔内的韧带及组织间隙。

2. 三焦

对三焦的认识，历来就存在争议，三焦之有无形问题，分为有名无形和有名有形两大派。

有名无形之说，首见于《难经》，"心主与三焦为表里，俱有名而无形"（《难经·二十五难》），"府有六者，谓三焦也，有原气之别焉，主持诸气，有名而无形"（《难经·三十八难》）。三焦可以通行原气和水液，但其并未与明确的脏腑对应，故而为有名无形之腑。但"元气之别使"这一观点是《难经》中提出的，并非《内经》本意，其所主持一身之气，特别是"肾间动气"的功能也是只有《难经》才有。

然而，既然有名，也有功能，则必然有其物质基础，任应秋教授指出："既承认三焦是腑，并具有行气通水的作用，而谓为无形质可指，这是不符合逻辑的。"故有许多医家学者认为，三焦既有名，也有其对应的组织结构。

有名有形之说，指三焦的上、中、下焦有具体的部位，如《灵枢·营卫生会》中记载："上焦出于胃上口，并咽以上贯膈而布胸中……中焦亦并胃口，出上焦之后，此所受气者，泌糟粕，蒸津液……下焦者，别回肠，注于膀胱而渗入焉。"明确记载下焦位于胃肠周围。而《难经·三十一难》同样记载有："三焦者，水谷之道路，气之所终始也……上焦者，在心下，下膈，在胃上口……中焦者，在胃中脘，不上不下，主腐熟水谷，其治在脐傍……下焦者，当膀胱上口……故名三焦。"至宋代陈无择提出"三焦有脂膜如掌大，正与膀胱相对"的观点以来，三焦由"无形论"转向"有形论"，代表性的观点，如唐容川提出："三焦即人身膜油，连肠胃及膀胱……从板油连及鸡冠油，著于小肠，其外出为腰腹之腠理。"[23]指出三焦是体腔内的膜结构。

此外，也有观点认为，三焦是一腔大腑，是五脏六腑的处所，即腹腔，如虞抟说："三焦者，指腔子而言，包含乎肠胃之总司也。"张介宾认为："三焦者，五脏六腑之总司……人之一身外自皮毛，内自脏腑，无巨无名，无细无目，其于腔腹周围上下，全身状若大囊者，果何物耶？且其内著一层，形色最赤，象如天合，总护诸阳，是非三焦而何？"认为三焦是囊括了五脏六腑的大腔，即腹腔，来护卫诸脏器。

近代医学家章太炎认为，三焦是淋巴系统，包括胸腔的胸导管、腹腔的淋巴管和乳糜池，以及相关淋巴结[24]。

不少学者认为，胰脏与消化的关系密切，通过对胰的分泌功能进行分析，认为三焦可能是以胰为主体，与全身各脏腑相配合，来完成机体的物质代谢[25]。

虽然对三焦的认识众说纷纭，但可以确定的是，如果三焦无形，那么手厥阴心包经如何"历络三焦"？而"出于胃上口""上出于上焦""别回肠，注于膀胱"则清楚地记载了三焦的经过部位，因此，笔者认为三焦既有形也有名。对于这一点，张效霞认为，三焦的"无形"是指"无常形""无别脏形"[26]。

从藏象的角度认识三焦，目前较为全面认识是将其分为六腑三焦、部位三焦和辨证三焦。教材上的解释一般为：上焦包括心肺，中焦包括脾胃，下焦包括肾和膀胱[27]。显然，这一说法并非经络学说的三焦（心包经下膈历络三焦，三焦经下膈遍属三焦）。六腑三焦的结构为腹腔中的肠系膜及网膜组织，上、中、下焦分别与现代医学中小网膜、大网膜及肠系膜对应[28]。

手厥阴心包经的体腔循行路线：

手厥阴心包经经气，起于胸中，连属于心包及其连接的结缔组织，沿纵隔下膈，依次与小网膜、大网膜及肠系膜相连，并行于膜间隙及韧带。其支脉，由胸中纵隔向前移行为肋胸膜，再向两侧沿着胸膜腔外侧经过胸横筋膜与胸横肌、肋间结缔组织、肋间肌等组织相连，至胸小肌下端（天池穴）由胸筋膜深层移行为腋筋膜，向上至腋下。

第十节　手少阳三焦经

《灵枢·经脉》有言：

三焦手少阳之脉……入缺盆，布膻中，散络心包，下膈，遍属三焦；其支者，从膻中上出缺盆……

需明确的部位：膻中。

膻中，所处部位为胸部，道家称之为中丹田，由先天心与后天肺合为胸中丹田，《抱朴子内篇·地真》称之为"心下绛宫金阙"，而此中丹田有人称其为"膻中，在两乳头连线中间"。《灵枢·海论》："膻中者，心主之宫城也。"指出膻中位于胸腔中央，心主即心包，膻中即是心包所在处。位于两乳头之间胸骨前的正中线上的膻中穴，是人体的气会，为宗气汇聚的部位。《灵枢·根结》提到："厥阴根于大敦，结于玉英，络于膻中。"《难经·四十五难》指出："气会三焦外一筋直两乳内也。"郭鸿基等对膻中一词进行分析，认为膻中主要指胸腔内部的空腔[29]。笔者认为，经脉循行原文中的"布膻中"，"布"说明膻中是一个区域，至少不是一个穴位（膻中穴），因此，此处的膻中应该是指胸腔内部的空腔。

手少阳三焦经的体腔循行路线：

三焦经进入缺盆后，广泛分布于胸腔内的间隙，并经中纵隔布于心包之外，继续向下经膈与腹膜相连，依次经过小网膜、大网膜、肠系膜。由胸膜外间隙分支，向上经气管食管间隙等出缺盆。

第十一节　足少阳胆经

《灵枢·经脉》有言：

胆足少阳之脉……下颈合缺盆以下胸中，贯膈络肝属胆，循胁里，出气街……

需明确的部位：胁里。

胁，《说文解字》中解释："胁，两膀，即两腋下肋骨覆盖的部分。"胁里，即是两侧肋骨之内。

足少阳胆经循行路线：

由颈部经缺盆下至胸中纵隔，继续由后纵隔向下，进入膈的下表面，经镰状韧带至肝，呈双层腹膜结构的镰状韧带与左三角韧带、右三角韧带和冠状韧带相延续，布于肝脏表面，完成"络肝"，并经过肝左叶和肝尾状叶之间向下，包裹胆囊管，进入胆，完成"属胆"。从镰状韧带与膈相连处分别向两侧，沿膈下与壁腹膜之间的间隙，经过第六肋以下的肋骨内面，沿腹壁内侧向下行于腹横筋膜内面至腹股沟处，由腹股沟深环（的股动脉周隙）穿出（出气街）。

第十二节　足厥阴肝经

《灵枢·经脉》有言：

肝足厥阴之脉……循股阴入毛中，环阴器，抵少腹，挟胃属肝络胆，上贯膈，布胁肋，……其支者，复从肝别贯膈，上注肺。

需明确的部位：少腹。

对少腹的解释，目前有两种说法：一是指腹的下部，位于脐与骨盆之间，又称小腹，如《医宗金鉴》曰："脐下曰少腹，亦小腹。"《保命歌括》曰："脐以下曰水腹，水沟所聚也。曰：少腹少小也。比于脐上为小也。"二是指脐下腹部两旁，如《太平御览》曰："有小腹之别，下曰小腹，脐下旁曰少腹。"小腹两旁名为少腹，是厥阴肝经经脉所过之处，胞中血海所在部位。但无论是脐下还是脐下两旁，基本可以断定少腹是位于脐下的部位。肝经在抵小腹后上行"挟胃"，因此肝经由小腹应是有两支上行。

足厥阴肝经循行路线：

肝经由下肢内侧经腹股沟区腹膜外组织，沿输精管间隙进入并包绕外生殖器（环阴器），随后，沿精索内筋膜向上行于腹横筋膜内侧。"抵少腹"即是到达少腹处，而少腹部位主要容纳小肠和部分大肠，但原文并未提及大小肠腑，而是由少腹直接上挟胃，说明此时肝经并未进处腹腔，而是由腹横筋膜内壁（壁腹膜外）直接上行，至膈下，由食管下口处下行，包裹胃，因而称其为"挟胃"，并由肝胃韧带进入肝，并向下包裹胆囊，完成"属肝络胆"。另一支脉由肝发出，经过镰状韧带上至膈，由膈上行入纵隔，最后向上连接于肺。

第十三节　小　　结

通过对经脉原文的梳理，可知经脉在体腔内的循行有明确的路线，各连接部位之间具有一定的位置关系，经脉在体腔内所连属的脏腑和部位也对应实体解剖结构，与中医理论中注重功能的五脏五腑（与阴阳五行相对）并非完全一致，与经脉相连属的脏腑更强调其解剖特性。在体腔内，存在纷繁复杂的血管、神经以及淋巴，通常以发出或回流的方式将体腔内脏器进行连接，但这种连接方式却不能完全解释经脉在体腔内的循行规律。

脏器韧带是人体发育过程中逐渐形成或退化而成的膜组织。在传统的解剖过程中，脏器韧带和组织间隙常常在解剖过程中遭到破坏而被忽视。但近些年来，外科医生越来越注意到，保护韧带组织有利于患者的术后康复。龚建平教授提出膜解剖理论，认为体腔内的筋膜结构不再只是一层仅起牵拉和悬挂脏器作用的膜，也不是可有可无的组织，而是一种通道，其可能成为继经典恶性肿瘤四种转移途径之外的"第五转移"途径，并且破坏筋膜可能造成该转移途径发生"癌泄露"[30]。2018 年，美国的 Benias 团队发现了人体尚未被注意到的间质结构，并认为该结构可能是肿瘤细胞扩散的途径[31]。这些体腔内的膜组织通过与脏腑或部位的连接，可能成为脏腑之间的除血管、神经和淋巴之外的另一种连接方式。

经络的间质通道学说，认为经络是存在于间质中、具有低流阻特性的组织液通道，简称间质通道。人体中存在着各种各样的组织间隙，其较大者常沿经脉方向分布，因间隙中的流阻较小，故组织液流速相对较快，流量较大，可输运人体的营养物质和代谢废物[32]。本文在梳理和对比中发现，经脉在体腔内的循行路径基本存在着脏器韧带或筋膜结构，这些组织与其所连接或相邻的脏器、血管、肌肉等可形成较大间隙，这些间隙是一种组织液运行的通道，同时也可能是经脉在体内存在的实质结构。

参考文献

［1］张维波，郭义，林玉英.经络研究近 50 年回顾与今后研究方向［J］.世界科学技术，2005（5）：99-104.

［2］Zhang W B，Tian Y Y，Li H，et al. A Discovery of Low hydraulic Resistance Channel along Meridians［J］. J Acup Merid Res，2008，1（1）：20-28.

［3］Zhang W B，Wang G J，Fuxe K. Classic and Modern Meridian Studies. A Review of Low Hydraulic Resistance Channels along Meridians and Their Relevance for Therapeutic Effects in Traditional Chinese Medicine［J］. Evidence-Based Complementary and Alternative Medicine. 2015，Article ID 410979.

［4］原林，王军.筋膜学［M］.北京：人民卫生出版社，2018：59.

［5］张效霞.三焦真原［J］.山东中医药大学学报，2005（5）：342-345.

［6］赵桂新.谈《内经》之回肠［J］.中医药学报，2010，38（4）：116-118.

［7］钟兰，吴俊梅.针灸学基础［M］.北京：中国中医药出版社，2012：58.

［8］黄建军.经络腧穴学［M］.2版.北京：中国中医药出版社，2014：63-64.

［9］王华，杜元灏.针灸学［M］.3版.北京：中国中医药出版社，2012：32.

［10］Li H Y，Chen M，Yang J F，et al. Fluid flow along venous adventitia in rabbits：is it a potential drainage system complementary to vascular circulations？［J］.Plos One，2012，7（7）：1-12.

［11］陈汉平.简明针灸辞典［M］.上海：上海科学技术出版社，2007：459.

［12］孙永显."上出于柱骨之会上"新解［J］.中医杂志，1988（7）：15-16.

［13］Susanstandring.格氏解剖学：临床实践的解剖学基础［M］.39版.北京：北京大学医学出版社，2008：1181.

［14］傅海燕，马丽佳《黄帝内经》"喉"类术语辨析及其意义［J］.辽宁中医杂志，2013，40（9）：1729-1731.

［15］姚荷生，潘佛岩.脏象学说与诊断应用的文献探讨：脾脏、肝脏、肺脏［M］.北京：人民卫生出版社，2014：5-6.

［16］周波.《黄帝内经》系统解剖学和微观解剖学诠释［M］.南宁：广西科学技术出版社，2012：70，84.

［17］刘炎.中华艺术针灸集［M］.上海：上海科学技术文献出版社，2010：295.

［18］王华，杜元灏.针灸学［M］.9版.北京：中国中医药出版社，2018：56.

［19］王键.中医基础理论［M］.2版.北京：中国中医药出版社，2016：44.

［20］秦伯未.《秦伯未实用中医学》［M］.北京：中国医药科技出版社，2014：6.

［21］王凤荣，杨关林.从经典话养心 中医养生观在心血管疾病中的应用［M］.沈阳：辽宁科学技术出版社，2015：8.

［22］李奇勋.松菊堂医学溯源［M］.北京：中国中医药出版社，2016：632.

［23］唐荣川.医学汇通五种之医经精义［M］.上海：千顷堂石印本，1908.

［24］严健民.原始中医学理论体系十七讲［M］.北京：中医古籍出版社，2015：208.

［25］程建斌，邓英，侯燕.试论胰的经络［J］.中国针灸，1998（8）：35-37.

［26］张效霞.三焦真原［J］.山东中医药大学学报，2005（5）：342-345.

［27］郭霞珍.中医基础理论［M］.上海：上海科学技术出版社，2006：63.

［28］田合禄.五运六气解读《伤寒论》［M］.北京：中国中医药出版社，2014：179.

［29］郭鸿基，唐纯志，唐菀羚.古之膻中穴禁刺探究［J］.中医学报，2019（3）：491-494.

［30］周宏，潘京华，李鑫源，等.膜解剖：妇科手术学新理念［J］.中国实用妇科与产科杂志，2020，36（12）：1205-1207.

［31］Benias P C，Wells R G，Sackey-Aboagye B，et al. Structure and Distribution of an Unrecognized Interstitium in Human Tissues ［J］. Sci Rep，2018，8（1）：4947.

［32］Zhang W B，Wang G J，Fuxe K. Classic and Modern Meridian Studies：A Review of Low Hydraulic Resistance Channels along Meridians and Their Relevance for Therapeutic Effects in Traditional Chinese Medicine ［J］. Evid Based Complement Alternat Med，2015：410979.

第十章 十二经气流注解析

经脉中运行的气称为经气，包括营气、卫气和真气（详见第十七章）。经气一运行的顺序方向称为流注。学术界对《内经》中存在十二经气流注的"向心脉系"和"循环脉系"两种流注模式已达成共识[1-3]。通常认为向心脉系是较为古老的理论体系，以马王堆帛书《足臂十一脉灸经》为代表，在《内经》的《灵枢·本输》《灵枢·经筋》等篇中仍有所体现，而循环脉系或循环流注是以《灵枢·经脉》篇为代表的最新理论，该理论把原来全部向心的十二经流注改为一半向心、一半离心的循环模式，顺序运行于十二经之中，构成十二经大循环。经气的这一运行模式被认为是《内经》较晚期的理论模式[4]。

《内经》将经气分为营气和卫气，在《灵枢·营气》篇和《灵枢·营卫生会》两篇中分别阐述了营气和卫气的生成与运行规律。营气和卫气的概念贯穿于整个《内经》之中，"营气"一词出现了18次，"卫气"出现73次，营气与卫气合并描述的"营卫"一词出现过45次，总计136次，是《内经》的重要概念。按照第四章小结的解析结果，营气是运行于经隧的深层组织液，卫气是运行于经分的浅层组织液，那么这两种组织液的流动规律是什么？推动它们流动的动力又来自何方？

第一节 营气的运行方式

《灵枢·营气》介绍了营气的形成及在人体十二经和脏腑中的流注顺序：

黄帝曰：营气之道，内谷为宝。谷入于胃，气传之肺，流溢于中，布散于外，精专者行于经隧，常营无已，终而复始，是谓天地之纪。故气从太阴出，注予阳明，上行至面，注足阳明，下行至跗上，注大指间，与太阴合，上行抵脾，从脾注心中，循手少阴出腋下臂，注小指之端，合手太阳，上行乘腋出颜内，注目内眦，上巅下项，合足太阳，循脊下尻，下行注小指之端，循足心注足少阴，上行注肾。从肾注心，外散于胸中，循心主脉出腋下臂，出两筋之间，入掌中，出中指之端，还注小指次指之端，合手少阳，上行注膻中，散于三焦，从三焦注胆，出胁，注足少阳，下行至跗上，复从跗注大指间，合足厥阴，上行至肝，从肝上注肺，上循喉咙，入颃颡之窍，究于畜门。其支别者，上额循巅下项中，循脊入骶，是督脉也，络阴器，上过毛中，入脐中，上循腹里，入缺盆，下注肺中，复出太阴。

这段文字告诉我们，营气产生于食物（谷），经消化系统（胃）消化吸收后的精华形成营气，首先注入肺。在进入肺之后有两个途径，即"中"（流溢于中）与"外"（布散于外），"中"可能代表"肺中"，即肺脏的间质，与此段最后的"下注肺中"含义相同。广义的"肺"包括肺脏和与肺相连的肺系，"肺中"才是狭义的肺脏，"心"也是同样的含义。"从脾注心中"的"心中"是狭义的心脏，由心中到心系后才进入心经（"心手少阴之脉，起于心中，出属心系……复从心系却上肺，出腋下"《灵枢·经脉》）。而"从肾注心，外散于胸中"，的"心"是包括心脏的心包腔，故从心包经的起点"胸中"进入心包经。这个流注路线非常复杂，不仅有经脉中的运行，还有脏器之间及脏器外围组织的流注，另外还有分支路线。

通常认为上述文字描述的是营气按照肺经→大肠经→……→肝经的十二经依次循环，是十二经的循环流注模式，该模式是后世子午流注理论的基础。实际上，《灵枢·营气》并未具体说明上述十二经脉中的营气是如何运行的，是完全串联异步地在十二经中依次运行，还是有串联有并连的同步运行模式。

上述十二经脉中，经气从胸腔内的肺、心和心包三脏进入手臂内侧的手三阴经，经手三阳和足三阳的衔接，最后从腿内侧的足三阴经回到腹腔内。其路线以胸腔为起点，腹腔为终点，一对手阴阳表里经加一对手足同名经，再接一对足阴阳表里经，构成一个小循环，即：肺—大肠—胃—脾、心—小肠—膀胱—肾、心包—三焦—胆—肝。三个小循环之间是在腹腔到胸腔的脏器之间进行的，即"从脾注心中……从肾注心（外散于胸中）……从肝上注肺"。这三段路线都在体腔内，与外周经脉中的流注又有不同，现代中医教科书很少讨论脏器之间的流注。

《灵枢·营气》在十二经循环的最后，肝经经气除经肝别到达肺后（"其支者，复从肝别贯膈，上注肺"《灵枢·经脉》，详见第九章第十二节），还有一个分支上达脑内，再到达颠顶，与督脉汇合（其支别者，上额循巅下项中）。沿督脉的头背下支（GV-2）下行，转到督脉的腹面上支（GV-3），从脐部进入深层任脉（入脐中），再沿任脉的腹深支（CV-2）到达咽喉（上循腹里），再从缺盆下到肺脏（入缺盆，下注肺中），最后从手太阴肺经回到十二经循环（复出太阴）。因此，虽然《灵枢·营气》只提到了督脉，没有明确提任脉，但其路线的后半程确实包括了任脉的腹深支（见第六章第二节）。

从文字上看，这个在十二经上附加的任督路线与十二经的流注是并行的，即肝经之气不必先经任督二脉，再到肺和肺经，而是直接经肝别到达肺（镰状韧带）穿膈后向肺输入，再从肺系出于腋下，开始新的循环。营气在注入肺的同时，又上循喉咙，经颃颡到达畜门（"上循喉咙，入颃颡之窍，究于畜门"《灵枢·营气》）。颃颡是喉咙上孔，畜门是鼻孔的外孔道，与目系相邻；进一步的路线就是《灵枢·经脉》中的"连目系，上出额，与督脉会于巅"及《灵枢·营气》的"其支别者，上额循巅下项中"，两处的描述是同一路线，可称为肝支1，这一支是与督任二脉沟通的路径（图10-1）。若以十二经是顺序运行的，从肝到肺的同时，营气再沿肝经分支，经督脉和任脉的运行后，最后从缺盆进入肺，再经肺系到肺经，与十二经脉主线上的营气汇合。

营气沿任督二脉的这段小循环已得到公认，它与十二经脉的流注是并行的两条路线，其作用可能是补充肺部向十二经传输营气后自身储备的不足，以维持肺中营气量的恒定，符合组织液流体力学的连续性原理。

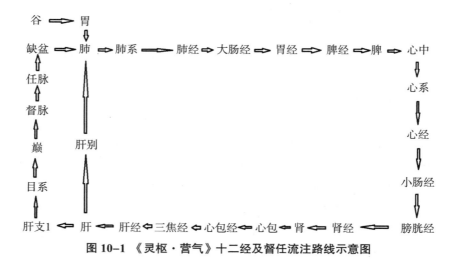

图 10-1 《灵枢·营气》十二经及督任流注路线示意图

既然十二经脉与任督二脉可以同步运行，十二经脉左右侧也可能是同步运行的，左边有气行，右边没有，在生理上不尽合理。同理，十二经脉内部也可能是同步运行的，即三个小循环同时流注，手三阴由胸走手，手三阳由手走头，足三阳由头走足，足三阴由足走腹。最后，三个小循环在腹胸之间对接。这个同步运行的方式与气功大周天的气行模式相似，即手三阴→手三阳→足三阴→足三阳。

经气在左右经脉是依次先后传输还是同步传输的，武当祝华英道长有独特的认识，他在胎息状态下内观经脉的运行方向，发现在四肢内外侧各有三条经脉路线一致地运动，但左右两侧的运动方向相反。按照营气流注的运行称为正运行，相反则称为负运行。祝道长发现，正常人每行一次呼吸，左侧约正运行两次、负运行两次，右侧则与左侧相反的正、负运行两次[5]。这一现象类似潮波的往复运动，在质点的往复运动过程中，经气的流量高峰（高潮位／波峰）被不断向前推进，形成单向的循经波动传导。

在十二经脉左右分支和未分左右的任督二脉中，应该同时存在着组织液的流动和波动传导，这种运动并不是先出现在一条经上，然后传到另一条经，就像一辆车沿不同路的依次行驶，而是各经中的经气同时运动，这样才符合流体力学的连续性原理，就像一个车队在许多条串联的马路上的运动，它们需要同时开动才能行进。经气的流注顺序指经气在不同经脉中相互接续的连接关系，其中的运动是永不停歇的。组织液的运动需要动力，这种同时具有向心和离心的往返运动用通常是向心的组织液压梯度不容易解释，呼吸可能是一种动力来源。

在《灵枢·五十营》中，还有另一种营气的运行路线：

黄帝曰：余愿闻五十营奈何？岐伯答曰：天周二十八宿，宿三十六分，人气行一周，千八分。日行二十八宿，人经脉上下、左右、前后二十八脉，周身十六丈二尺，以应二十八宿，漏水下百刻，以分昼夜。

二十八宿是天行的一个周期，对应地球的一昼夜（日行）。经气在左右 12 经脉及任、督、左右跷脉共 28 条经脉中共运行 50 周次（营），16.2 丈是 28 脉的总长度，在《灵枢·脉度》中有具体的说明：

手之六阳，从手至头，长五尺，五六三丈。手之六阴，从手至胸中，三尺五寸，三六一丈八尺，五六三尺，合二丈一尺。足之六阳，从足上至头，八尺，六八四丈八尺。足之六阴，从足至胸中，六尺五寸，六六三丈六尺，五六三尺，合三丈九尺。跷脉从足至目，七尺五寸，二七一丈四尺，二五一尺，合一丈五尺。督脉、任脉各四尺五寸，二四八尺，二五一尺，合九尺。凡都合一十六丈二尺，此气之大经隧也。

这里的手之六阳显然包括了左右经脉，跷脉也是 2 条，但未明确是一阴跷一阳跷，还是左右阴/阳跷脉。根据该篇后面的描述"黄帝曰：跷脉有阴阳，何脉当其数？岐伯答曰：男子数其阳，女子数其阴，当数者为经，其不当数者为络也"，说明跷脉长度乘 2 是指左右阳跷（男）或左右阴跷（女）。

《灵枢·脉度》与《灵枢·五十营》都提到了 16.2 丈，而且都明确计算了左右经脉，可能同属一个学派。《灵枢·营气》未说明左右经脉的情况，而且只讲了营气在十二经脉中的流注和沿督脉和任脉一段的运行，没有在跷脉中运行的描述，提示《灵枢·营气》与《灵枢·五十营》和《灵枢·脉度》可能分属不同的学派。

第二节　呼吸为营气运行提供动力

《灵枢·五十营》中讲："故人一呼，脉再动，气行三寸，一吸，脉亦再动，气行三寸，呼吸定息，气行六寸。"这里的气指营气，明确营气组织液的运行与呼吸的推动有关。但呼吸是如何推动经气在经脉中运行的呢？呼吸虽然是肺的功能，但我们不能忽视与肺同步的横膈膜的上下运动。横膈膜将体腔分为胸腔和腹腔，胸腔中有心和肺，腹腔中有肝、脾、肾。根据前期的研究，经气的主要载体为组织液，而组织液的流动服从达西定律，其流量与液体的压力差成正比，压力差越大，流动越快，流量越大。由于胸腔与腹腔之间由上下运动的横膈膜分开，故两者的压力变化正好反向，即胸腔压力增加时，腹腔的压力就减少，反之亦然，就像一个风箱的两个腔。

手三阴经均与胸腔相连接，《灵枢·经脉》载，肺经"从肺系横出腋下"，心包经"循胸出胁，下腋三寸，上抵腋下"，心经"其直者，复从心系却上肺，出腋下"。三条经从胸腔到上肢都使用了"出"的动词，说明是由体腔内的深部到肢体浅部的过程，其对应的通道为肱动脉在腋内深部的血管周隙（详见第八章）。足三阴经均与腹腔相连接，脾经"上循膝股内前廉，入腹属脾络胃"，肾经"上股内后廉，贯脊属肾络膀胱"，肝经"循股阴入毛中，环阴器，抵少腹"，从下肢到腹腔都使用了"入"或"抵"的动词，说明是从体表浅层到腹腔深部的过程，对应结构为股动静脉在腹股沟一带的血管外周隙、筋膜等脉管外通道（详见第九章）。

根据《灵枢·经脉》，脾与心的联系途径为"其支者，复从胃，别上膈，注心中"，这里的"心中"指心，而"心"是包括心包络的更大概念。故肾与心包的联系途径为"其支者，从肺出络心，注胸中"这里的心指包括心脏外面的心包腔，后面"注胸中"正是心包经出于体表的地方。最后是肝与肺的连接，"其支者，复从肝别贯膈，上注肺"。上述三条营气循环的路线都经过"膈"，是腹腔脏腑之气与胸腔脏腑之气贯通的必经之路。其中肾通过肝膈、肺中，才联络到心（心包），而肝则通过支脉"肝别"贯膈后才联系到肺，并非简单的直线联系，说明上述路线是实证的观察，而非人为的理论构建。

基于上述解剖学的通道连接，当呼气的时候，横膈膜上举，胸腔容积减小，压力增加，将胸腔内的组织液向手三阴经挤压，同时腹腔的空间加大，压力降低，将足三阴经内的组织液向腹腔内抽提。但是在吸气的时候，如果是一般的连接结构，则手三阴经中的组织液将被往胸腔里回抽，腹腔中的组织液则被推回到足三阴经中，组织液仅在经脉中原地波动，不能前进。但《内经》明言，"一呼一吸，气行六寸"，组织液的运动具有单向性，因此需要有类似单向阀的结构，以保证组织液在经脉中的单向行进，这就类似海洋中的潮波运动。

其实在心脏周期性压力变化、挤压血液在血管中循环的结构中就有类似单向阀的结构，它保证了血液从动脉离心流动，并从静脉单向回流到右心室，这种"单向阀"是由心血管系统中多处存在的瓣膜结构完成的。心血管是在血淋巴循环之后进化出来的，昆虫等低等动物的血淋巴循环也是单向的，其中大部分的循环是在血管外的体腔中，因此也应该有保证循环单向性的类似结构。

在经脉的组织液通道中，什么样的结构可以起到单向阀的作用？组织液的流动路径也被称为"前淋巴系统"（pre-lymphatic system）[6]。已证明淋巴管内存在着解剖学可见的单向阀结构，因此推测在淋巴管前端的间质组织液通道中，也可能存在类似的单向阀，以保证组织液流动或波动传播的单向性。但这种组织液的单向性肯定不如淋巴流的单向性好，可能是"进三步，退两步"的波动前进模式。

腹腔与胸腔之间是否也有体液的交流？如何没有，则液体的总量无法平衡，腹腔内的液体会越来越多，而胸腔越来越少，无法完成循环，因此，从腹腔到胸腔的体液流动也是很重要的。

腹腔脏器与胸腔脏器之间虽然有横膈膜隔离，但横膈膜上有主动脉和胸导管构成的主动脉裂孔、下腔静脉的腔静脉孔和食道与迷走神经构成的食道裂孔，有多种结构穿过横膈膜，为胸腹腔之间的脏器周围体液的沟通创造了条件。在吸气的过程中，横膈膜向下移动，其面积增大，这时横膈膜上的几个孔有可能扩大，同时在腹正—胸负的压力差作用下，将腹腔中各脏器周围的微量体液推入到胸腔，而胸腔与手三阴经之间的通道由于胸腔的负压而关闭，手三阴经中的组织液不会倒流回胸腔内。而腹腔的压力仅在横膈膜附近增加，并随着微量液体进入胸腔，其压力梯度向腿部方向迅速减小，对足三阴经中的组织液基本无影响。

呼气时的情况正好相反，膈肌处于放松缩小状态，横膈膜上的通道关闭，横膈膜上举。此时胸腔压力增加，腹腔压力减小，手三阴经和足三阴经与胸腹腔之间的通道打开，将组织液从胸腔推入手三阴经，同时将足三阴经的组织液吸入到腹腔内，其过程如图 10-2，10-3 所示：

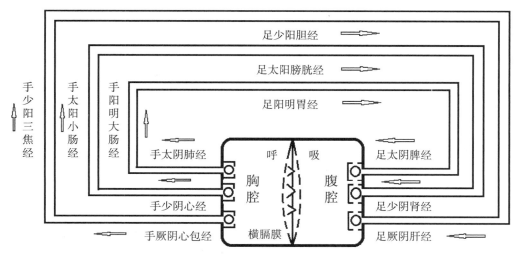

图 10-2　十二经气循环与胸腹腔关系示意图

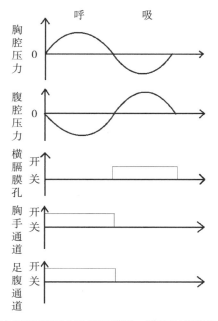

图 10-3　呼吸与胸腹腔压力及横膈膜孔、胸腹与经脉通道开闭的过程

总之，从胸腹腔在呼吸时形成的正负压力变化，结合一定的单向阀结构，可解释组织液以一定的行波方式沿十二经脉单向传播，其过程与心脏左右房室的作用有一些类似，只不过被驱动的体液不是血液，而是组织液。当然，上述机制只是对《内经》原文解析后形成的一个可验证的科学假说。

第三节　循环流注的组织液压波动模式

由呼吸运动推动的组织液运动，主要以压力波动的形式运动，类似心脏收缩形成的血管的脉搏波。笔者在早期的组织液压测量中曾在循经低流阻通道中测量到与呼吸频率一致的组织液压波（图10-4）[7]，是存在组织液波动传播的一个实证观察。

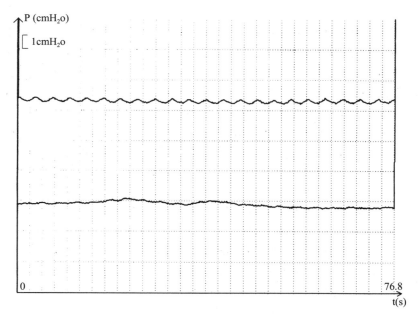

图10-4　在小型猪循经低流阻通道中测量到的与呼吸频率一致的组织液压波
注：上面曲线为低流阻通道处的组织液压，下面曲线为旁开处的组织液压

组织液除了波动传导，还应存在直线的位移即流动，对应脉搏波和血液的流动。组织液作为黏弹性的固液两相流体，在多孔介质中的运动形式会十分复杂，目前国内外尚没有对此开展深入的研究，可借鉴的资料不多，有待未来生物力学界专家在这一领域的开拓。

第四节　向心流注与循环流注的关系

《灵枢·本输》篇描述的十二经从井穴开始的脉气向心流注，经过"井、荣、输、经、合"五腧穴的部位，其流量越来越大，但其气入于合穴后，不再描述后面的路线，而十二经的循环流注是从胸腹部一直贯通全经的，说明两者的机制有所不同。

同位素循经迁移的实验研究表明，从四肢远端穴位注射同位素 ^{99} 锝后，同位素的迁移多沿向心方向运动[8]。荧光素钠在小型猪四肢远端注射后的迁移方向多数也是向心，离心方向运动的距离较短[9]。人体经脉的荧光素钠迁移也基本上为向心，但多数人的体表迁移轨迹只能在到达肘部，极少数瘦体质的人可见过肘的向心迁移[10]。由于荧光素钠的穿透能力差，一旦进入深层组织，则在体表无法观察。而同位素的穿透能力强，故在深层迁移时也能被探测到。

上述实验研究结果提示，在《灵枢·本输》提到的五腧穴路线上，经气是向心运动的。到达通常在肘膝处的合穴后，转而进入深层运行。《灵枢·本输》的向心流注是针刺实践的产物，代表浅表部位的经气运动规律。浅表组织中的皮肤真皮层有大量的毛细血管，而且越到四肢末梢，毛细血管就越丰富。由于组织液是毛细血管滤出液的剩余未回流部分（约20%）所组成的，毛细血管越多，组织液就会越多，故四肢末梢处的组织液应该是最丰富的，具有最强的驱动力，就像河流的源头，故用"井"来形容。组织液的量越大，在同等空间中产生的压力就越高，故可形成向心方向的组织液流动。

在十二经循环流注中，表里经之间的衔接常用"合"字描述，提示营气波动的行进可能在合穴或络穴一带就转入相表里的经脉中，它与浅表的向心运动是两种运动，两者可以叠加，也可以互相独立地运动。另有小型猪的实验表明，在猪的胃经躯干部注射同位素锝[7]或荧光素钠[9]，可出现主要是离心方向的迁移（附图24，25）。这说明足三阳经从头走足的方向并非空穴来风。物质的单向运动反映了组织液的流动，而组织液流动与压力梯度高度相关，因此，从不同部位注射示踪剂的运动方向可能是不同的。自然状态下，组织液的流动还与内源性的组织液压变化有关，具体情况十分复杂，有待深入研究。

总之，经气的循环流注模式与向心流注模式可能源于不同的观察角度，两者都有实践基础，反映了不同的科学内涵，不能轻易否定。

第五节　卫气的运行模式

卫气的运行在《灵枢》中是与营气分开讲的，《灵枢·营卫生会》中讲了卫气运行的一部分内容：

愿闻营卫之所行，皆何道从来？岐伯答曰：营出于中焦，卫出于上焦。黄帝曰：愿闻三焦之所出。岐伯答曰：上焦出于胃上口，并咽以上贯膈而布胸中，走腋，循太阴之分而行，还注手阳明，上至舌，下注足阳明，常与营俱行于阳二十五度，行于阴亦二十五度一周也，故五十度而复大会于手太阴矣。

这里的"咽"是我们通常理解的咽喉部位，还是有一定长度的纵行结构。在《灵枢·肠胃》里有："咽门重十两，广一寸半，至胃长一尺六寸。"一尺六寸的长度，比前臂的长度多一点，这个长度大概与食道的长度相当，而且它是到胃的。再考虑上焦（卫气）出胃上口之后，就并咽以上，再贯膈，然后布胸中，从次序上看，与食道向口腔方向的路径也相吻合，因此这里的"咽"指的应该是食道。因此，"挟咽"和"并咽"可能是体液沿食道外层的流动。食道由多层组织组成，其中有结缔组织层，可以运行组织液，旁边还有动静脉结构，存在血管外周隙，上述结构有利于组织液的穿行。

"循太阴之分而行"即沿着肺经的经分运行，经分的概念在第二章中已有说明，后面的"还注手阳明，上至舌，下注足阳明"指的是手足阳明经的经分——组织间隙，但"上至舌"与营气的"上行至面"仍有细微的差别，说明卫气与营气虽然并行，但具体位置仍有不同。

《灵枢·营卫生会》这段卫气运行路线的描述得比较简单，只讲到足阳明胃经，后面用"常与营俱行于阳二十五度，行于阴亦二十五度一周也"，两个二十五度，正好为五十，故这里的"度"类似《灵枢·五十营》中的"营"，是循环一周的意思。后面又说的"一周"是指大的周期，即一昼夜一次的周期。

卫气与营气的运行方式有所不同。《灵枢·营卫生会》的一开始是这样讲的：

卫气行于阴二十五度，行于阳二十五度，分为昼夜，故气至阳而起，至阴而止。故曰：日中而阳陇为重阳，夜半而阴陇为重阴。故太阴主内，太阳主外，各行二十五度，分为昼夜。

卫气在白天只在阳经中运行，共运行二十五小周（度），到了夜里才进入阴经，也运行二十五小周，正好是一昼夜，再转入阳经运行，完成一个大周期。显然，它与营气昼夜不停地在阴经和阳经之间串行的方式有所不同，所谓"俱行"的意思是它们的运行轨道在二维体表投影位置相同，为并行的关系。

《灵枢·卫气行》是具体描述卫气运行的专篇，其中讲到：

故卫气之行，一日一夜五十周于身，昼日行于阳二十五周，夜行于阴二十五周，周于五脏。是故平旦阴尽，阳气出于目，目张则气上行于头，循项下足太阳，循背下至小指之端。其散者，别于目锐眦，下手太阳，下至手小指之端外侧。其散者，别于目锐眦，下足少阳，注小指次指之间。以上循手少阳之分，下至小指次指之间。别者以上至耳前，合于颔脉，注足阳明，以下行至跗上，入五指之间。其散者，从耳下下手阳明，入大指之间，入掌中。其至于足也，入足心，出内踝下，行阴分，复合于目，故为一周。

这里首先使用了更接近于现代的"周"，代替《灵枢·营气》中的"营"和《灵枢·营卫生会》中的"度"。卫气的运行与太阳活动关系更为密切，以平旦即太阳出地平线为一天的起点，然后从眼睛（目）出发，先沿足太阳从头至足下行流注，然后是手太阳→足少阳→手少阳→足阳明→手阳明的顺序。有趣的是，这六条阳经的起始点都是眼睛的周围，即使是称为颔脉的足阳明胃经，也是由眼周先到耳朵（别者以上至耳前），再下行至足阳明经。如果以卫气为组织液的话，这些从眼睛部位离心流注到四肢的组织液来自何处？

我们知道，人体有一些组织液聚积的部位。盆腔中有大概 200mL 动态交换的腹腔液（见第十四章），还有就是脑脊液，约为 130～150mL。关节在正常状态下有少量关节液，也属于组织液，主要起营养软骨和润滑作用。另一处组织液聚积的地方就是眼睛。眼睛是由前脑泡进化而来的，其中有两个类似脑室的相通空间，称为前房和后房，其中有一些聚积的组织液，称为房水，含量为几毫升。在循环出现障碍时，过多的房水会导致眼压升高，称为青光眼。早上太阳升到地平线以上时（平旦），光线进入视网膜，引起视网膜神经的兴奋，会刺激周围的毛细血管扩张，产生更多的组织液。为了使眼压保持正常，这些多出来的组织液可通过眼睛周围的组织间隙进入人体的六条阳经。在上面的一段原文里，用了三个"散"字，正是浅表卫气组织液运动的特征。这个组织液也被称为"阳气"，说明浅表组织液是阳气的一部分（详见第二十章）。

房水的产生速率为 2～3µL/min，虽然量很小，但持续的组织液生成会增加局部组织液压，形成组织液压梯度，驱动组织液沿手足三阳经脉离心流动。这个很小的组织液量在几十厘米长的经脉通道中是如何流动的，尚无研究。很可能古人是通过精细的自我感知，获得这种流动方向的规律，具体过程有待深入观察。

卫气的周行是从阴分回到眼睛的，但这只是到达足部的卫气（其至于足也），而且主要是通过肾经回到眼睛的（入足心，出内踝下，行阴分，复合于目，故为一周），这与营气在腹腔与胸腔之间通过隔膜的交换有所不同。

虽然卫气在白天从"阴分"回到眼睛，完成循环，但这个阴分并不代表阴经，《灵枢·卫气行》作者认为卫气白天主要是在阳分运行的，运行二十五周后，到了夜间才进入阴，而这个阴是指内脏，而非阴经。即：

阳尽于阴，阴受气矣。其始入于阴，常从足少阴注于肾，肾注于心，心注于肺，肺注于肝，肝注于脾，脾复注于肾为周。是故夜行一舍，人气行于阴脏一周与十分脏之八，亦如阳行之二十五周，而复合于目。

卫气可以在内脏之间流动，说明内脏之间有组织液通道相互沟通，这些结构就是内脏外膜和与内脏相连的韧带（详见第九章）。

卫气白天在阳经，其实就是身体的外表面运行，其原因可能是白天人处于活动之中，肌肉保持经常的节律性收缩，可为组织液在外周的流动提供动力。另外，白天人的精神活动旺盛，自主神经系统保持活力，皮肤血流充足，故可以产生更多的组织液，体液大部分供应肌肉组织。到了夜晚，肌肉活动停止，自主神经也处于较低的活动状态，故组织液以及血液主要在内脏流动，帮助内脏完成必要的修复清理工作，特别是肝脏要对白天溶解在血液里的废物进行解毒，故组织液和血液更多地集中在内脏。

营卫之气的运行都有一定的周期性，但这方面的描述比较混乱。营气一昼夜在十二经中运行 50 周，平均一周所用时间为 28.8 分钟。刘里远发现针刺镇痛效应有 28 分钟的波动周期，与此相似[11]。

根据《灵枢·卫气行》"水下一刻，人气在太阳；水下二刻，人气在少阳；水下三刻，人气在阳明；水下四刻，人气在阴分"的描述，卫气在手足三阳经似乎是顺序运行的，但这里未提手足同名经是同时流注，还是有前后次序的流动。楼英注释："卫气之行，昼行阳则目张而寤，夜行阴则目瞑而寐。平旦阳气之出目，而下行于手足三阳，皆一时分道并注，非有先后次序。"他认为是同步推动，后面水下一刻，气在太阳等的内容为衍文[12]，这与物理学的动力—运动关系相合。如果是房水组织液压增高，所有跟它有连接的通道中的组织液都将受到该压力的驱使，如何能像有人工控制的开关一样，在不同的时间顺序打开不同的通道。另外，按照走完手足三阳经再经阴分复合于目的一周循环需要 4 刻，一昼夜为 100 刻，白天为 50 刻，只够运行 12.5 周，而非前面说的 25 周，衍文的说法有一定依据。而卫气日行于阳的说法，与白天也经阴分复合于目的说法相矛盾。

总之，营卫之气的运行规律是现代经络研究的高级阶段，有待更多的实验观察，再结合文献加以甄别。

参考文献

[1] 何之中. 针灸经穴与原气 [M]. 北京：中国中医药出版社，1994：19-20.

[2] 黄龙祥. 经脉理论还原与重构大纲 [M]. 北京：人民卫生出版社，2016.

[3] 赵京生，史欣德. 论经脉理论的两种模式 [J]. 中国针灸，2009，29（12）：1016-1020.

[4] 黄龙祥. 中国针灸学术史大纲 [M]. 北京：华夏出版社，2001：471.

［5］祝英华. 黄帝内经十二经脉：揭秘与应用［M］. 香港：天罡文化出版社，2014.

［6］Casley Smith J R，Vincent A H. The quantative morphology of interstitial tissue channels in some tissues of the rat and rabbit［J］. Tissue and Cell，10：571–584，1978.

［7］张维波. 经络是什么［M］.1 版. 北京：中国科学技术出版社，1997.

［8］孟竞璧，常宝琪，文琛，等. 放射性核素显示躯干部足三阴、足三阳经脉循行的观察［J］. 针刺研究，1989，（S4），20–23.

［9］熊枫，宋晓晶，贾术永，等. 小型猪四肢荧光素钠循经迁移的初步观察［J］. 中国科学：生命科学，2020，50（12）：1453–1463.

［10］Xiong F, Li T J, Xu R M, et al. Application of biophysical properties of meridians in the visualization of pericardium meridian. Journal of Acupuncture and Meridian Studies (under review).

［11］刘里远，张慧，张桂芳. A、B 和 M 受体对经络传导的影响及针刺效应的周期性波动规律［J］. 中国中医基础医学杂志，1998，（10）：51.

［12］河北中医学院校释.《灵枢经校释》上册［M］.1 版. 北京：人民卫生出版社，1982：368–369.

第十一章　从经脉到经络系统

　　按照中医教科书的分类，经络系统分为经脉和络脉，经脉又分为十二经脉、奇经八脉和十二经脉的附属部分十二经别、十二经筋和十二皮部。这种分类不能体现经络系统各组成部分的结构和功能特点。运行气血是经络系统的主要功能，故应根据是否能运行气血对其分类：第一类是有运行气血功能的通道结构：经脉和络脉，其中经脉包括十二经脉、十二经别、奇经八脉。经脉和络脉都是运行气血的通道，只是大小、长短和朝向等几何特征不同；第二类是没有运行气血功能的经络附属结构：十二经筋和十二皮部。

第一节　十二经脉

　　追踪经脉概念的源头，应该是《帛书》中的两部灸经《足臂》和《阴阳》（见第一章）。这两部灸经各描述了十一条经脉，包括名称、循行路线、脏腑联系、病候以及治疗，是目前所知最早的经脉古文献。到了《内经》，形成了系统的经脉理论，包括十二正经、奇经八脉、十二经别和十二经水。

1. 十二正经

　　十二正经或十二经脉是由《帛书》的十一经脉增加了手厥阴经脉，形成上下对称的手足三阴三阳经脉而成。"十二"是经脉理论的关键数字，出于《灵枢·经别》："六律建阴阳诸经而合之十二月、十二辰、十二节、十二经水、十二时，十二经脉者。"六律是十二经脉的数术基础。

　　十二经脉的专篇是《灵枢·经脉》，其名称构成为：脏腑名＋手/足＋三阴三阳＋之脉，"之脉"的方式，与本篇后半部分络脉的命名"之别"、十二经别的"之正"、十二经筋的"之筋"以及隐含的十二经分的"之分"的方式类似，说明这些内容的写作是有统一安排的。

2. 十二经别

　　十二经别是从十二正经上别出的分支，在《灵枢·经别》中的名称构成为：手/足＋三阴三阳＋之正。"之正"是经别的专属词汇，集中出现在《经别》篇中（12

次），在其他地方很少使用，仅《灵枢·本输》篇在最后讲的三焦经时有："三焦者，足少阳太阴之所将，太阳之别也，上踝五寸，别入贯腨肠，出于委阳，并太阳之正，入络膀胱，约下焦，实则闭癃，虚则遗溺，遗溺则补之，闭癃则泻之。"《灵枢·本输》篇讲了十一条经脉的主要腧穴，前十条都没有描述经脉的病候，仅三焦有，疑为后加。

3. 十二经水

十二经水是讲十二条经脉类似自然界十二条河流的特性，是对十二经脉特性的补充（详见第五章），故人体的十二经水没有专属名称和循行路线的描述。十二经水的概念出现在《灵枢》的"经水"（3次）、"经别"（1次）、"海论"（1次）和"邪客"（1次）篇中，体现了经脉系统与"十二"的紧密绑定，《素问》无此概念。单独的"经水"一词除在《灵枢》中有4处外，还集中出现在《素问·离合真邪论》（6次）中，因此，《素问·离合真邪论》可视为"经水"在《素问》中的专篇。

《内经》对十二经脉（包括十五络脉）、十二经别和十二经水依次设专篇论述，即《灵枢·经脉》《灵枢·经别》《灵枢·经水》，三篇内容构成了经脉理论的主体框架，相关概念的出现频次见表11-1。

表11-1 《内经》中十二经脉理论相关概念的出现频次

频次 / 出处 \ 概念	十二经	十二经络	十二经脉	手太阴	手少阴	手厥阴	手阳明	手少阳
灵枢	25	2	11	28	20	1	37	22
素问	6	1	4	21	10	2	12	6
内经	31	3	15	49	30	3	49	28

频次 / 出处 \ 概念	手太阳	足太阴	足少阴	足厥阴	足阳明	足少阳	足太阳	臂太阴
灵枢	37	34	43	21	46	37	46	2
素问	4	16	22	15	17	13	16	1
内经	41	50	65	36	63	50	62	3

频次 / 出处 \ 概念	臂阳明	手心主	之正	经水	十二经水	合计
灵枢	1	8	13	10	6	450
素问	0	3	0	6	0	175
内经	1	11	13	16	6	625

由表 11-1 可知，十二经脉类概念的出现频次《灵枢》是《素问》的 2 倍以上，明显多于《素问》，印证了皇甫谧《针灸甲乙经》序中所述"《九卷》是原本经脉，其义深奥，不易览也"。

第二节　奇经八脉

奇经八脉虽然也属经脉系统，但相对特殊，它由督、任、冲、带、阴跷、阳跷、阴维和阳维八条经脉组成，即不以十二为其数术基础，故单列一节讨论。

奇经八脉的 8 条经脉名称在《内经》中已悉数备齐，它们散见于《内经》多篇之中。《内经》并无专门论述奇经八脉的专篇，相关概念的出现频次见表 11-2。

表 11-2　《内经》中奇经八脉相关概念出现的频次

频次\出处\概念	督脉	任脉	冲脉	带脉	跷脉	阴跷	阳跷	阴维	阳维	伏冲之脉
灵枢	5	7	6	2	5	4	4	0	0	0
素问	6	5	8	2	0	2	3	1	2	4
内经	11	12	14	4	5	6	7	1	0	4

"奇经八脉"的概念在《内经》中尚未形成，它首次出现于《难经》第二十七难中，即："脉有奇经八脉者，不拘于十二经，何也？然，有阳维，有阴维，有阳跷，有阴跷，有冲，有督，有任，有带之脉，凡此八脉者，皆不拘于经，故曰奇经八脉也。"奇经八脉也是气血运行的通道，其中任、督、冲和阴跷、阳跷具有十二经脉长程纵行的特点。任督二脉和冲脉已在第六、第七章详细论述，本节主要讨论阴阳跷脉，阴阳维脉和带脉。

1. 阴阳跷脉

与十二经脉类似，阴跷和阳跷也有具体的循行路线和长度。《灵枢·脉度》有：

跷脉从足至目，七尺五寸，二七一丈四尺，二五一尺，合一丈五尺……跷脉安起安止，何气荣水？岐伯答曰：跷脉者，少阴之别，起于然骨之后，上内踝之上，直上循阴股入阴，上循胸里入缺盆，上出人迎之前，入頄属目内眦，合于太阳、阳跷而上行，气并相还则为濡目，气不荣则目不合。

这里的跷脉显然是指阴跷脉，因为它与阳跷相合，而且是少阴之别，属阴。阴跷一路上行，进入頄部（頄），连接目内眦，此处恰好是足太阳经的起点，故曰"合于太阳"，推论此处也是阳跷脉的终点。另外，讨论《灵枢·脉度》篇的对话之人中，可能有一位是女性，女子的阴跷为经，故对话以阴跷代表跷脉，只间接谈到了阳跷的终点也在目内眦，未涉及阳跷的起点和循行路线。并且，这里的二十八脉显然只计算了左右阴跷脉的长度。

《内经》中并无阳跷脉的循行描述。《素问·缪刺论》篇提到了"足阳跷之脉"一词，与十二经脉的命名非常相似，只缺与脏腑的关系。《素问·缪刺论》篇讲到："邪客于足阳跷之脉，令人目痛从内眦始，刺外踝之下半寸所各二痏，左刺右，右刺左，如行十里顷则已。"这里进一步证明阳跷脉的止点就是目内眦，而而它的起点在外踝下半寸，这与阴跷"起于然骨之后，上内踝之上"的部位非常接近，只不过一个在内踝侧，一个在外踝侧，符合阴在内、阳在外的规律。

另外在《素问·气穴论》篇有"阴阳跷四穴"的描述，说明阴阳跷脉虽为经脉，但也有非常特殊的有效点，它们应该就是位于左右内踝和外踝的阴阳跷脉起点。起点和止点就是经脉的本末，通常是针刺经脉的起点来治疗经脉止点的病患，反过来的情况较少，这种情况下的经脉流注就是从四肢到躯干面部的向心流注（见第十章第四节）。

十二经脉中的原穴曾是某个阶段的经脉起点，也是最有效的远端治疗点。跷脉的特点与十二经脉类似，其远隔治疗的距离不亚于十二经脉，故被《灵枢·脉度》归入以十二经为主体的二十八脉体系。

2. 阴阳维脉

阳维和阴维的描述很少，两个概念仅出现在《素问·刺腰痛论》中，阳维全称为阳维之脉，只出现了 2 次，阴维后面没有"之脉"的全称，全书仅出现 1 次，其原文如下：

阳维之脉令人腰痛，痛上怫然肿，刺阳维之脉，脉与太阳合腨下间，去地一尺所。

飞阳之脉令人腰痛，痛上拂拂然，甚则悲以恐，刺飞阳之脉，在内踝上五寸，少阴之前，与阴维之会。

阳维之脉和阴维（之脉）都与腰痛的治疗有关，故被收录在《素问·刺腰痛论》的专篇中。该篇重点论述各种腰痛症状的原因和治疗，与经过腰部的各种脉有关。此篇除了十二经之脉以及阳维、阴维之脉，还有飞阳之脉、昌阳之脉等很少在其他篇中提及的脉名，这些脉很可能就是现代的腧穴，但有一定的远端治疗效果，故在早期被称为"脉"。阳维之脉在腿部的小腿肚（腨下间），阴维（之脉）在内踝上 5 寸的水平，与阳维脉基本同高，位于相对内侧（少阴之前）的地方。阳维和阴维也是具有远端治疗即治腰痛的腧穴，具有脉的特性，但距离较短。《素问·刺腰痛论》中有 9 处"出血"，同时有 9 个"痏"，即针刺施术后留在穴位上的瘢痕，说明此时所用之针为石针或粗的金属针，微针尚未问世（见第二十五章），且无黄帝与岐伯等人的问答，应为早期的文献。

阳维和阴维的起点都在腿部，据《素问·气穴论》中阴阳跷脉为 4 穴的说法，阳维和阴维也应该为左右双穴，加起来为 4 个穴。但《素问·刺腰痛论》只讨论了阳维之脉的治疗，阴维的概念仅在谈飞阳之脉的部位时提了一下，可能阳维之脉跟腰痛的关系更为密切。另一种可能是阳维阴维也跟阳跷阴跷一样，有男子数其阳，女子数其阴的特点，而该篇只以阳维脉为经并讨论之，提示该篇作者可能为男性，而《灵枢·脉度》中的二十八脉只计算了阴跷，说明其作者可能为女性，支持了《灵枢》编纂的组织者为邓太后的猜测（见第二十六章）。

阳维和阴维在《内经》中只呈现远端治疗的作用，它们不像阴阳跷脉，有经气循环周流其中，因此还不具备气通道的内涵。到了《难经》，阳维和阴维开始有了气通道的特性，即："阳维阴维者。维络于身。溢蓄不能环流灌溢诸经者也，故阳维起于诸阳会。阴维起于诸阴交也。"（《难经·二十八难》）

《难经》认为，奇经八脉接受十二经脉溢出之气，具有溢蓄的功能，进入其中的气不再返回十二经，是一种单向的流动，具有维络接收诸阳经（阳维）和诸阴经（阴维）之气的作用。

3. 带脉

带脉的概念在《灵枢》和《素问》中各出现两次，首见于《灵枢·经别》：

足少阴之正，至腘中，别走太阳而合，上至肾，当十四椎，出属带脉；直者，系舌本，复出于项，合于太阳，此为一合。成以诸阴之别，皆为正也。

这里，带脉与足少阴的经别有关，"属"是连属的意思，肾经在肾的部位有一个短的分支到达十四椎的浅表部位，"出"字说明此脉是从体腔内的肾脏部位向体表行走的，并在此处与带脉相连。

《灵枢》另一处提到带脉的地方在《灵枢·癫狂》中：

脉癫疾者，暴仆，四肢之脉皆胀而纵。脉满，尽刺之出血；不满，灸之挟项太阳，灸带脉于腰相去三寸。

此部位被认为是胆经的带脉穴，该穴在侧腰部向腹部一定距离，与《灵枢·癫狂》"于腰相去三寸"的描述接近。

《素问》中出现带脉的两处皆在《素问·痿论》：

帝曰：如夫子言可矣，论言治痿者独取阳明何也？岐伯曰：阳明者，五脏六腑之海，主润宗筋，宗筋主束骨而利机关也。冲脉者，经脉之海也，主渗灌溪谷，与阳明合于宗筋，阴阳总宗筋之会，会于气街，而阳明为之长，皆属于带脉，而络于督脉。故阳明虚则宗筋纵，带脉不引，故足痿不用也。帝曰：治之奈何？岐伯曰：各补其荣而通其俞，调其虚实，和其逆顺，筋脉骨肉。各以其时受月，则病已矣。帝曰：善。

这里涉及了痿、阳明、宗筋、冲脉、气街、督脉等概念，宗筋与宗气有类似之处（见第十八章），指多种筋的汇聚，这些筋可约束骨骼并有利关节运动，足阳明多血多气，主要负责润泽宗筋，而冲脉负责灌注微小的络脉溪谷。足阳明与冲脉一阴一阳会于前阴（阴阳总宗筋之会），又会于冲脉和足阳明构成的横向气街（见第七章第二节），两者皆与带脉相连属（皆属于带脉）。以上描述说明带脉除了与督脉在十四椎有交会，在带脉穴与足少阳经有交会外，还与冲脉和足阳明经有交会，构成围绕腰部一圈的脉。宗筋包括多条通过腰部的经筋，带脉与这些纵向的经筋都有联系，如果这些筋松软了，带脉也无法收紧（带脉不引）。

第三节　络　　脉

络脉又可分为十五络脉（大络）、三百六十五络、浮络、孙脉、腠理、分腠等。

1. 十五络脉

十五络脉简称十五络，此概念仅在《灵枢·经脉》篇中出现过一次。也称大络，但大络不限于这十五条络脉。十五络由十二经脉各一条络脉，加上任督的络脉和脾之大络，合称为十五络（脉）。十五络的命名比较奇怪，除了脾之大络，其他十四条络脉并未以"某某之络"的方式命名，而是"手 / 足 + 三阴三阳 + 之别"的形式命名，如"手太阴之别""任脉之别"等。"别"的意思是离开主经脉，与经别的情况相同，但十二经别中有 6 条经别回到原来的主经上，十五络则在离开后不再回到主经，称"别"更加合适。为了将十二经别与十五络相区别，《内经》作者用"之正"表示经别，用"之别"表示除脾之大络之外的十四条络脉。另外在《素问·平人气象论》篇中，还有"胃之大络"的概念。脾之大络和胃之大络都是经脉之外属于脏腑的络脉，但不知什么原因，脾之大络被归入十五络体系，而胃之大络没有，也许只是为了凑十五这个数字。

十五络的命名中没有脏腑名，除了"手心主之别"，"心主"在十二经脉的命名中与五脏六腑之名并列，代表心包这个脏器，后来又有"心包络"一词，故在《灵枢·经脉》中心包经的命名最复杂，即"心主手厥阴心包络之脉"，"心包络"一词可能是后加的。

十五络的描述主要见于《灵枢·经脉》，首先讲离开经脉主干的部位即络穴的名称，然后是络穴的部位，再讲络脉的循行，最后讲其到达的表里经，如"足少阴之别，名曰大钟，当踝后绕跟，别走太阳"。络脉别行于表里经的路线相当简单，除手少阳之别和足少阴之别有简单的循行路线外，其他十条络脉均无循行描述。但任督二脉的络脉却有一定的路线，如任脉是"下鸠尾，散于腹"，督脉是"挟膂上项，散头上"，但不确定是否是任督之间的络脉联系，任脉与督脉有无表里关系，尚无定论。

十五络并非单一的一条络脉，除了与表里经的联系，还有与身体其他部位、对应的脏腑和相关脏腑的联系。如"手太阴之别，名曰列缺，起于腕上分间，并太阴之经直入掌中，散入于鱼际。其病实则手锐掌热，虚则欠呿，小便遗数，取之去腕一寸半，别走阳明也”。这条路线与正经并行到掌中的鱼际，此处并非阳明经范围，因此是与“别走阳明”不同的另一条路线，但两者都从列缺出发。再如“手少阴之别，名曰通里，去腕一寸，别而上行，循经入于心中，系舌本，属目系”。这条路线也与正经同行，但方向相反，入本经所系之脏腑（心中），与正经所系的路线也一致（心手少阴之脉……其支者，从心系上挟咽，系目系），但不知跟正经的区别是什么。

2. 三百六十五络

与数术有关的络脉除了十五络，还有三百六十五络，此概念在《灵枢》和《素问》中各出现一次。在《灵枢·邪气脏腑病形》中有“十二经脉，三百六十五络，其血气皆上于面而走空窍”这里不提十五络，而直接将三百六十五络与十二经脉并列，说明它与十二经脉可能有直接的连接，并非属于“络而别者为孙络”的三级分支。但它的路线确实很短，是从深部经脉往体表行走的，比起联系表里经脉的十五络要小得多，故十五络称为大络，三百六十五络则属小络的范畴。至于它是否是络而别者的孙络，笔者认为，不必过于追究。

络脉类概念及相应的经脉、经络概念的出现频次见表 11–3。

表 11–3　络脉类概念及相应的经脉、经络概念的出现频次

出处 \ 频次 \ 概念	经	络	经络	经脉	络脉	之络	大经	大络
灵枢	231	162	21	47	20	5	6	12
素问	239	167	22	34	29	22	5	3
内经	470	329	43	81	49	27	11	15

出处 \ 频次 \ 概念	孙脉	孙络	之别	十五络	脾之大络	胃之大络	三百六十五络	小络
灵枢	5	4	19	1	2	0	1	2
素问	3	11	1	0	0	1	1	3
内经	8	15	20	3	2	1	2	5

出处 \ 频次 \ 概念	浮络	经气	络气	腠理	分腠	分理		
灵枢	0	4	2	41	0	3		
素问	6	11	0	29	1	3		
内经	6	15	0	70	1	6		

上述结果表明，"经"比"络"，"经脉"比"络脉"的出现频次明显高，一定程度上说明《内经》对经脉的重视程度大于络脉，或者说古人认为经脉的重要性远高于络脉。

第四节　经络的附属结构

经络系统的主要功能是"行血气而荣阴阳，濡筋骨利关节"，这一功能是由经脉和络脉完成的。十二经筋和十二皮部是经络的附属结构，在结构上构建了经络的通道，功能上对经络起到保护作用，其病理状态也会影响经络的结构和功能。同时经筋和皮部在结构和功能上也依赖经络运行的气血的濡养。五脏六腑和奇恒之府也与经络密切相关，脏腑之气可进入经脉及络脉，经络中的气血反过来也滋养脏腑组织，维持其机能的发挥。因此从经络的角度看，作为经络中气血的来源和经络运行过程中联系、属络的脏腑也可被视为广义经络系统的组成部分。

1. 经筋与皮部

十二经筋和十二皮部都是十二经脉的外壁结构，或称为周围组织。作为经脉内涵之一的气通道，其所依附的膜结构非常薄，常与周围肌肉皮肤组织粘连在一起，很难分离，为独立观察带来了困难。而且，经络通道不可能在没有外壁的情况下单独工作。如果将经脉视为一条地下的河流，则经筋可视为两侧的河床，皮部则为顶部的覆盖层，因此，都属于经络的组成部分。

经筋和皮部对经络气血运行有深刻的影响，气道的阻塞很多情况下都是经筋结节或皮部淤堵不散所致，疏通经络需要从经筋或皮部入手，如用于经筋解结的长圆针疗法和用于皮部散瘀的砭术刮痧。笔者曾提出"病在经脉，灶在经筋"的观点[1]，就是对其关系的一种现代阐述。

关于经筋的科学内涵，中国中医科学院针灸研究所的薛立功教授在他的两部专著《中国经筋学》和《经筋理论与临床疼痛诊疗学》中有系统深入的阐释[2, 3]，本书不再赘述；关于皮部的科学内涵，北京第六医院的李定忠教授在他的专著《中医经络理论与实效的现代研究》和《现代中医经络学》里有精辟地论述[4, 5]；刘里远发现的由交感肾上腺能神经—立毛肌组成的皮肤带[6]（详见第二十章第四节），也涉及皮部的科学内涵，有关内容可参考上述著作。

2. 奇恒之府

经脉在循行过程中不仅属络、联系五脏六腑，还与奇恒之府密切相关。

奇恒之府是《内经》的一个重要概念，在以往的中医基础研究中有所忽视。在

《素问·五脏别论》篇中有：

> 黄帝问曰：余闻方士或以脑髓为脏，或以肠胃为脏，或以为腑，敢问更相反，皆自谓是，不知其道，愿闻其说。岐伯对曰：脑、髓、骨、脉、胆、女子胞，此六者，地气之所生也，皆藏于阴而象于地，故藏而不泻，名曰奇恒之府。

这里的女子胞即子宫。笔者团队发现，线结扎大鼠任脉后，子宫的脏器系数明显减小，雌激素和孕激素的分泌减弱[7]，说明任脉可能与子宫有特殊的联系。有学者指出，任脉的发现可能与女子的妊娠现象有关[8]，而妊娠涉及子宫和卵巢的活动，印证了任脉可能像其他经脉一样，有特定的脏器联系，相关规律有待深入研究。

脑是人体极为重要的器官，与脑有直接空间连接的就是督脉，其循行中有"上入络脑"的路线（见第六章）。笔者团队的研究发现，线结扎大鼠的督脉对大鼠的学习记忆产生了一定影响[9]，初步证明督脉与脑有特定的联系。

神经系统与中医概念的对应关系一直是人们广泛关注的，部分学者坚持它与经络有直接的对应，如李永明认为阴脉似动脉，阳脉似神经[10]。笔者认为神经与髓的概念更为接近，涉及奇恒之府。脑、髓、骨分别为奇恒之府中的三个府，三者紧密相关，与之相关的概念还有骨空、脊和颅，其出现频次如表11-4。

表 11-4　奇恒之府及相关概念的出现频次

频次 出处　　概念	髓	骨髓	脑髓	骨空	脑	脊	颅
灵枢	43	4	7	3	24	40	4
素问	21	19	4	12	20	45	2
内经	64	23	11	15	44	85	6

《说文解字》释"髓，骨中脂也"，查《康熙字典》对髓的解释：骨头的空腔中像胶状的东西，国语辞典为"泛指膏脂状的物质"，总之是骨腔中的软性物质。从这一内涵出发，骨骼中的红骨髓和黄骨髓都可称为骨髓。《素问·脉要精微论》篇曰："骨者髓之府。"骨髓所在的骨内空腔《内经》称为骨空。

《内经》中的骨空除指骨髓腔外，还指骨之间的空隙部位，如《素问·骨空论》曰："臂骨空在臂阳，去踝四寸两骨空之间。"《内经》中将脊椎骨组成的脊柱认为是一个骨，称为脊骨（《素问·骨空论》："脊骨上空在风府上，脊骨下空，在尻骨下空。"），脊骨（脊柱）是人体最长的长骨，脊椎骨的椎孔共同串成椎管，这个椎管空间也可视为骨空，那么包裹其中的中枢神经的低级部位—脊髓也可被称为骨髓。颅骨围成颅腔，也是骨空，脑位于颅腔内，《灵枢·海论》有"脑为髓之海"的论述，将脑与髓联系在一起，"脑髓"一词在《内经》中出现11次，脑组织也呈膏脂状，与髓的性状一致。《素问·五藏生成》篇也指出"诸髓者皆属于脑"。我们知道，脑和椎管里的脊髓相连，几乎所有的神经都汇聚到脑中，就像地球上的水最后都汇集到大海一样。因此，用脑为髓之海的关系式反推，这里的髓指中枢神经系统。另外《素问·骨空论》篇说的"髓空在脑后三分，在颅际锐骨之下"与现代解剖学的枕骨大孔位置相当，是脊髓进入颅骨的地方；后面的"数髓空在面侠鼻，或骨空在口下当两肩"可对应三叉神经眶下支的骨孔和颏神经的骨孔，"数髓"可能是多个神经束的意思。

骨髓一词在《内经》中出现23次，《灵枢·五癃津液别》"五谷之津液，和合而为膏者，内渗入于骨空，补益脑髓"；《灵枢·决气》"谷入气满，淖泽注于骨，骨属屈伸，泄泽，补益脑髓，皮肤润泽，是谓液"。说明水谷精微中稠厚如膏脂状的液渗入骨髓腔中形成骨髓，然后这些液体或膏状的物质对骨空中的神经——脊髓和脑有营养的作用。《内经》作者还清楚地知道，一些称为扁骨的骨头是没有神经和神经孔的，《素问·骨空论》篇有"扁骨有渗理腠，无髓孔，易髓无孔"。

现代医学将骨髓作为英文 bone marrow 一词的中文翻译，代表一种柔软并且含血液量较多的组织，包括红骨髓和黄骨髓；用脊髓作为脊椎骨中的神经组织 spinal cord 一词的中文翻译。《内经》中的"髓"在不同的场合也有不同的含义，其中"脑髓、髓海"等代表颅骨和脊椎骨内的中枢神经组织，与现代医学的脊髓和脑组织对应；"骨髓"则泛指骨腔内和骨包裹的空间中的所有软性物质，包括神经组织和各种间充质细胞和细胞外液。《内经》中无脊髓一词，髓或骨髓包含了现代脊髓概念和现代的骨髓概念。

笔者团队在彩裙鱼上发现了沿脊柱分布的纵行间质通道，孟竞璧等则用同位素显示了督脉样分布的脊髓中央导水管（见第六章第四节），证明督脉不仅与脑有关，而且与整个脊髓也有密切的关系。"督"字有控制、管理的含义，与中枢神经的功能非常相似。

上述研究表明，奇恒之府中的女子胞、脑、髓也应该是经络系统的组成部分，它们与奇经八脉中的任督二脉相连，奇经对奇府，展现了优美的关系。

第五节 《素问·经络论》全解

《素问·经络论》很短，总计只有177个字，主要讲经脉与络脉的颜色及其关系，特别阐释了阴络与阳络的差异。该篇"经"字和"络"字各出现5次，是《内经》中唯一以"经络"作为篇名的篇章，对理解经络概念的形成、经与络的关系具有重要意义。

黄帝问曰：夫络脉之见也，其五色各异，青黄赤白黑不同，其故何也？岐伯对曰：经有常色而络无常变也。

络无常变，即络脉的颜色变化无常，包括青、黄、赤、白、黑五种颜色，这是相对于经的颜色恒定不变而言的（常色），这个变化的颜色是通过视觉看得到的（之见也）。

帝曰：经之常色何如？岐伯曰：心赤，肺白，肝青，脾黄，肾黑，皆亦应其经脉之色也。

这里，黄帝问的是经脉的不变之色（常色）是什么，而岐伯先回答的是五脏所对应的颜色是赤、白、青、黄、黑五色，五脏及五色的排列顺序与通常的肝、心、脾、肺、肾（青、赤、黄、白、黑）的标准顺序不同，提示此文完成时，五行的标准顺序尚未确定，该篇可能为较早的文献。岐伯最后说，五脏的这种五色是应经脉之色而来的，而非经脉应五脏之色，提示经脉在经脉脏腑关系中的主导作用。但这样一来，除了心经、肺经、肝经、脾经和肾经有其固定颜色之外，其他 7 条经脉是什么色，是否为常色，文中没有交代。这 5 条经脉为常色的原因可能与五脏有关，五脏之色在《内经》中有多处提及，且结果一致，可视为常色。

帝曰：络之阴阳，亦应其经乎？岐伯曰：阴络之色应其经，阳络之色变无常，随四时而行也。

"络之阴阳"即阴络和阳络，黄帝继续问：阴络和阳络也对应经脉的颜色吗？岐伯回答：阴络之色与其相连的经脉（其经）相对应，说明这里的络脉与经脉有相属的对应关系。由于阴络联系阴经，除心包经外，五条主要的阴经颜色是固定不变的，阴络与其对应，其色也应该不变，为常色。但这似乎与该篇开始时说的"络无常变"相矛盾，可能"络无常变"指的就是阳络，没来得及细说，故在这里补充，即只有阳络之色才是变化无常的，这里阳络之色的"变无常"与前面络的"无常变"次序不同，是否代表不同的含义，不得而知。最后讲到，阳络之色的变化是随四季而变的（随四时而行）。

寒多则凝泣，凝泣则青黑，热多则淖泽，淖泽则黄赤，此皆常色，谓之无病。

这里讲了阳络随四季而变的具体颜色，即天气寒冷时，因凝泣而呈青黑色。"凝泣"一词在《内经》中共出现 8 次，主要描述血和血脉。根据现代知识，人体体表的颜色变化主要与皮肤血管和其中的血液有关。冬季寒冷，为防止身体热量通过皮肤散失，皮肤血管会收缩，血流速度变慢，这时的血液会吸收更多的体内二氧化碳，原本为红色的氧合血红蛋白被二氧化碳代替，同时血液总量也有所减少，故体表颜色呈青黑色。当进入夏季天气变热时，血管扩张，血流加快，同时动静脉吻合支大量开放，富含氧合血红蛋白的鲜红动脉血通过吻合支直接进入静脉，使浅表静脉略呈红色，同时毛细血管的扩张导致更多的组织液流入组织间隙。"淖泽"一词共出现 10 次，除了本篇的 2 次，有 3 次形容肉，3 次形容气（其中 1 次形容血气）。由此可见，淖泽主要形容肉中之气，即组织液在间隙中充盈的状态。由于组织液略带黄色，张介宾在形容营气转化成血时，曾使用"由黄白而渐变为赤"的描述，说明"黄赤"是血液和组织液在皮肤充盈时产生的颜色。青黑与黄赤两组随气候变化的颜色占据了五色中的四种，但缺了白色，该色可能是介于青黑与黄赤的中间色，对应春秋气候冷暖适中的情况，不用交代。最后指出，这种正常随季节的颜色变化代表无病的健康态（谓之无病）。

然而，这种随季节而变的阳络之色也被称为"常色"（此皆常色），似乎跟经脉的"常色"和阳络之色的"变无常"相矛盾。如果我们以现代人的用词逻辑看《内经》，就会觉得它充满矛盾，其实这是因为《内经》是由多位作者在不同时代完成的文献综合，加上对话的简洁方式和传抄错误，存在用词不当在所难免，我们不应苛求它像现代教科书那样精准，要多从前后文的逻辑解析其所表达的含义。同样是"常色"，经脉的常色指恒常不变之色，而阳络的常色可能是"随季节正常变化之色"的意思。类似的情况在"脉"字的使用中特别常见，它有时代表血脉，有时代表行气的经脉；"经脉"一词亦是如此，有时表示行血和气的综合通道，有时是行气的"经分"或"经水"，有时则指"经之动脉"，即经脉路线上较大的、可触摸到的动脉。

五色具见者，谓之寒热。帝曰：善。

真正的病理性络脉是五色可同时出现，即有时青黑，有时黄赤，也可能有时白（五色具见），表示身体处于寒热往来的状态（谓之寒热）。皮肤血管和血流量受下丘脑体温中枢控制，手掌的皮肤血管对强冷刺激，可表现为先收缩后舒张的双向变化，而病理性的变化可能是内外致热源引起中枢体温调定点上调，但相应的产热或散热反应不能稳定地一次性调准，从而引起血管舒缩的振荡式变化，反映在体表颜色上即为"五色具见"。

《素问·经络论》篇论述了经脉和络脉的颜色，其中络脉的内容更加丰富，阳络和阴络同时出现仅限于此篇。阴络在《灵枢·邪客》《灵枢·官能》和《素问·水热穴》各出现1次，《灵枢·邪客》中"岐伯曰：手太阴之脉，出于大指之端……与诸阴络会于鱼际，数脉并注"似指鱼际处多条可见的小血管。阳络一词除该篇外，仅在《素问·调经论》中使用过1次，即"岐伯曰：形有余则泻其阳经，不足则补其阳络"这个描述说明阳经之气的流注是从络到经的，瘀积出现在水流的下游，需从下游的经脉排泄，若出现水量不足的情况，则需从源头的络脉补充。由于阳经之气不能逆向流到阳络，故阳络之色主要受环境影响，支持了《素问·经络论》的"阳络之色变无常"。而阴经的流注可能是从经到络，故络脉与经脉呈现相同的颜色。另外，阴经分布在人体的内侧面，其所连络脉也在此区域，受外界的影响较小。

《灵枢·经脉》认为"经脉十二者，伏行分肉之间，深而不见……诸脉之浮而常见者，皆络脉也"，该篇则指出经脉有常色，既然经脉"深而不见"这个色是如何被看到的，是否涉及特殊感知？这些问题跟五脏应五色有关，可归在一类考虑。中医的青、赤、黄、白、黑五色是根据视觉划分的，青、赤、黄虽然与七色光中的三种纯色名称相似，而实际情况可能是几种颜色光混合作用的结果，白色更是由多种波长的电磁波刺激视网膜的视锥细胞形成的一种混合视觉，黑色则是无光刺激形成的黑暗感觉，五色与电磁波波长之间没有对等关系。

络脉可见，其颜色多与血管的状态有关，受环境温度影响，一定程度上与现代知识契合；是否也与脉管外的组织液有关，特别是其中的黄色，有待进一步研究。

参考文献

［1］张维波.经络与健康［M］.1版.北京：人民卫生出版社，2012：207.

［2］薛立功.中国经筋学［M］.北京：中医古籍出版社，2009.

［3］薛立功，张海荣.经筋理论与临床疼痛诊疗学［M］.北京：中国中医药出版社，2002.

［4］李定忠，李秀章，傅松涛.中医经络理论与实效的现代研究［M］.北京：人民卫生出版社，2012.

［5］李定忠，李秀章.现代中医经络学［M］.北京：中医古籍出版社，2019.

［6］刘里远.古典经络学与现代经络学［M］.北京：北京医科大学、中国协和医科大学联合出版社，1998.

［7］顾鑫.使用荧光照相法对大鼠任脉低流阻通道的显示与结扎阻断效应的研究［D］.北京中医药大学，2020.

［8］黄龙祥.中国针灸学史大纲［M］.北京：华夏出版社，2001：461.

［9］叶丰瑶.结扎胃经、肾经和督脉对大鼠情志认知及相关脏器影响的观察［D］.北京中医药大学，2019.

［10］李永明.汉代十一脉到十二经脉转变的解剖依据［J］.中国针灸，2021，41（10）：1153-1158.

中篇　其他概念术语的科学内涵

中医理论的概念体系始建于《黄帝内经》，其核心就是人体的组成，相当于西医的解剖学，但其内涵远远超过实体可见的解剖学组织，一些肉眼不可见的所谓形而上的存在，是中医理论认定的、对疾病和健康起到更根本作用的成分，包括各种气、精和神，揭示它们的科学内涵是理解中医理论的关键。阴阳及附属的三阴三阳是中医理论框架的说明体系，或称符号系统，它在不同的场合有不同的含义，需要结合具体的描述对象阐明其内涵。人体作为超复杂的生命系统，需要不断摄入能量物质、消化分解与布输，同时排出代谢产物，这一系列复杂的功能活动是由五脏为核心的脏腑系统完成的，对脏腑的正确认识是中医理论研究者孜孜以求的目标。脏腑的调控由经络负责，但经络如何联系脏腑、调控脏腑？针灸为什么会有双向调节？补泻与气的关系是什么？脉象反映的是什么信息？中医如何认识生命？本篇将对上述问题进行探讨。

第十二章 "三阴三阳"概念解析

"三阴三阳"是《内经》中的一个类概念，它由"三阴"及具体的"太阴""少阴""厥阴"和"三阳"及具体的"太阳""少阳""阳明"8个子概念组成，三阴三阳是这些概念的总称。该系列概念在《内经》中使用广泛，其中最重要的当属十二经脉在人体的表里部位分布不同而命名[1]，此外在运气学说中也常使用三阴三阳的概念来表示自然界阴阳变化的规律[2]，其有定性、定量、定位等特点[3, 4]，且有明确的时域特征[5]。杨学鹏教授指出："三阴三阳是对阴阳概念的进一步细分。"[6]可惜杨教授生前未来得及对三阴三阳进行更深入的研究。

阴阳与三阴三阳系列概念在《内经》中的出现频次如表 12-1 所示。

表 12-1 《内经》阴阳与三阴三阳相关概念词频统计

概念术语 频次 出处	阴阳	三阴三阳	三阴	三阳	太阳	少阳	阳明	太阴	少阴	厥阴
素问	178	8	28	39	143	146	178	176	169	136
灵枢	121	0	7	10	158	111	154	113	109	43

由表 12-1 可知，三阴三阳的 6 个具体概念在《内经》中的使用频次并不比"阴阳"一词少，但三阴三阳作为这一系列概念的总称只在《素问》中的"阴阳离合大论""热论"和"天元纪大论"中分别出现了 3 次、1 次、4 次，《灵枢》未见。三阴三阳及其 8 个子概念的出现频次之和，《素问》为 1023 次，《灵枢》为 705 次，考虑到《素问》约 10.9 万字，《灵枢》只有 7.8 万字，两书使用三阴三阳的相对频次基本相同，而作为"三阴三阳"这一综合概念的阐述主要是在《素问》中。

本章在杨教授阴阳学术思想的基础上，结合十二经脉的分布，主要对三阴三阳的空间内涵进行解析，使用现代数学语言重新诠释三阴三阳的空间分布，促进中医阴阳学说的现代化，以及对三阴三阳在其他方面的应用进行初步探讨。

第一节　三阴三阳的空间定位

构成三阴三阳的太阳、少阳、阳明，太阴、少阴、厥阴到底代表什么含义？对三阴三阳概念的明确定义来自《素问·阴阳离合论》：

圣人南面而立，前曰广明，后曰太冲，太冲之地，名曰少阴，少阴之上，名曰太阳。太阳根起于至阴，结于命门，名曰阴中之阳。中身而上，名曰广明，广明之下，名曰太阴，太阴之前，名曰阳明。阳明根起于厉兑，名曰阴中之阳。厥阴之表，名曰少阳，少阳根起于窍阴，名曰阴中之少阳。

此段话字数虽少，却涉及了多个概念，除三阴三阳外，还有广明、太冲、中身、地、前、后、上、下等，多为方位概念，三阴三阳的命名（名曰）与此有关。首先，圣人面朝南站立时，他的前面称为广明、后面称为太冲，如果以人的垂直轴为坐标原点，通过该轴的冠状面（MM'）可将人分成前后两个象限（图12-1），其中在太冲象限的"地"的部位叫作"少阴"，而少阴的上面称为"太阳"。人的前后两象限是清楚的，但"地"代表什么？少阴的上面是从哪儿看？如果按照通常的理解，会发生极大的混乱，不知所云。这里，我们需要借助已知的三阴三阳经脉的位置对上述内容进行校正。

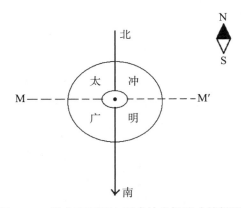

图12-1　圣人南面而立形成的坐标系（俯视图）

我们知道，这里的三阴三阳是代表十二经脉的，因为三阳根起的部位就是三阳经的井穴，而且是足三阳经，同理，后面讲的三阴是足三阴经，这六条经在人体的循行位置是已知的，但通常描绘在针灸人模型上的经脉位置只是经脉在体表的投影，实际位置要根据《灵枢·经脉》的描述来确定，如足太阴脾经"上循膝股内前廉，入腹属脾络胃"，脾经在腹内的循行路线投射到体表是在足阳明胃经的外侧，但仍属于腹部区域，因此它对于人体坐标系而言，是在"前内"的位置。足少阴肾经的循行为"出腘内廉，上股内后廉，贯脊属肾络膀胱"，肾经到了躯干水平后"贯脊"而行，其位置大概在腹壁的背侧面，而现代的针灸经络模型，均把足少阴肾经画在腹部的任脉两旁，但在《素问·气府论》篇中，明确指出此处为"冲脉气所发者二十二穴"。可能是《素问·骨空论》篇中有"冲脉者，起于气街，并少阴之经，侠脐上行，至胸中而散"，但黄龙祥指出，此条中之"少阴"系后人所改[7]。我们知道肾脏位于背侧腹膜外的脊柱两旁，正是上面描述的足少阴肾经所过的部位，而与它邻近的是膀胱经的循行部位，此表里两经在解剖位置上相对应。足厥阴肝经"上腘内廉，循股阴入毛中，环阴器，抵少腹，挟胃属肝络胆，上贯膈，布胁肋"。我们看到，肝经也是在"抵少腹"后进入腹腔，否则不会"挟胃"和"贯膈"，而它在胸腹腔内侧的循行是"布胁肋"，在躯干的侧面，其投射于体表的位置与胆经接近，因此，这三条阴经与对应的三阳经均为一内一外，一表一里的关系（图12-2）。

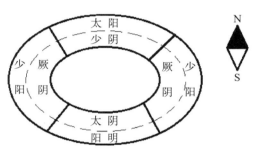

图 12-2　足六经在人体躯干的分布示意图
注：图为观察者南面而立时自身的俯视图

　　理清足六经的位置，再看《素问·阴阳离合论》篇中对三阴三阳位置的描述。按照图12-1对前后的划分，太冲是人的后半身，我们考虑此时观察者是从人体内部向外观察的，则靠近观察者的部位为"地"，故"太冲之地"应该是后半身靠近观察者的地方，正是足少阴肾经所过之处，《素问·阴阳离合论》篇将其命名为"少阴"。使用相同的坐标系，"少阴之上"是从身体内通过"少阴"向外看，远离观察者的方向为"上"，此处正是足太阳经之所在，《素问·阴阳离合论》"名曰太阳"。后面的"中身而上，名曰广明"比较费解，因为之前"广明"已被定义为人的前面，如果将"中身"理解为人的中段，则"中身而上"就是人的上半身，此处也被称为广明，则与前面广明的定义相矛盾，因此需要旋转坐标系，可将人的站立姿势沿矢状面旋转90°，变成仰卧状态，仍按原来的MM′平面分割，则"中身而上"仍为身体的前半象限——广明，"广明之下"指前半象限中靠近人体内部的地方，此处为太阴，正是腹部前内足太阴脾经的循行部位，而相对于观察者而言，"太阴之前"也就是脾经的外面正好就是足阳明胃经。最后的"厥阴之表"没有先对"厥阴"进行定义，厥阴的位置放在后面的三阴论述中，而足少阳胆经是在人体的侧面，在太阳之前，阳明之后，厥阴为少阳之里，可得到厥阴的所在位置，上述三阴三阳位置的描述可用图12-3加以说明，此观点与李政等人的观点不谋而合[8]。

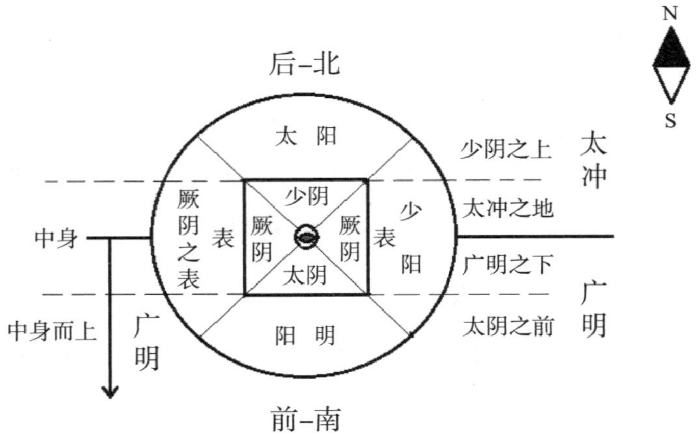

图 12-3 根据《素问·阴阳离合论》篇三阳内容确定的三阴三阳位置
注：图为圣人南面而立时的俯视图及仰卧时的内视位置

此段内容主要是讲三阳经的关系，后面对三阴又进行了专门的描述：

帝曰：愿闻三阴。岐伯曰：外者为阳，内者为阴。然则中为阴，其冲在下，名曰太阴。太阴根起于隐白，名曰阴中之阴。太阴之后，名曰少阴。少阴根起于涌泉，名曰阴中之少阴。少阴之前，名曰厥阴。

此段对三阴做了进一步说明，首先是太阴的位置，"外者为阳，内者为阴"强调了观察者在身体之内的坐标系，"然则中为阴，其冲在下"是什么意思？王冰注"冲脉在脾之下，故言冲在下也"，但该篇从未涉及冲脉，且《素问·举痛论》有"冲脉起于关元，随腹直上"，跟足少阴肾经在腹部的循行相伴，与足太阴脾经没什么关系，可见理解有误。笔者认为，这里的"冲"指太冲，即"其（太）冲在下"，正如前段所述的"中身而上，名曰广明"不应该指身体的上半部，考虑两处的"广明"指得是同一区域，则只能用仰卧姿势才能理解，这里的"其冲在下"同样指示了圣人目前是仰卧姿势，"下"就是身半之后的太冲象限，反过来证明"中为阴"是在太冲的上面（仰卧）或前面（南面而立），这正是太阴的位置。明白一切都是相对于圣人自身的坐标系而言的，"太阴之后，名曰少阴"就好理解了。虽然圣人处于仰卧状态，但前后的相对关系没有改变，无论站卧，少阴永远在太阴的后面，即人的背部，而厥阴在侧面，相对于背部的少阴，则是在其前面，即"少阴之前，名曰厥阴"，三阴的位置如图 12-4 所示，它们与描述三阳时的三阴位置（图 12-3）及足三阴经的循行位置（内踝上 8 寸段除外）（图 12-2）完全吻合。

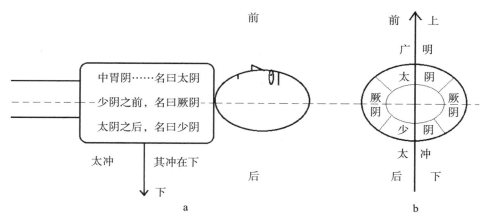

图 12-4　圣人仰卧面朝天时观察到的三阴位置

注：a 为从人体左右轴看过去的侧视图，b 为从人体垂直轴向脚方向看过去的横截面图

第二节　用准极坐标系定义三阴三阳的位置

　　为了说明三阴三阳的位置，我们首先建立一个准极坐标的坐标系，它是这样构成的：首先将人体近似为一个圆柱体，圆柱体的中轴即人体的垂直轴，由该轴上的一点（O，极点）向人体的躯体前方方向发出一个轴 X，相当于人体的矢状轴，在人站立的时候指向南方，平卧的时候指向天空，极坐标的极轴 OX 与此轴重合。另有一个通过垂直轴并与 X 轴垂直的平面 MM'，命名为中身平面，相当于通过垂直轴的冠状面，它将人分成前后两半，形成前为广明、后为太冲的两个区域。从人体的头顶向下看，形成人体水平面的俯视图，图上任一点到极轴的距离称为极径（ρ）。根据图 12-2，人体中又分内外两大区域，循行于外区域的称为阳经（三阳经），循行于内区域的称为阴经（三阴经）。我们用一个抽象化的极径 1，作为区分人体中内外区域的界限，小于 1 的点组成阴或内的区域，大于 1 的点组成阳或外的区域，阳区域的外边缘即为人体的边界，假设其极径为 2，超过 2 就在人体以外了。人体水平面上任一点与极点 O 之间的一条直线与 OX 的夹角为极角（θ）。使用这个坐标系，我们可以对三阴三阳构成的区域进行数学描述（图 12-5）。

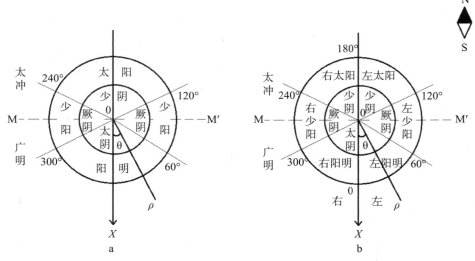

图 12-5　由准极坐标系描述的三阴三阳位置

注：a 为只考虑三阴三阳的位置，b 为考虑左右三阴三阳的位置

太阴：$0 < \rho < 1$，$300° < \theta < 60°$。

阳明：$1 < \rho < 2$，$300° < \theta < 60°$。

少阴：$0 < \rho < 1$，$240° < \theta < 120°$。

太阳：$1 < \rho < 2$，$240° < \theta < 120°$。

厥阴：$0 < \rho < 1$，$60° < \theta < 120°$，$240° < \theta < 300°$。

少阳：$1 < \rho < 2$，$60° < \theta < 120°$，$240° < \theta < 300°$。

另外，也可以用角度来区分左右，形成 12 个区域（图 12-5b）。

左太阴：$0 < \rho < 1$，$0° < \theta < 60°$。

右太阴：$0 < \rho < 1$，$300° < \theta < 0°$。

左阳明：$1 < \rho < 2$，$0° < \theta < 60°$。

右阳明：$1 < \rho < 2$，$300° < \theta < 0°$。

左少阴：$0 < \rho < 1$，$240° < \theta < 180°$。

右少阴：$0 < \rho < 1$，$120° < \theta < 180°$。

左太阳：$1 < \rho < 2$，$240° < \theta < 180°$。

右太阳：$1 < \rho < 2$，$120° < \theta < 180°$。

左厥阴：$0 < \rho < 1$，$60° < \theta < 120°$。

右厥阴：$0 < \rho < 1$，$300° < \theta < 240°$。

左少阳：$1 < \rho < 2$，$60° < \theta < 120°$。

左少阳：$1 < \rho < 2$，$240° < \theta < 300°$。

分左右的好处是使原来左右两个厥阴—少阳区域仍然保留，不增加数学描述的复杂性，而太阴—阳明和少阴—太阳区域一分为二，分列左右，与实际经脉有左右分支的情况相一致。但《内经》并不强调左右的差异，三阴三阳的区分才是根本的。

该坐标系与笛卡尔坐标系不同的是，将一个360°的平面分成了3个120°的区域，即太阴—阳明区域、少阴—太阳区域和厥阴—少阳区域，其中厥阴—少阳区域分为两边各60°的不连续区域，笛卡尔坐标系则是用 x、y 两个变量的正负值将一个平面分为4个90°的象限（$x>0$，$y>0$；$x<0$，$y>0$；$x<0$，$y<0$；$x>0$，$y<0$）。另外，现代数学的象限与本坐标系的三阴三阳区域也有一定区别，前者是有边无限区域，后者是被极径限定的有限区域，位于人体之中。实际人体为一前后扁些的近似椭圆，其角度分配与圆柱体略有不同。

第三节　建立"南面而立"的圣人坐标系

　　在上面的准极坐标系中，代表圣人南面而立的 X 坐标轴和 MM' 平面似乎失去了作用，即仅使用极坐标的极角和极径就可以完整地划分三阴三阳，用 X 轴和 MM' 平面显示的广明和太冲，以及用于定位的"太冲之地""广明之下""太阴之前"等方位信息与三阴三阳之间没有什么关系，故还不能完全体现《内经》的本义。因此，我们试用半个笛卡尔坐标系和半个极坐标系来描述三阴三阳的区域。半个笛卡尔坐标系就是只有一个 X 轴（或 Y 轴），不考虑另一个坐标轴，半个极坐标系就是只考虑极径，不考虑极角。使用 r 代替 ρ 作为半个极坐标的极径，将 r 分为1、2、3三个极径范围，X 轴则按照"南面而立"呈南北向，以人体正中的垂直轴为0点，确定正负前后两个象限，前为广明，后为太冲，令 X=1、2、3、-1、-2、-3，产生与 MM' 平行的6条线，划分成正负各3个区域，它们与极径1到2和2到3的两个环行区域相交，形成人体的三阴三阳区域，如图12-6所示，其中 $r<1$ 的内圈代表尚在三阴之内的胸腹腔内部。

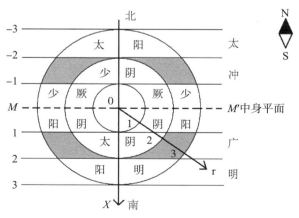

图12-6　由半个笛卡尔坐标系和半个极坐标系构成的"圣人坐标系"
注：$r<1$ 的区域代表胸腹腔内部

太阴：$1 < x < 2$，$1 < r < 2$。

阳明：$3 < x < 2$，$2 < r < 3$。

少阴：$-2 < x < -1$，$1 < r < 2$。

太阳：$-3 < x < -2$，$2 < r < 3$。

厥阴：$-1 < x < 1$，$1 < r < 2$。

少阳：$-1 < x < 1$，$2 < r < 3$。

该坐标系在描述厥阴－少阳区域时，形式上更为简洁。其中半笛卡尔坐标系主要是定义南北－前后的，半极坐标系主要是定义内外－上下的，两个坐标系在概念上有一定的重叠，如"天地"既可以是从笛卡尔坐标系的原点向外看时靠近原点的区域，也可以是极坐标系的极点向外看时靠近观察者的区域，两者也都可以称"上下"，即地为下，天为上，但太冲和广明是由笛卡尔坐标系专门定义的，故"太冲之地"是从原点往太冲区域（$x < 0$）看，靠近观察者的 $-2 < x < -1$ 区域，"广明之下"则是从原点向广明区域看过去靠近观察者的 $2 < x < 1$ 区域，"太阴之前"则是太阴区域再往前的 $2 < x < 3$ 区域。

半极坐标系主要是区分表里内外的，它在确定厥阴－少阳区域时特别重要。首先厥阴被半笛卡尔坐标定义为少阴之前，而少阴又在太阴之后，故厥阴应在太阴和少阴之间。因此，定义太阴和少阴分别距原点一定距离（太阴：$x > 1$；少阴：$x < -1$）就是为厥阴提供一个中间的位置，而厥阴的具体位置又是由半极坐标系定义的，即厥阴与太阴、少阴同处一个内环区域（$2 < r < 1$），这样在原点和极点周围必须有一个中间地带是没有经脉循行的，以经脉均循行于实体组织中，中间的这块区域恰恰对应胸腹腔空间。少阳位于厥阴之表是无法用半笛卡尔坐标定义的，这时半极坐标发挥了作用，将少阳定义在厥阴之表即厥阴的外环位置，这样，三阴三阳就各自有位置了（图12-7）。

由该坐标系定义的三阴区域是连续相接的，三阳区域之间则有一定的分离，这与实际情况比较吻合。人体的三阳经跨越范围较大，其中阳明在前，少阳在外侧，太阳在后；而三阴经在四肢的循行都分布在胳膊和腿的内侧一面，将两臂或两腿并拢，再将内侧面适当向外弯曲，此时全部阴经都缩入身体内部，外部则全部由左右三阳经所包围，与图12-2描述的躯干水平的阴阳经分布完全相同。由于坐标是圣人"南面而立"所建立的，故将其命名为"圣人坐标系"。

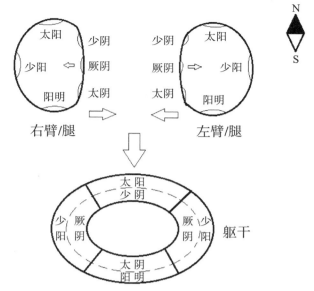

**图 12-7　四肢三阴三阳经脉的位置及左右手足并拢及内侧面向外弯曲后
与躯干经脉位置的对比**

注：图为以圣人南面而立的俯视图

圣人坐标系有两个观察点，一是睁眼南面而立时半笛卡尔坐标系的原点，二是闭眼将心神沉入到身体内的半极坐标极点。由于上和下的特定含义是天和地，故"中身而上，名曰广明"和"其冲在下"提示圣人此时是仰卧状态，在中身平面之前的"广明"由前变成上，太冲则从后变成下。圣人对三阴三阳位置的描述会采用不同的姿势，并在半笛卡尔坐标系和半极坐标系之间切换，为我们的理解带来困难。但也许这就是实际情况：圣人是通过内证即所谓的内景反观看到经脉的，内证时有时是睁眼的，以确定人与天地的关系，有时则需将意识沉入丹田，在仰卧的姿势下用元神对经脉进行观察。

第四节　从圣人坐标系看十二经水的位置与阴阳属性

在《灵枢·经水》中，有一段描述十二经水相对位置的内容：

足太阳外合于清水，内属于膀胱，而通水道焉。足少阳外合于渭水，内属于胆。足阳明外合于海水，内属于胃。足太阴外合于湖水，内属于脾。足少阴外合于汝水，内属于肾。足厥阴外合于渑水，内属于肝。手太阳外合于淮水，内属于小肠，而水道出焉。手少阳外合于漯水，内属于三焦。手阳明外合于江水，内属于大肠。手太阴外合于河水，内属于肺。手少阴外合于济水，内属于心。手心主外合于漳水，内属于心包……故海以北者为阴，湖以北者为阴中之阴，漳以南者为阳，河以北至漳者为阳中之阴，漯以南至江者为阳中之太阳，此一隅之阴阳也，所以人与天地相参也。

上文的前段记述了十二经水与自然界的 12 条河流的对应关系，省略号后面一段所说的阴阳属性如果用自然界的河流则很难理解。我国的海在东面，海以北是哪儿？湖很多，湖的北是哪儿？不知所云。但如果我们将海、湖、漳等翻译成经脉名，再参考圣人南面而立形成的参照系，可理解以下关系：

故海（足阳明经）以北者为阴。

说的是足阳明经向北，即广明内侧为阴经——足太阴经（湖水）。

湖（足太阴经）以北者为阴中之阴。

指的是足太阴经再往北为足少阴肾经，《素问·金匮真言论》有"阴中之阴，肾也"。

漳（手心主）以南者为阳。

手心主即手厥阴经，两臂下垂时位于身体的中身平面上，"以南"即称为"广明"的"阳"象限，故为阳。

河（手太阴）以北至漳者（手心主）为阳中之阴。

手太阴经和手心主经均在人体腰以上，为阳，但它们之间形成的区域又位于手臂内侧，故该区域属于阳中之阴。

漯（手少阳经）以南至江者（手阳明经）为阳中之太阳。

同理，在手少阳经到手阳明经之间的区域位于手臂外侧，同时又是腰以上，故为阳中之太阳，根据前面的体例，此处应为阳中之阴。

由此可见，将经水转换成经脉后，根据圣人坐标系，各经脉区域的阴阳属性与实际情况相符，但若按照《类经》用脏腑对应经水，则脏腑之间的位置仅有上下关系，勉强翻译成北为阴、为下，自胃以下的小肠、胆、膀胱怎么是阴呢？而脾以下有很多脏器，如何反应阴中之阴的属性？其他的关系就更乱了。因此，这一段经水的描述实为经脉（包括在经脉外的人体经水）位置的定位和关系说明，是《素问·阴阳离合论》圣人坐标系的应用。

总之，对经脉的命名可以依据准极坐标系和圣人坐标系确定的区域位置来决定，即循行于阳明区域的经脉称为阳明之脉，位于太阴区域的经脉称为太阴之脉等。三阴三阳是人体的重要分野，它不仅定义了经脉，也对络脉、经别和经筋进行了定义和命名，所有位于上述三阴三阳区域的络脉、经别、经筋都以三阴三阳加手、足来命名，如属于十五络的手太阴之别、十二经别的手太阴之正、十二经筋的手太阴之筋，另外，《内经》还对三阴三阳部位上的"分肉之间"结构进行了命名，如太阴之分、手少阳之分等，它们是行卫气的通道[9]，也是对人体十二经水另一个角度的描述，笔者称其为经分或十二经分，是《内经》的一个重要经络概念[10]。由三阴三阳加手足形成人体十二个区域，用于描述经络系统，是《内经》理论体系的重要内容；解析几何是通过坐标系将几何图形转化成代数形式的数学学科，本文通过圣人坐标系的建立，将三阴三阳的几何区域转化成代数表达形式，解析了《内经》三阴三阳的空间含义，为进一步使用三阴三阳变量描述气血在经脉中的运行规律奠定了基础。

第五节　三阴三阳概念在其他方面的应用

　　三阴三阳是阴阳符号体系的组成部分。作为一类符号，它们可以用于描述多种事物。人体坐标特定空间区域的名称编码是三阴三阳的用途之一，三阴三阳同时也用于对随时间周期性变化的物理量的时空进行编码，特别是在五运六气理论中的使用。另外，《内经》还用三阴三阳对阴气和阳气进行定量描述。在《伤寒论》中，三阴三阳是六经辨证的主体概念，但已超出《内经》范围，仅略述之。

1. 三阴三阳代表一年之中太阳升起与下落的 6 个方位

　　三阴三阳代表一个时间周期的 6 个方位，这是对其时间周期编码的通常认识。而自然界周期性变化最明显的周期有三个：一是由地球自转一周时太阳相对与地球某点的位置，形成日周期；二是月亮绕地球旋转一周产生的月相变化，形成月周期；三是地球绕太阳一周形成的年周期。由于地轴与地日平面存夹角，阳光照射到地球某处的时间会出现一年为周期的周期性变化，并形成四季。三阴三阳代表哪个周期呢？

　　三阴三阳合为六数，在《内经》中，以六作为篇名的有《素问·六微旨大论》《素问·六节藏象论》和《素问·六元正纪大论》。其中有："帝曰：愿闻天道六六之节盛衰何也？"盛衰是对自然界某物理量周期性变化规律的描述，称为"天道、天之道、天之序"。对人类影响最大的当属太阳。阳光有日周期和年周期两种变化，太阳年周期的变化中形成四季（四时），四季中存在六种自然之气，称为六气，即风、寒、暑、湿、燥、火，六气与三阴三阳有对应关系，被称为"（六）气之标"说明三阴三阳是编码年周期的符号。

　　肖军根据《素问·六微旨大论》中："帝曰：愿闻天道六六之节盛衰何也？岐伯曰：上下有位，左右有纪。故少阳之右，阳明治之，阳明之右，太阳治之；太阳之右，厥阴治之；厥阴之右，少阴治之；少阴之右，太阴治之；太阴之右，少阳治之。此所谓气之标，盖南面而待也。故曰：因天之序，盛衰之时，移光定位，正立而待之。此之谓也。"的描述，指出：站在晷仪的南面（南面而待之），从冬至开始，少阳、阳明、太阳对应了冬至、春分、夏至太阳升起的方位；厥阴、少阴、太阴对应夏至、秋分、冬至太阳落下的方位。古人用二分二至的太阳升落方位定义了三阴三阳[11]（附图 26）。

　　当观察者站在北半球的某个纬度 θ 面朝正南时，由于地轴与地日平面存在 23.5 度的夹角，在夏至当天，日升与日落的方位分别位于最北边的东侧和西侧，冬至当天日升与日落的方位分别在最南边的东侧和西侧，春分的日落与秋分的日落位置相同，秋分的日出位置与春分的日出位置相同。故一共有 6 个方位。三阳在左，为上（升），三阴在右，为下（落），符合"上下有位，左右有纪"的描述。由此可知，这里的三阴三阳代表的是方位，是太阳升落位置在东西方向地平线上形成的点，其含义与前面《素问·阴阳离合论》描述的人体六经区域的含义不同，人体六经区域与时间无涉，本节的三阴三阳则是太阳随时间运动所产生的空间影像定位，故称其为三阴三阳的时空解析。

天之阳气指阳光照射到地面产生的热量，它在一年之中呈现近似正弦变化的曲线。以天之阳气为纵坐标，太阳年周期中的六个节点可在正弦曲线上表示出来（图12-8）。

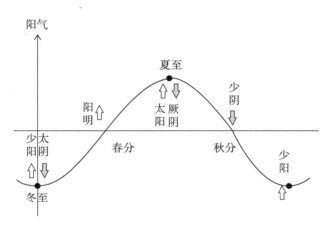

图 12-8　三阴三阳在天之阳气年周期变化中的位置

由图 12-8 所示，三阴三阳完全按时间的排序为少阳（冬至日升）→太阴（冬至日落）→阳明（春分日升）→太阳（夏至日升）→厥阴（夏至日落）→少阴（秋分日落）→少阳，与原文中少阳→阳明→太阳→厥阴→少阴→太阴→少阳的顺序不同，说明三阴三阳不是时序变量，而是时序过程中的空间顺序，原文"之右"可理解为观察者站在日冕中央，面向正南，少阳在其左手的最南边，然后从左往右逆时针，依次为阳明、太阳、厥阴、少阴、太阴，"治之"可能是"志之"即标记这几个重要节气点的意思。冬至、春分、夏至、秋分这四个节气点对于农耕民族非常重要，冬至和夏至分别用少阳、太阴和太阳、厥阴各两个点标记，春分和秋分则用阳明和少阴各一个点标记就行了，总共 6 个标记点是太阳在年周期变化时存在于日冕上的客观位置。

2. 三阴三阳对阴阳之气的定量描述

三阴三阳与阴阳是什么关系？我们通过三阴三阳的别名可略知一二。三阴中的厥阴、少阴、太阴也称为一阴、二阴和三阴，而少阳、太阳、阳明分别称为一阳、二阳和三阳。其中的一二三代表什么含义？我们进一步考察它们之间的关系。在《素问·至真要大论》中有：

帝曰：善。愿闻阴阳之三也。何谓？岐伯曰：气有多少异用也。帝曰：阳明何谓也？岐伯曰：两阳合明也。帝曰：厥阴何也？岐伯曰：两阴交尽也。

"气有多少异用也"，表明三阴三阳是阴气阳气多少的定量单位，这一定量关系在下面的描述中得到了证明。黄帝问：阳明是什么意思，岐伯答：两阳即少阳和太阳合起来就是阳明。用最简单的数学表达就是：少阳（一阳）＋太阳（二阳）＝阳明（三阳），与1+2=3的数学关系完全吻合。

黄帝进一步问：厥阴是什么意思？岐伯答：两阴即少阴和太阴相减余下的（交尽）就是厥阴。用数学表达就是：太阴（三阴）－少阴（二阴）＝厥阴（一阴），与3-2=1的数学关系完全吻合，由此可见，三阴三阳是对阴阳的定量表达，类似于一种物理学单位。阴气、阳气的多少都有定量的单位，但相当简单，就好比说阴气和阳气各有三斤，各一斤的叫厥阴（一斤阴气）和少阳（一斤阳气），各两斤的叫少阴和太阳，各三斤的叫太阴和阳明。杨学鹏老师创造性地提出了阴气和阳气为变量的阴阳现代科学观。既然是变量就有量的大小，本小节对阴气和阳气的定量分析，证明了阴气和阳气具有变量的性质。

对阴阳的定量描述并非《内经》的专利。《易经》号称群经之首，其中的卦象就是用阴阳二爻构成的符号体系。在最基本的八卦中，去掉离卦和坎卦，余下的六个卦中，震卦从下面看有一个阳爻"☳"，对应一阳的少阳，兑卦有两个阳爻"☱"，对应二阳的太阳，乾卦有三个阳爻"☰"，对应三阳的阳明，类似的原理，巽卦"☴"对应一阴的厥阴，艮卦"☶"对应二阴的少阴，坤卦"☷"对应三阴的太阴，这种用阴爻和阳爻表述的阴阳变化还出现在十二消息卦里（图12-9）。

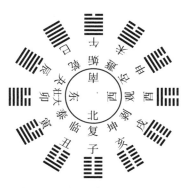

图12-9　十二消息卦反映一年中阴阳变量的变化

它反映了阴气和阳气变量在一年中的变化，其变量精度达到6级，即从坤卦到乾卦，阳气从0到6分为6个等级，相应的阴气则从6到0，即图12-8中的夏至点到冬至点之间的曲线被划分为6等分，对阴阳之气的定量精度比三阴三阳高一倍。阴阳学和《易经》可视为古代朴素的数学工具。

由此可见，《内经》中的三阴三阳不仅用于对人体区域和太阳位置进行命名，还用于对阴气和阳气进行定量的描述。按照物理量的分类，有方向性的变量称为矢量，否则为标量。三阴三阳用于描述人体空间区域和太阳位置时为矢量，用于描述阴阳二气大小时为标量，两者不可混淆。

3.《伤寒论》对三阴三阳概念的运用

《伤寒论》的核心是六经辨证，即病证演化分为太阳、阳明、少阳、太阴、少阴、厥阴六个基本证候进行传变，其传变的次序并不是完全固定的，太阳病可不通过阳明而直接传少阳，甚至变成阴经的病证，还有很多两经合病的情况，类似一种并联传变。由于六经辨证依据的是证候表现，其背后的机制涉及经脉中邪气与正气相争后的动力学取向，与经脉的部位关系更加密切。太阳经先受邪的原因之一是足太阳膀胱经位于整个后背区域，为阳中之阳，人体的自主神经对正向即与眼睛同向部位的意识较强，而对反方向的背部防范较弱，故最易受邪。少阳经部位在侧面，受胳臂的保护，比阳明经更加不易受邪，故成为三阳经中最后一个被传变的经脉。太阳可同时传阳明或少阳是因为太阳经循行从头到足，起于内眼角，向上到达眉梢、额头，与眼睛下面的阳明经和额头侧面的少阳经均有接壤，故可根据正气的强弱选择传向何经，向阴经的传输也大体如此。《伤寒论》使用三阴三阳概念是源于六条经脉之名，其传变与《素问·六微旨大论》的顺序完全不同，两者没有可比性。

总之，三阴三阳是一种二分（阴阳）加三分（三阴/三阳）的分类方法，是中国古代科学特有的编码体系，它被用于多个方面，各种应用之间有时有联系，有时则完全没有关系。

参考文献

［1］姜元安．脏腑经络之三阴三阳命名探讨［J］．中华中医药杂志，2016，31（8）：2909–2913.

［2］李游，吴波．运气理论指导下的临证运用举隅［J］．湖北中医杂志，2018，40（8）：44–47.

［3］王雷，明子荐．顾植山教授"三阴三阳太极时相图"的启示［J］．中医学报，201.

［4］周波，吴世东，曾启全，等．形与神俱现代科学研究（4）：以太阳运动规律为公理探讨太一、阴阳、二阴二阳、太少阴阳、至阴、三阴三阳、长夏、肝生于左［J］．辽宁中医药大学学报，2018，20（9）：15–23.

［5］袁微微，杨志新．三阴三阳定量定位定性定向问题及应用［J］．中国中医基础医学杂志，2016，22（3）：368–369.

［6］杨学鹏．阴阳五行：破译、诠释、激活［M］．北京：科学出版社，1998：77–78.

［7］黄龙祥.经脉理论还原与重构大纲［M］.北京：人民卫生出版社，2016：136.

［8］李政."阳经过腹"在《阴阳离合论》中的理解［C］//中华中医药学会.中华中医药学会第十六次内经学术研讨会论文集.济南：山东中医药大学基础医学院，2016：4.

［9］Zhang W B，Jia D X，Li H Y，et al.Understanding qi running in the meridians as interstitial fluid flowing via interstitial space of low hydraulic resistance［J］.Chin J Integr Med，2018，24（4）：304-307.

［10］张维波.经分：一个重要的经络概念［J］.中国针灸，2000，20（4）：219-222.

［11］肖军.五运六气的天学基础［J］.天文爱好者，2019，2：89-91.

第十三章　经脉脏腑相关解析

经脉脏腑相关是今人解析《内经》经脉与脏腑关系所总结的一个规律，并成为现代经络研究三方面之一，也有学者认为它是整个经络理论的核心内容[1]。纵观《内经》全书，并参考《内经》以前的古医籍，如马王堆帛书《足臂十一脉灸经》（《足臂》）《阴阳十一脉灸经》（《阴阳》）等，我们发现，经脉脏腑相关性的规律有待进一步厘定。

第一节　经脉与脏腑相结合的演变过程

经脉和脏腑是古代医生对人体认识的两大体系，这两大体系在《足臂》和《阴阳》中仅有初步的融合。《足臂》中的经脉名以足、臂加上三阴三阳名而成，无脏腑名，其循行路线与脏腑的联系基本没有体现，所有十一脉均在体表循行，仅臂太阴脉有"之心"、足少阴脉"出肝"的简单描述，其他九脉均无入脏腑的文字描述。《阴阳》中的 6 条经脉仅由三阴三阳名组成，有 3 条经脉使用了体表部位命名，即肩脉、耳脉、齿脉，另 2 条为臂太阴脉和臂少阴脉，没有脏腑名体现在经脉名中。在循行路线上，有臂太阴脉和臂少阴脉的"入心中"、大（太）阴脉"彼（被）胃"、少阴脉"系于肾"的联络脏腑描述，其他经脉无脏腑联系。此时联系的脏腑只有 4 个，即心、肝、肾、胃，而且这种联系尚不统一，如《足臂》足少阴脉"出肝"，《阴阳》足少阴脉"系于肾"；也与后来的经脉和脏腑的对应关系有所不同，如足太阴脉"是胃脉也，被胃"[2]。

经脉病候是古人认识疾病部位进而指导治疗靶点选择的重要依据，既是古人诊断疾病、找出发病部位（某经异常）的诊断学依据，也是针灸产生疗效的文献记录，经脉与脏腑的关联某种程度上可以认为是经脉与脏腑病候的关联，经脉的循行路线很大程度上受了经脉病候的影响，正如黄龙祥指出的，经脉的循行应该是"主治所及、经脉所至"[3]。

在早期《足臂》和《阴阳》的经脉病候记载中，已出现与脏腑疾病有关的描述，如《足臂》中足少阴脉的病候出现"肝痛""心痛""烦心"，手太阴脉"心痛""烦心""噫"，足太阴脉"腹痛""腹胀""不嗜食""心烦"，足厥阴脉"多溺""嗜饮"的病候，但总体数目较少。《阴阳》中记载的脏腑病候相对较多，如手太阴脉"心滂滂如痛""心痛"，足阳明脉"心惕""心痛""肠痛"，手少阴脉"心痛"，足少阳脉"心痛"，足太阴脉"腹胀""善噫""食欲呕""得后与气则快然衰""心烦""心痛与腹胀""不能食""溏泄"。足少阴脉"（喝）如喘""心惕，恐人将捕之""噫"。按照《内经》中经脉与脏腑的相属关系，则以上部分经脉病候与所属脏腑的功能并不完全吻合。

到了《内经》中，经脉与脏腑的联系更加丰富起来，《灵枢·九针十二原》首先将五脏与五条经脉的原穴相联系，如"阳中之少阴，肺也，其原出于太渊，太渊二……"。《灵枢·本输》则直接将五脏六腑名分配给相应经脉的五输穴，如"肺出于少商，少商者，手大指端内侧也，为井木；溜于鱼际……尺泽，肘中之动脉也，为合。手太阴经也……"。五输穴的前面用脏腑名＋"出于"，最后用手足三阴三阳经名收尾，显示了脏腑与经脉的结合。《灵枢·经脉》更是将脏腑名和手足三阴三阳名整合为一，如肺手太阴之脉、胃足阳明之脉等，十二经分别与十二个脏腑（包含心包）形成对应的联系，构造了完整的经脉脏腑相关体系，但是这种经脉与特定脏腑联系的依据是什么？

第二节　经脉脏腑相关是否体现在《灵枢·经脉》中所列的经脉病候上

《内经》中虽然有多处经脉病候的记载，但以《灵枢·经脉》的描述最为完整，这些病候大体可分成四类。第一类病候是与经脉所属脏腑同名并与西医解剖学脏器功能相吻合的病候，称为本经所属脏器病候或 A 类病候，如手太阴肺经所属的肺，其同名的西医解剖学肺脏的功能为呼吸，故肺脏和呼吸方面的病候为 A 类病候，如肺经病候中的"肺胀满，膨膨而喘咳……咳，上气喘喝……少气不足以息"。第二类病候与西医脏器的功能没有明显关系，但与该经所属中医脏腑的功能有对应关系，称为本经所属脏腑病候或 B 类病候，如肺经病候中的"气盛有余，则肩背痛风，汗出，小便数而欠"。"汗出"和"小便数而欠"与西医的肺脏没有明显关系，但中医的肺在体合皮毛，主卫外，肩背痛风和汗出，都是说气盛毛孔开大则易受风汗出；肺为水之上源，向下布散水液首先到膀胱而致小便数，所以这一组病候属于中医肺功能相关的 B 类病候。实际上，中医脏腑病候是包括西医脏器的，这里为了区分暂将病候分为两类。第三类病候是本经所络脏腑的病候，即本经的表里经所属脏腑（包括西医脏器）功能失调的病候，为 C 类病候，如脾与胃相表里，脾经病候中的"食则呕，胃脘痛，腹胀善噫"，明显与胃有关。第四类病候即 D 类病候，为体表循经部位上的病候，如大肠经的"肩前臑痛，大指次指痛不用"，是位于大肠经路线上疼痛或功能障碍。循经病候是经脉病候中最常见的病候，有时为 1 个部位 1 个病候，有时则为多个连续部位的循经病候，如膀胱经的"项背腰尻腘踹脚皆痛"，"皆"字的使用表示上述部位的疼痛是同时出现的。

对《灵枢·经脉》所记载的十二经脉病候进行分类统计，如表13-1所示，结果表明，病候最多的为循经病候，占一半以上，仅有10.23%的病候是与经脉所属脏腑同名脏器的病候，而另有31.82%的病候与经脉所属中医脏腑的功能相关，说明经脉脏腑相关的研究重点除对脏器进行观察外，更应着眼于对经脉与中医脏腑病候间相关性的研究。

表 13-1 《灵枢·经脉》十二经脉病候分类统计

病候类型	病候数（个）	百分比（%）
A（本经所属脏器病候）	18	10.23
B（本经所属脏腑病候）	56	31.82
C（本经所络脏腑病候）	8	4.55
D（循经部位病候）	94	53.41
总数	176	—

黄龙祥对古典经络文献进行梳理后认为，经络是对体表—体表、体表—内脏相关规律的说明[4]。根据本文的统计，代表体表—体表相关的循经病候占一半以上，说明了该研究方向对揭示经络的重要性，但经脉体表—体表相关的研究很少。张维波等[5]使用经皮二氧化碳释放量（transcuteous CO_2 emission，TCE）对心包经全经各点的相关性进行了研究，发现经上部位的相关性大于经外部位，而经上的穴位相关性更强；对十二经24原穴的TCE进行聚类分析发现，左右同名原穴、表里经原穴和同名经原穴之间的相关性较强[6]。经脉脏腑相关的研究虽然不少，但多集中在经脉与脏器相关的研究上，而对经脉与中医脏腑的相关研究还很少，即涉及经络相关规律的研究实际上只完成了10%，因此，未来研究的方向除继续对经脉脏器相关规律的机制进行深入研究外，还应补充经脉脏腑相关和经脉体表—体表相关规律的研究。

第三节　经脉脏腑相关的现代研究

纵观现代经脉脏腑相关研究，多数是围绕着经脉或经穴与所属脏腑的同名脏器进行研究的，即以A类病候为主，这类研究多集中于心脏和胃脏两个器官。早期学者们通过临床观察以及从电生理学、生物化学、形态学等角度进行研究，发现心经、心包经的经脉（或经穴）区与心脏存在某些特殊的联系，主要表现为心脏疾患可相对特异性地反映于体表的心经和心包经[7，8]，并且刺激心经或心包经脉（或经穴）对心血管系统具有特异性的调节作用[9]；同时，发现胃的某些病理变化可特异性地通过胃经

（或经穴）而有所显现，针刺胃经（或经穴）对胃具有特异性的作用[10]。近年来，有学者从中医整体观的角度出发，提出经络与脑、免疫、内分泌、肠道菌群等调节机制相关的研究思路，表明经脉脏腑相关进入了更深层次的研究[1, 11]。随着检测技术的进步，表里经与脏腑关系的研究也逐渐由临床与文献研究进入到机理探索中，特别是在心与小肠、肺与大肠的表里关系研究中，进行了从器官、系统到细胞、受体、基因、蛋白质分子等水平的深入式纵向探索[12]。

目前对于经络实质的机理研究，大体从神经、血管、体液、筋膜等角度切入，其中，明确与脏器相连的主要是神经。由于内脏支配神经在躯体上有不同的反射区，不同脊髓节段所代表的躯干部位多为横向分布，与经脉的纵向分布特性不同，但经脉上部分穴位的主治与神经以不同节段横向分布于躯体有关。腧穴主治规律在古代及现代文献当中，均有与神经节段相通的记载[13]。有学者从临床经验及神经节段分布的角度探讨穴位的主治规律，认为腧穴的主治规律或者说特异性，与神经节段的分布规律有关[14]。皮区与肌层的穴位主治规律与神经节段的分布具有一定相关性，并且其所治疾病多数与同节段神经所支配的脏器有关[15]，但未对同一节段上不同经脉所属穴位的脏器效应进行比较，如果同节段上相关经脉的穴位对脏器的影响更强，也可一定程度上证明经脉与脏腑的相关性，这是未来经脉脏腑相关研究的一个方向。另有从经脉纵向的角度对处于同一经脉但不同节段的穴位对脏器影响的比较，该研究多集中在胃经。研究表明，与胃处于相重叠神经节段水平的足三里和天枢均可对胃内压产生影响，但与前二者处于不同神经节段的水沟、膻中和内关穴同样可以对胃内压产生不同程度的影响，推测其原因是不同神经节段的经穴在中枢有相同的汇集点，从而可共同发挥对内脏的调节作用[16]，但上述推测有待神经生物学的证据。与此相异的是，有学者通过对穴位分布与神经节段进行比较后发现，四肢远端穴位的经络归属、主治与神经节段支配并无明确关联[17]。湖南中医药大学经络研究团队对胃经穴位影响胃电活动进行了系统的研究，发现胃经上与胃不同节段的四白和足三里对胃的兴奋作用较强，而同节段的梁门和胃经外的非穴，对胃电的影响较弱[18]，提示经脉四肢远隔穴位对脏腑的影响可能通过特殊的途径实现。

以往经脉脏腑相关的研究多从比较不同经脉穴位针刺对脏器的影响角度入手，得到"多经司一脏"的结论，然而这个脏是西医的脏器。根据前文对《灵枢·经脉》中经脉病候的分析，认为经脉脏腑相关主要是中医概念的脏腑，从西医脏器角度证明经脉脏腑相关难以得到全面的结论。

也有一些按照中医脏腑病候进行经脉脏腑相关的研究，此类研究观察的重点是B类病候，笔者团队以体型跟人接近的小型猪为实验对象，建立了凝胶堵塞小型猪循经低流阻通道的病理模型[19]，发现堵塞经脉的循经部位（堵塞督脉的尾部和堵塞过耳部经脉的耳朵）的痛阈较注入凝胶前显著降低，出现了循经病候[20]，即D类病候；堵塞胃经低流阻通道并饲养6～8周后，小型猪可出现明显的胃肠臌气现象[21]，即A类病候。比较堵塞胃经与肾经低流阻通道的变化，发现小型猪分别出现了与中医胃、肾及所属经脉相关的 B 类病候，表现在水液代谢、行为学、体型变化、牙齿及生殖器官的脏器系数等方面，提示经脉不通的长期病理状态可出现与中医脏腑相对应的病候[22]，从中医脏腑病候角度研究经脉脏腑相关是未来经脉脏腑相关研究的一个重要方向。

总之，《灵枢·经脉》中总结的十二经脉与五脏六腑的联系主要指中医脏腑，其规律有待验证，部分脏器与部分经脉有相对特异的联系，其途径与神经有关，但关系复杂，需要与其他途径结合起来考量。

第四节　生命稳态、负反馈调节与容积传输

稳态是生命的重要特征，1932 年，美国 Cannon 在他的《躯体的智慧》一书中系统地阐述了内环境稳态的思想，他认为一切生理活动都是围绕着保持内环境稳态而进行的。实际上，健康状态下机体的任何一个器官组织都需要保持一个稳定的工作状态，那么，生物体中的稳态是由什么机制实现的？稳态调节与工程学中的反馈控制有一定相似之处，比较图 13-1a 的晶体管放大电路和图 13-1b 的肌肉控制。放大器的输出电流在受到扰动后，可以通过负反馈电阻 R_1 降低放大倍数而保持稳定。在肌肉的兴奋过程中，也有类似的腱器官而来的负反馈信号，它经过中间神经元的抑制性突触作用于 α 运动神经元，可抑制其过度的兴奋，使肌肉的收缩力保持稳定，如果没有这个负反馈，肌肉的兴奋在肌梭感受器与 α 运动神经元的正反馈回路作用下，将不断兴奋至强直，因此，负反馈调节是保持稳态的重要机制。

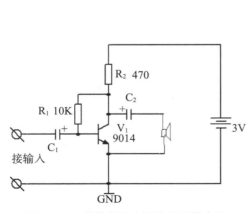

图 13-1a　晶体管放大器的负反馈电路

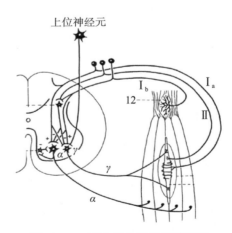

图 13-1b　肌肉兴奋的负反馈回路

容积传输学说是瑞典学者 K.Fuxe 和意大利学者 L.Agnati 共同提出的一种神经元之间信息传递的新模式。他们发现脑中一些单胺类神经元的递质可从突触和非突触部位漏出到细胞外空间，在细胞外液或脑脊液中传递，进而影响其他神经元的活动。为

了与通过神经纤维和神经突触的经典传递相区别，这种传输被称为容积传输（volume transmission，VT），而经典的传输方式称为布线传输（wiring transmission，WT）[23]，经络组织液通道为外周的容积传输提供了物质基础。

第五节　经络组织液通道对脏器活动的稳态调节机制

已有很多研究证明针刺调节脏器活动具有双向性[24-26]，既能使功能亢进的脏器活动降低，又能使功能低下的脏器活动加强，说明这种调节是朝着稳态的方向进行的，但机制是什么？现以肠的调节为例。现代生理学研究表明，肠壁的平滑肌既受中枢神经系统（central nervous system，CNS）的支配，也受肠神经系统（enteric nervous system，ENS）的调控。肠道由一节一节的环行肌组成，其上为纵肌，环肌与纵肌之间为肠肌丛，环形肌下面为黏膜下丛，均存在着数目巨大的神经元。当食物进入该肠段时，肠壁被扩张，肠壁的机械感受器受到牵张而兴奋，其信号通过后根传入脊髓，经一级换神经元后，作用于前根的传出神经，反射性地引起迷走神经兴奋和肠壁纵肌及环形肌的反射性收缩。如果此时的食团未被挤走，肠壁在体积未变的情况下，维持等长收缩，机械感受器受到的牵张力进一步加大，肠肌的收缩将随着这种正反馈越变越强，直至痉挛，但实际上健康人的肠壁并不会因食物的进入而出现痉挛，说明存在与图 13-1b 的肌肉活动类似的负反馈稳态调节机制，此反馈有可能来自 ENS。有研究发现，肠黏膜下层神经丛中有 50% 的神经元含有血管活性肠肽（vasoactive intestinal peptide，VIP），并有 VIP 受体，其性质为抑制[27]。

研究发现，接受食团的肠段在出现反射性兴奋的同时，几乎立刻引起远口端环形肌的抑制性接头电位，几秒钟后出现兴奋性接头电位[28]，该电位是怎么产生的？神经信号的传递是很快的，为什么在几秒钟后才出现兴奋性的转换？在 CNS、ENS 的调控基础上，考虑存在假单极的内脏躯体双投射感觉神经元，结合外周经络组织液通道和容积传输的最新研究成果，笔者团队尝试建立一个解释延迟的兴奋性接头电位现象，同时实现肠稳态收缩的神经体液联合机制模型，如附图 27 所示。

蓝线为内脏和躯体的感觉神经传入，图中显示分叉较高的长轴突双投射神经元，红线为脊髓传出神经元，包括传出到内脏平滑肌的迷走兴奋性神经，外周部分则为支配骨骼肌的 α 运动神经元。绿色箭头为肠自主神经 ENS 处于节段之间的抑制性神经元；橙色箭头为脊髓跨节段背根反射的神经元，黄色显示经络组织液通道与其中的容积传输。本图为简图，脊髓内的中间神经元及背根反射的细节等在此图中省略，跨节段组织液容积传输与神经体液接力传递的细节参见附图 27。

首先假设在肠的不同节段之间存在抑制性神经元（附图 27 中的绿色箭头），这类神经元可能是 ENS 中的 VIP 神经。食团所在的肠段（肠 1）通过 CNS 反馈兴奋紧张，同时通过 ENS 中的 VIP 神经向下一段肠（肠 2）发出抑制性信号，形成抑制性接头电位，使下一段肠壁保持放松，以便接受即将到来的食物，呈现蠕动兴奋的模式。此时的肠 1 也可接受由肠 2 来的抑制性神经信号，与 CNS 来的兴奋性信号整合，保持适度的稳态收缩。问题的关键是肠 2 必须在一定的兴奋情况下才能将抑制性信号作用于肠 1，而在食物未到达肠 2 时，该兴奋从何而来？

假设经脉为一种低流阻的组织液通道，肠 1 在兴奋的同时，通过内脏—躯体反射在外周释放 P 物质及使肥大细胞脱颗粒，释放组织胺、降钙素基因相关肽等活性物质，这些物质以容积传输的形式沿组织液通道传输并刺激下一个节段的躯体神经，使其兴奋，再通过该节段的躯体—内脏反射作用于肠 2，肠 2 由先接受的肠 1 来的抑制性接头电位转化成兴奋性接头电位，由于上述反馈信号经外周组织液通道传导，其速度较慢，故可解释为什么肠 2 在几秒钟后才从抑制性接头电位转为兴奋性接头电位的现象。肠 2 兴奋后，可通过 ENS 向肠 1 发出负反馈信号，抑制肠 1 的兴奋，由于该抑制信号源于肠 1 并与肠 1 的兴奋度成正比，肠 1 兴奋减弱，负反馈也减弱，最终可将肠 1 的兴奋度控制在一个稳定的水平。

第六节　针刺循经感传 "气至病所" 的机制

有学者研究了针刺足三里出现循经感传对胃蠕动的调节作用，发现当感传沿胃经到达胃部后，原来高紧张度的胃变低，低紧张度的胃则变高，呈现双向调节[29]。胃肠的过度兴奋或抑制可能源于附图 27 所示的通过体表经络组织液通道建立的负反馈机制障碍，即相关的组织液通道瘀滞不通，该推测得到笔者团队使用凝胶堵塞小型猪胃经低流阻通道所发现的胃肠臓气实验结果的支持[21]。针刺远隔穴位可形成从穴位处开始的神经轴突反射接力组织液容积传输的交替过程，如附图 28 所示，该机制的详细阐述已另文发表[30]。

在这个过程中，毛细血管受到肥大细胞释放的组织胺等物质的刺激而扩张，流入组织间隙的组织液大量增加，组织液压升高，根据 Guyton 发现的组织液压与流阻的反比关系[31]，以及笔者发现的针刺可降低循经流阻的实验结果和疏通经络的理论分析[32]，说明循经感传的同时，外周经脉上的组织液通道得以疏通，节段之间的负反馈机制得以恢复，过度兴奋的脏器活动被相邻节段来的抑制性信号所减弱；如果该节段脏器的兴奋性不足，则异节段穴位被针刺后形成的兴奋性物质传输到内脏所在节段后，通过躯体内脏反射和脊髓内反射，提高该节段内脏的兴奋性。由于四肢远端穴位的神经末梢和微循环丰富，针刺四肢末梢的穴位可由轴突反射产生更多的兴奋性物质，并通过毛细血管的扩张，产生更多的组织液，驱动兴奋性物质沿经传导，同时降低流阻，疏通经络。感觉神经末梢被兴奋产生轴突反射接力信号的同时，可将信号传入中枢，形成循经感传，当该信号到达偏离稳态器官节段的体表时，原本堵塞的经络负反馈回路被接通，器官恢复稳态，临床上表现为循经感传气至病所的双向调节效果。

总之，基于经络组织液通道的神经体液联合模型可解释针刺调节脏器的部分规律，但还不能说明经脉对脏器的特异性调节，因为按照这个模型，只要是能对该脏器形成负反馈的体表纵向通道都具有使该脏器恢复稳态的能力。实际上，过腹部的胃经、脾经和肾经都有"腹胀"的病候，体现了"多经司一脏"的规律，而不同经在影响程度上的差异，可能与双投射神经末梢在体表分布的不均匀性有关。西安交大医学院使用穴位刺激，发现其诱发的神经源性炎症反应有循经分布的趋势[33]，并非整个节段的均匀反应，对此猜测是一个支持，当然还需要更直接的形态学证明。保留背根进行刺激后形成的跨节段循经分布提示脊髓投射和体表投射都可能存在着经脉区域的特异性，此研究方法可靠，有进一步研究的空间。经脉与中医脏腑的对应关系从文献角度尚需梳理，同时参考腧穴主治方面的内容，其对应关系应在掌握了经脉脏腑相关的规律后再进行深入的机制探讨。

参考文献

［1］周逸平，胡玲，汪克明，等．经络理论核心问题的研究思路与方法探讨［C］．中国针灸学会经络分会第十届学术会议论文集．湖南，2009，256-259.

［2］赵京生．针灸经典理论阐释［M］．上海：上海中医药大学出版社，2003.

［3］黄龙祥．经脉理论还原与重构大纲［M］．北京：人民卫生出版社，2016.

［4］黄龙祥．中国针灸学术史大纲［M］．北京：华夏出版社，2001.

［5］Zhang W B, Tian Y Y, Zhu Z X, et al. The distribution of transcutaneous CO_2 emission and the correlativity between the points along pericardium meridian［J］.J Acupunct Meridian Stud，2009，2（3）：197-201.

［6］张维波．十二经原穴二氧化碳释放量的聚类分析［J］．生物数学学报，1997，12（3）：261-264.

［7］田岳凤，严洁．心包经心经与心相关规律的研究分析：经穴针刺的系统调节作用［J］．山西中医，1999，15（6）：27-29.

［8］毛喜荣．心经与心脏相对特异性联系机制研究通过专家鉴定［N］．中国中医药报，2003-06-06.

［9］吴欣，吴生兵，崔帅，等．针刺心经心包经治疗心绞痛研究进展［J］．辽宁中医药大学学报，2018，20（1）：90-93.

［10］王立东，戴明，吴焕淦，等．足阳明胃经与胃的相关性研究进展［J］．长春

中医药大学学报，2014，30（3）：558-561.

［11］黄凯裕，梁爽，傅淑平，等．基于脑肠轴理论探讨胃肠调理在针灸治疗脑病中的应用［J］．中医杂志，2016，57（13）：1099-1104.

［12］张田宁，周美启，吴生兵，等．基于经脉—脏腑相关研究心的表里关系［J］．针刺研究，2013，38（1）：78-82.

［13］王佩，王少荣．根据神经节段支配理论探讨针灸取穴规律［J］．针刺研究，1998，23（3）：163-167.

［14］陈少宗．从临床经验统计看胃经"腧穴—脏腑"相关规律［J］．针灸临床杂志，2010，26（8）：8-10.

［15］张鹤，孙平龙，张黎声，等．躯干腹、背侧同一神经节段腧穴主治功效的分析［J］．中国针灸，2013，33（2）：137-140.

［16］张玉翠，于隽，孟庆玲，等．电针不同神经节段穴位对大鼠胃运动异常模型胃内压的影响［J］．湖南中医药大学学报，2011，31（11）：65-68.

［17］王金金，蒋松鹤，李莎莎，等．十二经脉四肢远端穴位与脊髓神经节段支配规律的关系［J］．中华中医药学刊，2008，26（6）：1272-1273.

［18］李江山，严洁，常小荣．电针足阳明经穴对家兔胃运动功能影响的腧穴特异性研究［J］．湖南中医学院学报，2004，24（3）：43-45.

［19］Zhang W B，Wang G J，Fuxe K. Classic and modern meridian studies：a review of low hydraulic resistance channels along meridians and their relevance for therapeutic effects in Traditional Chinese Medicine［J］. Evid Based Complement Alternat Med，2015：1-14.

［20］Zhang W B，Xu Y H，Tian Y Y，et al. Induction of hyperal gesiain pigs through blocking low hydraulic resistance channels and reduction of the resistance through acupuncture：a mechanism of action of acupuncture［J］. Evid Based Complement Alternat Med，2013：1-9.

［21］Zhou W B，Jia S Y，Zhang Y Q，et al. Pathological changes in internal organs after blocking low hydraulic resistance channels along the stomach meridian in pigs［J］. Evid Based Complement Alternat Med，2013：1-12.

［22］李宏彦，王燕平，佘锐萍，等．小型猪胃经与肾经经脉不通病理模型的比较观察［J］．中国中医基础医学杂志，2018，24（2）：176-179.

［23］Fuxe K，Borroto-Ecuela D，Romero-Fernandez W，et al. Volume transmission and its different forms in the central nervous system［J］. Chin J Integr Med，2013，19（5）：323-329.

［24］任彬彬，余芝，徐斌．针刺对胃肠运动双向调节作用概述［J］．中国针灸，2012，32（8）：765-768.

［25］冷金成，张微，李思宇，等．针刺治疗功能性肠病双向调节作用与脑肠互动

［J］. 辽宁中医杂志, 2015, 42（5）: 1142–1145.

［26］朱兵. 针灸双向调节效应的生物学意义［J］. 世界中医药, 2013, 8（3）: 241–244.

［27］Lundgren O, Svanvik J, Jivegard L. Enteric nervous system. I. physiology and pathophy siology of the intestinal tract［J］. Dig Dis Sci, 1989, 34（2）: 264–283.

［28］韩济生. 神经科学原理（下册）［M］.2 版. 北京: 北京医科大学出版社, 1999.

［29］纪青山, 黄毅, 李一清, 等. 从针刺足三里穴出现循经感传看对胃的调整作用［C］// 中国针灸学会. 世界针灸学会联合会成立暨第一届世界针灸学术大会论文摘要选编. 北京: 中国针灸学会.1987.

［30］Zhang W B, Zhao Y, Fuxe K. Understanding propagated sensation along meridians by volume transmissionin peripheral tissue［J］. Chin J Integr Med, 2013, 19（5）: 330–339.

［31］Guyton A, Scheel K, Murphree D. Interstitial fluid pressure: III. Its effect on resistance to tissue fluid mobility［J］. Circ Res, 1966, 19（2）: 412–419.

［32］Zhang W B, Xu Y H, Tian Y Y, et al. Induction of hyperal gesiain pigs through blocking low hydraulic resistance channels and reduction of the resistance through acupuncture: a mechanism of action of acupuncture［J］. Evid Based Complement Alternat Med, 2013:1–9.

［33］张世红, 牛汉璋, 江赛男. 穴位刺激经长轴突反射引起的神经源性炎症反应［J］. 西安医科大学学报, 1999, 20（4）: 438–440.

第十四章 "膀胱"概念解析

中医对人体脏器的认识包含在《内经》的脏腑理论中，《素问·灵兰秘典论》对十二脏腑（含心包）的功能特点分别进行了论述，其中对膀胱的论述为"膀胱者，州都之官，津液藏焉，气化则能出矣"。《灵枢·本输》也说"膀胱者，津液之腑也"，即认为膀胱是一个藏津液，与津液关系密切的脏腑。在《中医基础理论》教材中，膀胱被定义为"是贮存和排泄尿液的器官"[1]，等同于现代解剖学中的膀胱，与《内经》"藏津液"的膀胱本意存在较大差异。正确理解《内经》的膀胱是揭开中医脏腑与解剖脏器关系的钥匙，也涉及对津液、气化、三焦、膀胱经等一系列重要概念的认识，乃至影响临床运用，本章要依据《内经》原文，对膀胱的结构和功能进行系统解析。

第一节 膀胱与膀胱之胞

在《史记·扁鹊仓公列传》的最后，有一大段人体脏器的描述，其中包括膀胱："正义胃大一尺五寸，径五寸……膀胱重九两二铢，纵广九寸，盛溺九升九合。"这里明言膀胱是盛尿的，该内容曾被《难经》一字不差地转载。在《内经》中，相似的内容出现在《灵枢·肠胃》和《灵枢·平人绝谷》中，但其中却不见了对膀胱大小及储尿功能的描述，代之以《素问·灵兰秘典论》的"州都之官"这一抽象的形容。《史记》的成书年代为公元前104—前91年，《内经》的成书据笔者等考证为公元110—120年[2]，在《史记》之后。那么，是什么让《内经》的作者改变了对膀胱的认识？《内经》中储尿的器官又是什么？

1.《内经》中储尿的器官是什么

尿是人体需排出的废液，由于不能随时排尿，必须有一个临时储尿的器官，《内经》不可能忽略它的存在，这个器官在《内经》中称为膀胱之胞，简称胞。《灵枢·五味》中有："酸入于胃，其气涩以收，上之两焦，弗能出入也，不出即留于胃中，胃中和温，则下注膀胱，膀胱之胞薄以濡，得酸则缩绻，约而不通，水道不行，故癃。"这里的膀胱之胞应该是指附属于膀胱的一个实体结构，有一定的厚薄，并能缩收，其不通则会出现小便不下的癃闭症状。如果膀胱就是那个储的胞，则直接用膀胱一词即可，不必加"之胞"，可见"胞"是一个具体的器官，因为它有具体的形态"薄以濡""缩绻"，逻辑上看，这个胞指的就是储尿的膀胱，它是《内经》膀胱的一部分，有独立的具体结构。胞的概念在《内经》中有两指，一是女子胞即子宫，二为膀胱之胞。在《素问·示从容论》中有"五脏六腑，胆胃大小肠，脾胞膀胱，脑髓涕唾，哭泣悲哀，水所从行"。这里的胞与脾和膀胱相并列，而没有特指是"女子胞"，故该胞应为男女共有的膀胱之胞。胞与膀胱并列的情况还出现在《素问·气厥》中的"胞移热于膀胱，则癃溺血"，如果胞就是膀胱，则自身相移不合逻辑。上述两例可证胞与膀胱并非同一个脏器，但二者距离相近，关系密切，加之"膀胱之胞"一词，则可证胞从属于膀胱。而胞为储尿器官除了上面多处提到的与之相关的"癃""溺"等病症外，还体现在《灵枢·淫邪发梦》的"客于胞䐈，则梦溲便"，张介宾《类经》言"胞，溲脬也；䐈，大肠也""邪气侵犯胞则梦溲溺，客于䐈则梦后便也"。因此，《内经》中的"胞"在这些地方代表储尿的器官，即尿脬。而在《灵枢·淫邪发梦》中谈到邪犯膀胱出现的则是"客于膀胱梦游行"，暗示了膀胱输布津液的职能。《诸病源候论》亦说："五谷五味之津液悉归于膀胱，气化分入血脉，以成骨髓也；而津液之余者，入胞则为小便。"

膀胱与尿脬在现代词典中虽多解释成同物异名，但细考究历代著述，其含义实非相同。如唐容川在《血证论》中指出，膀胱"位居下部，与胞相连"。王履在《医经溯洄集》中更是明确指出："至于受盛津液，则又有脬而居膀胱之中焉。"可知膀胱与尿脬相邻近而关联，尿脬位于膀胱之中。为了避免与中医膀胱混淆，以下对储尿的器官均称尿脬。

2.《内经》中的膀胱是什么

如果胞或尿脬是储尿的器官，那么《内经》中"藏津液"的膀胱又是什么？位于何处？"膀胱"一词，《针灸甲乙经》有"膀者，横也。胱者，广也。言其体横广而短也"。尿脬为一上大下小的倒锥体，正面观纵径大于横径，与该特征不一致。由于尿脬位于膀胱之中，故推断膀胱为包含尿脬的腹部空间，从尿脬所处的位置看，它位于西医解剖学的盆腔之中。盆腔为类似盆一样的扁宽形，是由骶骨岬、弓状线、耻骨梳、耻骨结节，耻骨联合上缘构成的环形界线以下的小骨盆，又称真盆腔的内腔，其形状更符合膀胱一词的几何特征。

一般脏腑的背俞穴和募穴都位于所属脏腑的附近，膀胱的募穴中极在腹部前正中线，脐下4寸；其背俞穴膀胱俞在骶部，当骶正中嵴旁1.5寸，平第2骶后孔，这两个穴位是脏腑背俞穴和募穴中位于躯干部最低的穴位，由此推论膀胱也应该位于躯干部的最下端，即腹腔下部的骨盆腔内。根据上述分析我们推断：《内经》中的膀胱指的是盆腔空间，包括其中的腹腔液和含尿的尿脬，这一结构使很多《内经》中对膀胱及相关脏腑关系的描述变得合理了。

如膀胱为"州都之官"，《说文解字》曰："水中可居曰州。""州"是"洲"的本字，其本义为水中的陆地；《水经注·水文注》曰："水泽所聚谓之都。""都"也写为"渚"，州都，即洲渚，指水及其中的陆地，准确描述了含有腹腔液的盆腔空间与其中的尿脬之间的位置关系。《素问·痹论》载："胞痹者，少腹膀胱按之内痛，若沃以汤，涩于小便，上为清涕。"王冰注曰："膀胱为津液之府，胞内居之，少腹处关元之中，内藏胞器。"王冰也认为膀胱包括"胞"在内；马元台在《灵枢注证发微》中也指出："膀胱为胞之室，胞在其中。"子宫在《灵枢·五色》中被称为子处，曾两度与膀胱并列，即"面王以下者，膀胱子处也"和"女子在于面王，为膀胱、子处之病"，两者在面部的代表区域一致，说明两者在体内的解剖位置也非常接近，盆腔与子宫的位置符合这一关系。

第二节 《内经》中膀胱的功能该如何理解

1. 州都之官

《内经》的膀胱被称为"州都之官"，据考证，"州都"亦为官名，"州都"的职责是向上推举贤才、向下传达命令。因此，有学者认为把膀胱比作"州都之官"，形象地表达了膀胱在津液输布中的职能，即把对人体有用的津液蒸腾输布至全身，无用的津液向下排出体外[3]。

2. 津液与膀胱藏津液的功能

在《内经》中，津液有多种含义，有时指含有营养的液态物质，如《灵枢·经脉》"皮毛焦则津液去皮节，津液去皮节者，则爪枯毛折"，《灵枢·五癃津液别》"五谷之津液和合而为高（膏）者，内渗入于骨空，补益脑髓，而下流于阴股"；有时指病理性积液，如《素问·汤液醪醴论》"五脏阳以竭也，津液充郭，其魄独居，精孤于内，气耗于外，形不可与衣相保"；有时指生理性体液，如《灵枢·胀论》讲："廉泉玉英者，津液之道也。"此处的津液指唾液；有时指代谢产物，如《灵枢·刺节真邪》有"茎垂者，身中之机，阴精之候，津液之道也"。同为津液之道，廉泉玉英代表舌下腺，是唾液分泌之道，茎垂指阴茎是尿液排出之道[4]，故此处的津液当指尿液。《灵枢·五癃津液别》讲："水谷入于口，输于肠胃，其液别为五。天寒衣薄则为溺与气。"在天寒人体水份不能随汗蒸发时，液更多地转变为尿，我们都有初到寒冷地方排尿增多的经验。

膀胱所藏的津液是《内经》中所指的何类津液呢？《内经》中的六腑是水谷受纳、消化、吸收的重要部位，也是津液布散，运行的重要通道。如《灵枢·天年》说："六腑化谷，津液布扬。"《灵枢·本藏》讲："六腑者，所以化水谷而行津液者也。"津液在布扬之前，需有一集中储藏之所，就像胆汁主要为肝脏所生，但多数要先储藏在胆囊中，再进入十二指肠，加以利用，膀胱作为六腑之一，在津液代谢中的重要作用之一就是储藏津液。

《素问·经脉别论》进一步描述了津液的生成、输布和排泄："饮入于胃，游溢精气，上输于脾，脾气散精，上归于肺，通调水道，下输膀胱。水精四布，五经并行。"也说明膀胱是参与人体津液代谢的重要脏腑之一，其所藏之津液不仅包括代谢产物尿，更有含营养物质的津液——水精。

3. 膀胱所藏津液的来源

《内经》中膀胱是藏津液之府，那么它的津液来自何处？《灵枢·营卫生会》讲："下焦者，别回肠，注于膀胱而渗入焉。故水谷者，常并居于胃中，成糟粕，而俱下于大肠，而成下焦，渗而俱下，济泌别汁，循下焦而渗入膀胱焉。"《灵枢·经脉》又有"小肠手太阳之脉……是主液所生病者"和"大肠手阳明之脉……是主津所生病者"之说，说明膀胱所藏的津液来自胃中的水谷，其形成与大小肠相关，并以下焦为传输通道。

现代生理学告诉我们，饮食入胃后，水液在通过小肠时，一部分通过小肠毛细血管汇入肝门静脉，另一部分通过小肠的毛细淋巴管进入乳糜池，再通过胸导管、颈静脉角进入血液。临床发现病理性腹水的形成与肝门静脉压升高和肝淋巴回流受阻有关，由此推断腹腔液部分源于小肠，因其乳糜性质与中医"液"的特征相似。经过消化吸收的食物和水进入大肠后，固体物质中的营养成分已经较少，食物残渣与水合成中医称为"糟粕"的物质，但水和其中的无机盐仍可被进一步吸收，其液体比小肠段吸收的乳糜液要清薄，具有津的特点。临床发现便秘的患者，由于肠蠕动不正常，可引起少量肠液渗出形成盆腔积液，由此推测在生理状态下大肠也会有少量渗出。另外，与大小肠相连的肠系膜和大网膜上血管密布，从血管中渗出的组织液也可直接进入腹腔。总之，大肠渗出的津加上小肠渗出的液，共同构成津液，储藏于腹腔之中。

如果《内经》的膀胱指尿脬，则它仅能接受由肾而来的水液，大小肠中的液体无法透过膀胱壁进入尿脬。有人认为由大小肠渗膀胱的说法是因为古人未发现膀胱通肾的输尿管[5]，这是不合逻辑的。古人的解剖非常细致，输尿管 5 ～ 7mm 粗，25 ～ 35cm 长，而且有两根，这样明显的东西古人怎么会看不见？如果不知道是肾产生的尿，如何会有肾主水的论断？如果水可以渗入储尿的膀胱，它怎么储水？尿积多了难道不会反渗出来？这一系列矛盾均源于"膀胱为储尿器官"的错误前提。

人体腹膜腔是脏、壁两层腹膜之间相互移行围成的潜在性间隙，腹膜腔内有少量液体，称为腹腔液（peritoneal fluid），其一部分来自腹膜间皮细胞的分泌，另一部分产生于脏器浆膜表面的（血浆）渗出液。西医解释腹腔液的主要功能是减少脏器运动时的摩擦，如对肠道蠕动起润滑作用，跟中医气的"滑利关节"功能相似；另外间皮细胞分泌液在修复腹膜空间上发挥作用，可帮助运输身体的防御细胞（白细胞）往返于感染和炎症的区域及清除充血区域，与中医卫气的作用相似。另外，腹腔液的量、其内的细胞和生化组成可以反映壁层腹膜和脏层腹膜间皮表面的病理生理状态、毛细血管流体静压、血浆胶体渗透压，并影响血管渗透和淋巴流行的情况。因此，腹腔液在水液代谢中发挥了一定的作用。

人体的腹腔液约为 50～200mL，处于动态平衡之中。相比而言，关节滑液仅 0.3～2mL，脑脊液的总量虽然有 150mL，但很分散。腹膜经骨盆上口向下移行至盆腔时，形成许多皱襞，给膀胱留有伸缩空间，如耻骨膀胱襞、膀胱横襞等，在膀胱空虚时特别明显。此外，位于膀胱周围的膀胱旁窝、直肠膀胱隐窝、膀胱子宫隐窝等，亦随膀胱的充盈度而改变。这些结构位置较低，含有疏松结缔组织，易储存液体，为膀胱"藏津液"提供了空间。人多数时候为站立或坐姿，在重力作用下，腹腔液更多地分布于盆腔中，是人体脉管外体液最为集中的地方，假设盆腔为膀胱，则它具有"藏津液"的功能是符合现代生理知识的。

4. 膀胱"气化则能出矣"的功能

气化是中医的一个重要概念，《内经》中明确谈到脏腑气化的地方是《素问·灵兰秘典论》："心者，君主之官也，神明出焉……膀胱者，州都之官，津液藏焉，气化则能出矣。凡此十二官者，不得相失也。"本段记述了十二脏腑的主要功能，其中气化的功能归于膀胱。后人对膀胱的"气化则能出矣"有几种理解，一是化为尿液排出体外。王冰认为，膀胱"位当孤府，故谓都官。居下内空，故藏津液。若得气海之气施化，则溲便注泄；气海之气不及，则闭隐不通"是说膀胱依赖气海的气化，能将津液化为尿液排出，若气海之气不足则膀胱排出小便困难。二是化为汗液。清代唐容川在《血证论·脏腑病机论》中指出，"气化则能出焉，此指汗出，非指小便"。三是化为卫气。卫气为"水谷之悍气"。《素问·营卫生会》云："卫气出于下焦……故水谷者……循下焦而渗入膀胱焉。"膀胱所藏的津液源于水谷，为卫气化生之源。四是膀胱所藏之津液有滋润营养作用，可入于血脉[6]。以上观点说明膀胱所藏的为津液，经过气化可转化为尿、汗、卫气和血。若以膀胱是储尿器官为前提假设，则难以理解膀胱的气化功能，因此，有人提出"气化则能出焉"一句是针对整个十二脏腑说的，非特指膀胱[4]。

一旦修正了对膀胱的认识，理解"气化则能出矣"便容易许多，但仍需几个前提。①气化的核心是气，正确理解气及气与津液的关系，才能理解该句。笔者根据《灵枢·决气》中"上焦开发，宣五谷味，熏肤充身泽毛，若雾露之溉，是谓气"的定义，指出此气为现代生理中的可流动组织液[7]，而气在经络中运行，可以用组织液在低流阻组织间隙（分肉之间）的流动获得理解[8]。②津液与组织液的气的关系非常密切，津液是凝聚状态的组织液，气是分散小颗粒的组织液（雾露），两者可转换，气化就是津液从凝聚态转化成小颗粒态的过程。③腹、盆腔内空间与体壁上的经络组织液通道之间有连通。前两点已有多项实验证明，关于第三点，生理学认为组织液与体腔内液体互通，因此在病理情况下，体腔内可积聚大量组织液而形成胸水、腹水[9]。

足太阳膀胱经"别下项，循肩髆内，挟脊抵腰中，入循膂，络肾属膀胱"，即足太阳经主干行于躯干背侧，在腰部进入腹腔和盆腔，在两个肾脏 37.6℃的高温（命门火）和腹主动脉的强大脉动压力（肾间动气）的作用下，盆腔内的津液有可能变成小颗粒的组织液，进入到膀胱经的组织液通道中，而膀胱之经为太阳，又称巨阳，也有很强的气化之力。《素问·热论》中说："巨阳者，诸阳之属也，其脉连于风府，故为诸阳主气也。"太阳膀胱经位于人体背部最表浅的部位，在人类进化早期以四肢着地行走及爬卧时，背部始终处于太阳的照射，接受的阳气最多，进入足太阳膀胱经的小颗粒组织液可被进一步气化为水气，并借助足太阳膀胱经的广泛分布做进一步转运，实现"气化则能出矣"和"水精四布"的功能。

气化一词在《内经》中出现 12 次，均在《素问》中。脏腑气化除《素问·灵兰秘典论篇》外，仅见于遗篇《素问·刺法论》所载的"膀胱者，州都之官……气化则能出矣，刺膀胱之源"，也是指膀胱作为津液之府主司津夜的转化。运行和变化是气的根本特征，《内经》之后气化学说得到发展，气的运动所产生的各种变化被称为气化，包括了人体的精微物质的生成及其相互转化的整个过程，涵盖了五脏六腑的所有功能。《内经》中另外 10 处气化见于论述五运六气的《素问·气交变大论》（1 处）、《素问·至真要大论》（1 处）和《素问·六元正纪大论》（8 处），主要记载了太阳、阳明、少阳、太阴、少阴、厥阴司天之政气化运行，后世在此基础上发展出以三阴三阳分类，以开阖枢作为经气运行规律的《伤寒论》六经气化学说和经络气化学说[10]。

第三节 膀胱与三焦的关系

1. 三焦与膀胱的位置关系

三焦为六腑之一，关于其实质和位置历代有多种认识。根据《灵枢·营卫生会》"上焦出于胃上口……中焦亦并胃中，出上焦之后……下焦者，别回肠，注于膀胱而渗入焉。故水谷者……循下焦而渗入膀胱焉"的描述，有学者考证，三焦当位于腹腔之内，认为下焦的下限在膀胱上口，即水液通过下焦注入膀胱，下焦与膀胱位置相邻，呈上下关系[11]。根据《灵枢·五癃津液别》"水谷并行肠胃之中，别于回肠，留于下焦"的描述，一般认为中、下焦的界限，即下焦的上限是小肠与回肠的交接处，是小肠分清泌浊的部位，位于脐下 1 寸的阑门。根据这种划分，膀胱的位置当在下焦之下，即体腔最下部的盆腔之中（图 14-1）。

从腧穴的角度看，三焦的募穴在脐下 2 寸，膀胱募穴位于脐下 4 寸，也是呈上下的关系。

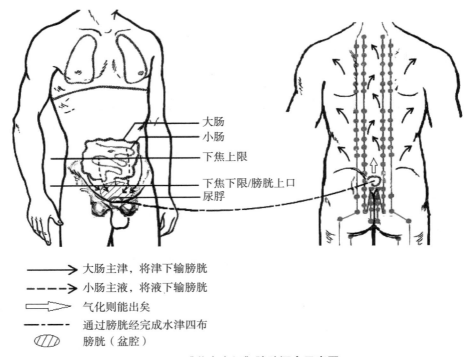

大肠
小肠
下焦上限
下焦下限/膀胱上口
尿脬

→ 大肠主津，将津下输膀胱

----→ 小肠主液，将液下输膀胱

⟹ 气化则能出矣

—·—· 通过膀胱经完成水津四布

膀胱（盆腔）

图 14-1 《黄帝内经》膀胱概念示意图

2. 膀胱与三焦功能的比较

《素问·灵兰秘典论》对三焦定义为："三焦者，决渎之官，水道出焉。"决渎，疏浚水道之意，它与"州都之官，津液藏焉"的膀胱都参与水液运行代谢，二者关系非常密切。《灵枢·本输》明确讲述了这两个腑之间的关系："三焦者，中渎之府也，水道出焉，属膀胱。""属"是联属之意，即三焦连接膀胱。

三焦与膀胱在《内经》上常相提并论，如《灵枢·本脏》中有"肾应骨，密里厚皮者，三焦、膀胱厚；粗理薄皮者，三焦、膀胱薄。疏腠理者，三焦、膀胱缓；皮急而无毫毛者，三焦、膀胱急。毫毛美而粗者，三焦、膀胱直；稀毫毛者，三焦、膀胱结也。"另外，《灵枢·邪气脏腑病形》云："三焦病者……不得小便，窘急，溢则为水，留即为胀……膀胱病者，小腹偏肿而痛，以手按之，即欲小便而不得。"即二者在所主病症上也非常相似，而且三焦的下合穴委阳在膀胱经上。但二者作为两个独立的腑，在功能上有分别，三焦主要为水道和元气运行的通道，而膀胱为津液贮存和气化的场所。

3. 膀胱与第三焦——下焦的关系

《灵枢·营卫生会》将三焦的功能总结为"上焦如雾，中焦如沤，下焦如渎"。它们虽然都与水液有关，但上焦之水是气态水（雾），中焦是水液与食物的结合过程（沤），只有下焦的渎（水沟）才与膀胱的功能直接相关。该篇进一步论述："下焦者，别回肠，注于膀胱而渗入焉。故水谷者……循下焦而渗入膀胱焉。"说明下焦与膀胱的位置相互衔接。

六腑之三焦为"决渎之官，水道出焉"，而下焦"如渎"，即下焦更能代表三焦的功能。三可为三个，亦可为第三之意，就像"三阳"有时并非指太阳、阳明和少阳加起来的三阳，而是单指太阳，实为"第三阳"，故这里的"三焦"也可能是"第三焦"即下焦，如此则《内经》中的很多内容就好理解了。如《灵枢·四时气》的"小腹痛肿，不得小便，邪在三焦约，取之太阳大络"，此处明明讲的是小腹和小便的问题，跟上、中二焦没什么关系，却说"邪在三焦约"，而三焦所"约"的溺仅是下焦的功能，故这里"三焦"的意思可能也是"第三焦"，即下焦。故《素问识》云："盖以通行水道之用，谓之三焦，其实专指下焦而言。"

虽然下焦与膀胱位置上邻近，但作为两个腑，三焦与膀胱仍各自有相对独立的空间。张效霞认为上、中、下焦分别为腹腔中的小网膜、大网膜和肠系膜[11]，上述三种膜是含有很多空隙的疏松组织，被称为"不实之肉"，它们夹在实体脏器之间，与外周经脉由夹在实体组织之间（分肉之间）的疏松结缔组织构成比较类似，因此这些结构可视为腹腔内的经络通道。从《内经》的诸多描述看，膀胱为腹腔之下盆腔中的间隙空间及尿脬，由腹膜组成其外壁，盆腔内隐窝较多，可容纳更多的水液，并使尿脬充盈时的阻力较小。因此从结构和功能上看，三焦是传输水的水道（水道出焉），膀胱是储存水的水库（津液藏焉），二者虽有不同，但在结构上相连通，在功能上都参与了水液的运行、贮藏和气化。从全身的角度看，无论是外周的疏松结缔组织，还是内脏之间的膜空间，都能运输水液，是互相沟通的人体水通道，其流动主要为渗透性流动，即《内经》在描述气运行时多次使用"渗"的含义。下焦作为连接回肠与膀胱之间的水通道，可将水谷代谢后的津液由大小肠传输至膀胱储藏，再根据身体所需进行气化，即"下焦者，别回肠，注于膀胱而渗入焉"和"气化则能出矣"。下焦与膀胱的相互位置没有严格的上下界限，因为网膜结构与膀胱空间很多是交织在一起的，但从水液的流注方向看，下焦是膀胱的上游，膀胱是下焦水道的下游水库，其衔接处为虚拟的"下焦下界"和"膀胱上口"。

第四节　膀胱与足太阳膀胱经的关系

从解剖结构上看，尿脬只在上端通过输尿管与肾相连，下端则接尿道，位于盆腔的前下部，与背部的膀胱经相距较远。如果膀胱指盆腔，则足太阳膀胱经的中段正好通过腹腔的背面，可与盆腔通过腹膜等结构相互沟通，按照经脉所过，主治所及的原则，膀胱经与盆腔的位置更接近。膀胱中的津液在肾阳相火的蒸腾作用下逐渐气化成小颗粒，通过腹膜的渗透进入膀胱经，再通过膀胱经的转运布输于背部，进而传遍全身。人类进化早期以四肢着地行走及爬卧时，背部始终处于太阳的照射下，接受的阳气最多，故进一步气化的能量较多，可成为全身小颗粒水气的主要供应者，所以"膀胱气化"的过程除了膀胱盆腔中的津液在肾阳相火作用下的气化，还有膀胱经中的水颗粒在各种内生和外来的能量作用下，形成具有更高动能、更强运输性的微小水颗粒，成为全身卫气的重要来源。

关于卫气的来源，一向有"卫出于上焦"和"卫出于下焦"两种观点。根据本文对膀胱的解析，水谷之气可从下焦注于膀胱（津液藏焉），再通过气化进入膀胱经（气化则能出矣），进而布散全身（水精四布），支持卫气出于下焦的观点，但上焦也可能是卫气的另一处来源。

第五节 小 结

《内经》中的膀胱在结构上是指包括尿脬而除外大肠和胞宫、精室等内生殖器官，含有腹腔液、以腹膜为其外壁的盆腔空间，其所藏的津液为广义的津液，非仅为尿液，膀胱在自身的阳气及肾、三焦气化作用下，在人体津液的贮藏、输布、转化中发挥了重要的作用。其功能与肾和三焦的关系最为密切。通过对《内经》膀胱的解析，我们对中医脏腑与脏器的关系有了更清楚的认识：脏腑包含脏器，但不限于脏器，它是以一个或几个脏器包括其附属结构及器官周围环境等形成的结构功能集合体，而脏器环境有可能在最新的间质—组织液发现后[12]，形成一轮研究高潮。通过对经脉脏腑相关的解析发现，经脉病候除了一半以上的循经病候外，脏腑病中约33%为中医脏腑病候，而与同名解剖脏器功能直接相关的病候只占10%[13]，这也许就是为什么《内经》作者在对解剖脏器非常熟悉的情况下，却选择了更大范围的脏腑作为认识疾病、治疗疾病的单位。现代人将《内经》的膀胱解读为储尿器官，与西医解剖同名之膀胱混为一谈，但笔者认为这种观点偏离了《内经》本意。

参考文献

［1］孙广仁.中医基础理论［M］.北京：中国中医药出版社，2017：133.

［2］张维波，高也陶，李宏彦.《黄帝内经》成书年代解析［J］.中华医史杂志，2017，47（3）：162-166.

［3］陈宇，丁娜.浅谈"州都之官"［J］.吉林中医药，2004，24（11）：3.

［4］刘建新.略论"气化则能出矣"：学习内经的点滴体会［J］.湖南中医学院学报，1980（3）：3-7.

［5］靳士英.五脏图考［J］.中华医史杂志，1994（2）：66，68-77.

［6］郭文娟，李俊莲，牛春兰.膀胱藏津液、气化出之功能探讨［J］.中国中医基础医学杂志，2014，20（2）：162-163，182.

［7］张维波.《黄帝内经》气血经络概念解析［J］.中国针灸，2013，33（8）708-716.

［8］Zhang W B，Jia D X，Li H Y，et al. Understanding qi running in the meridians as interstitial fluid flowing via interstitial space of low hydraulic resistance［J］. Chin J Integr Med 2018，24（4）：304-307.

［9］姚泰，赵志奇，朱大年，等.人体生理学［M］.北京：人民卫生出版社，2015：1891-1892.

［10］王居易.经络医学概论［M］.北京：中国中医药出版社，2016：46-72。

［11］张效霞.三焦真原［J］.山东中医药大学学报，2005，29（5）：342-345.

［12］Benias P C，Wells R G，Sackey-Aboagy B，et al. Structure and distribution of an unrecognized interstitium in human tissues［J］. Scientific Report，2018，8：4947.

［13］张维波，王燕平，李宏彦.《黄帝内经》经脉脏腑相关解析［J］.针刺研究，2018，43（7）：424-429.

第十五章 "膜"概念解析

　　膜是广泛存在于动植物体内的一种薄层组织，随其所处的部位不同，命名、组成和结构也不尽相同。就人体的膜结构而言，宏观上可有浆膜、黏膜、滑膜、脑膜、筋膜等，微观则有细胞膜、血管膜、神经鞘膜等，这些膜多是覆盖在组织或器官上，起分隔、支撑、固定、润滑等作用，不同的组织器官可通过膜结构相互连接。相对于现代医学中的膜概念，《内经》对膜结构已经有了丰富的认识。从解剖学角度而言，人体有筋膜、膜原等结构，《素问·太阴阳明论》还指出"脾与胃以膜相连耳"。从功能系统的角度而言，"肝主身之筋膜"理论指出膜结构广布于人体内外上下，范围极广，大至五脏经隧、三焦、膜原、心包络，小至玄府，均有膜结构参与，与气血的运行和升降出入密切相关，涉及广泛的生理活动和病理变化。中医对膜的认识十分精微，并有效地指导临床实践。中医体系自古就蕴含着道法自然的思想，认为"天地大人身，人身小宇宙"，正如《内经》对人体的认识，多与自然界比拟，使现代学者对其理解常遇困境。近些年来，在《自然》《科学》等国际刊物上陆续发表了一些颠覆性的关于人体生命科学的研究成果，在中医的经典中也常常可看到类似的映证[1]。

　　《说文解字》谓："膜，肉间胲膜也……幕也……在人者不可得见也。"膜，泛指体内的所有膜结构，存在于组织间，包裹体内脏器，"不可得见"主要指膜位于体内，无法直接用肉眼观察。《内经》中提到膜，多以"募"称之，因"膜"与"募"相通[2]，并提出募原、募筋等概念，此后各代医家不断充实与扩大了膜结构的概念，对其生理和病理意义进行了系统的阐释。

第一节　膜结构与筋膜

1. 广义筋膜

　　《素问》提出了筋膜的概念，并认为全身的筋膜为肝所主，肝之气血可以濡养人体的筋膜结构。《素问·平人气象论》曰："脏真散于肝，肝藏筋膜之气也。"《素问·痿论》曰："肝主身之筋膜。"中医理论的筋膜，具有广义和狭义两层内涵，广义的筋膜指人体所有的膜结构。明代张介宾的《类经·疾病类·诸卒痛》记载："膜，筋膜也。"明确将膜定义为筋膜，即膜聚成筋，筋展成膜，二者本为一物。中医的肝气与全身的筋膜相通，其中既包含四肢躯干部位的肌肉筋膜，也包含体腔内的脏腑筋膜，二者都有赖于肝气的调节。《类经·疾病类·痿证》中指出："盖膜犹幕也，凡肉里脏腑之间，其成片联络薄筋，皆谓之膜，凡筋膜所在之处，脉络必分，血气必聚，故谓之膜原。"根据《内经》和《类经》对筋膜的描述，中医的筋膜主要为结缔组织，含有丰富的血管、神经和淋巴管等脉络组织，为体内物质交换与信号传递的活跃部位，因其分布较广，又称其为膜原，是人体的"气血聚集处"。

2. 狭义筋膜

狭义的筋膜是指体腔外位于躯干、四肢部，与骨骼肌和骨密切相关的膜结构，这一观点主要来自《内经》中对筋和肉的描述。《素问·五藏生成》曰，"诸筋者皆属于节"；《灵枢·经脉》曰，"筋为刚，肉为墙"，即筋在结构上为坚韧刚劲有力的组织，并连属于关节。从以上对筋性质的描述，可以知道筋致密、有韧性、包裹、分隔骨骼肌，并连接于肌腱的肌筋膜，附着于关节的肌腱以及韧带、滑膜、关节囊等结构。《素问·痿论》云"宗筋主束骨而利机关也"，说明筋有连接、约束骨骼与活动关节的作用。因产生关节运动的力量来自于骨骼肌的收缩，而肌腱和韧带的功能是维持运动过程中的稳定性和传递肌肉的力量，而且从结构上骨骼肌与肌筋膜很难分开，因此中医的筋还包括骨骼肌，其具有保护血管、神经和脏腑的功能。因此，骨骼肌的形态偏重于肉的范畴，骨骼肌的运动功能偏重于筋的范畴，唐代杨上善在《太素·卷第二十五·伤寒·五脏痿》中记载："膜者，人之皮下肉上膜，肉之筋也。"南朝全元起曰："人皮下肉上，筋膜也，盖膜犹幕也。"二者均指出膜是位于皮肤与肌肉之间的组织，主要指皮下的浅筋膜与深筋膜。《中医大辞典》明确将筋膜定义为：肌肉的坚韧部分，附于骨节者为筋，包于肌腱外者为膜。将筋膜的字面意思分开解释，筋指肌腱，膜指包裹于肌腱外面的膜。《实用内经词句辞典》将《内经》中的筋膜定义为筋，因"肝主身之筋膜"与"肝主筋"相同，重点强调肝为将军之官，所司之筋主要为参与运动的肌肉与关节附属组织，强调肝对筋的濡养调节作用，而弱化了膜的作用，因此又有"肝主运动"之说，也有学者称其为外膜系[3]。

经筋是隶属于经络系统的中医特有概念，是中医对运动系统如肌肉、韧带等组织的结构、功能及病症的系统认识。与经脉、络脉相似，经筋系统也具有独特的组成与功能，由十二经筋和维筋组成，维筋包含大筋、缓筋、膜筋、维筋、筋纽、小筋等组织，具有构成关节、主持运动、保护机体和反映病证等作用。经筋系统包含狭义的筋膜，即四肢与躯干的肌肉、韧带、腱膜、外膜、深筋膜等组织。其中，大筋、小筋、宗筋、膜筋和脊筋指大小和部位不同的骨骼肌，维筋主要指能够约束肌肉运动的腱膜，缓筋则指前腹部的肌肉和筋膜，多与胃肠功能异常的表现有关，说明经筋系统可以通过体表的肌肉对体内的脏器功能产生影响。

第二节　膜结构与膜原

"幕""募"通膜，因此《内经》的"募原"与后世医家所论"膜原"是指同一物。对膜原的理解，各医家所持观点并不完全一致，同样有狭义和广义之分。狭义的膜原指体腔内的胸膜、腹膜，以及胸腹膜的形成物——脏器韧带、系膜等结构；广义的膜原指人体所有的膜结构，包含四肢和躯体内外的膜结构。

1. 狭义膜原

狭义的膜原，主要存在于体腔内，以胸膜、腹膜、肠系膜、网膜及脏器韧带为主，其间存在广泛的间隙以及丰富的血管、淋巴管等组织，可形成运输组织液的通道结构，在病理状态下因物质运输障碍可导致肿瘤产生。《内经》中的膜原主要指狭义膜原，即连接五脏六腑的韧带或膜结构。

《素问·太阴阳明论》曰："脾与胃以膜相连耳，而能为之行其津液。"此处的膜指脾胃韧带，拥有明确的解剖学内涵，同时具有运行津液的生理学作用，说明脾胃韧带中富含并可输运的液体。《素问·举痛论》曰："寒气客于肠胃之间，膜原之下，血不得散，小络急引故痛。"寒邪所侵袭的"肠胃之间"和"膜原之下"应指解剖学中的肠系膜，肠胃间的膜系不称其为膜，而是以"膜原"被提出，充分体现出膜原面积较大，分布之广的特点。清代张志聪在《素问集注》记载："募原者，肠胃之膏膜。"有学者指出，此处的"募原"是指胃肠之外的腹膜、腹膜腔和网膜等膜结构相关概念[4]。

《灵枢·百病始生》曰："邪留而不去，传舍于肠胃之外，募原之间，留着于脉，稽留去，息而成积。""募原之间"突出了膜结构中存在间隙的特点，其中含有血管，故可形成"留著于脉"的病理状态，脉内邪气不去则可形成"积"。唐代孙思邈在《备急千金要方》中记载："寸口软者，结热在小肠膜中，伏留不去。"此处的"膜"指肠系膜，并且认为热邪可结于肠系膜中，造成寸口脉的变化。

2. 广义膜原

广义的膜原，既包括体腔内的膜结构，同时还包含四肢肌肉的膜结构，具有沟通人体内外的作用。张介宾在《素问·痿论》注中指出："膜，犹幕也。凡肉理脏腑之间，其成片联络薄筋，皆谓之膜，所以屏障血气者也。""肉理脏腑之间"，即是肌肉缝隙、肌肉纹理等间隙，脏腑之间的间隙，肌肉和脏器之间均以膜相连，指出了膜既存在于四肢，又存在于体腔之内可联络脏腑，突出其具有分隔和保护的作用。清代何廉臣在《重订广温热论》中记载："膜原，即统腹膜空隙之处，外通肌肤，内近胃肠，上连胸隔，下包两肾膀胱，中有夹缝。"清代薛雪在《湿热病》篇中指出："膜原者，外通肌肉，内近胃腑，即三焦之门户，实一身之半表半里也。邪由上受，直趋中道，故病多归膜原。"认为膜原外可连接四肢皮肤，内可覆于脏腑，上下相连；同时膜组成的间隙结构可以是疾病传变的渠道，位于人体内外之间，基本等同于解剖学中的筋膜。有医家指出，膜原与筋膜相同，都指皮下结缔组织，如明代马莳注《灵枢·百病始生》："膜原者，即皮里膜外也。"认为"皮里膜外"属于膜原，李中梓明确指出："募原者，皮里膜外也。"任继学则称膜原为分布于体表浅处的刚柔相济的结缔组织，主要起桥梁和纽带的作用。

《内经》所指膜原，是脾胃之间、连接五脏之处和肠胃之外的膜结构，后世医家推而广之，将膜原引申为连接五脏六腑、四肢百骸等广泛存在于人体的气血流注通道，依据膜原的功能特点扩大了其解剖范围，说明膜原既有狭义的连接五脏六腑，特别是脾、胃、肠三处的腹膜、系膜和网膜的含义，又有其广义的存在于人体各处的膜结构，包括躯体四肢的筋膜。无论是狭义还是广义膜原，都可形成运行气血的间隙结构[5]。

3. 膜原可为邪气侵袭之处

中医理论的膜原，与现代医学中的结缔组织膜相似而不相同，二者同样具有分隔、屏障和固定组织的作用，但中医理论更注重膜的实际作用。膜原虽然为有形结构，但想要真正认识中医的膜原，不仅需要了解其解剖学概念，更要注意膜原特殊的间隙结构，其既有运行气血的通道功能，同时也为正邪交争的场所。

膜原与其他组织一样，会受到病邪侵袭，成为发病部位。《灵枢·百病始生》曰："虚邪之中人也……留而不去，传舍于肠胃之外，募原之间，留著于脉，稽留而不去，息而成积。"《素问·举痛论》曰："寒气客于肠胃之间，膜原之下，血不得散，小络急引故痛，按之则血气散，故按之痛止……寒气客于小肠膜原之间，络血之中，血泣不得注于大经，血气稽留不得行，故宿昔而成积矣。"肠胃之外的膜原，成为寒气能够侵袭的病位，寒邪影响了膜原中气血的运行，进而影响局部血液循环和淋巴液回流，使间隙中的液体运行不畅，久之造成组织液与血液在局部的凝滞，即气滞血瘀，便形成了"癥瘕"和"积聚"等肿块。

膜原广泛分布于全身，病邪的侵袭往往是躯体四肢内外均受累，相关疾病更是遍及中医各科。明代喻嘉言在《寓意草》中形容窠囊之痰时指出："窠囊之中，痰不易除，即肺叶之外，膜原之间。"其所指膜原是肺之外的胸膜。产生咳嗽的原因是患者"气不归元……入于肝肺散叶空隙之间，膜原之内"，由肺气郁滞所导致的痰饮等病理产物，可停留于肺叶或肝叶之间，存在于胸膜或腹膜内，而形成"窠囊之痰"。

在膜原理论的指导下，各派医家引申出了诸多临床治法，充实了膜原受邪论的内容，里程碑式的论著当属吴又可的《温疫论》。其不仅继承了《内经》对膜原的论述，同时将膜原概念延伸至深、浅筋膜，扩大并明确了膜原指代的范围，即"伏脊之内，去表不远，附近于胃""经、胃交关之所"，认为膜原位于人体半表半里之处，提出了"邪伏膜原"学说，指出膜原疾患应以开达膜原、开通郁阻等方法来治疗，并创立了达原饮，对后世影响深远。

膜原可形成人体内部与外界沟通的渠道，成为半表半里部位，起到一定的屏障作用；但又可能成为病邪侵袭的通道，进而加速病邪的传变。中医在治疗新冠肺炎时便运用了与邪伏膜原的相关理论。许多学者认为，新冠病毒通过口鼻侵入人体，病位主要为胸腔，即病毒之疫疠邪气首先停留于肺部和胸膜膜原，膜原间隙闭阻，影响营卫之气通行，致使肺气郁闭而形成肺炎。因此，有医者提出治疗新冠肺炎早期可从膜原论治[6]。

第三节　膜结构与肓膜

肓膜也是人体的实体膜结构，也同样构成人体内间隙和通道的壁。但与膜指代的实体结构不同，历代对肓的认识更强调其间隙性。《灵枢·胀论》曰："此言陷于肉肓而中气穴也，不中气穴，则气内闭，针不陷肓。"此处的"肓"是指孔隙，针刺中"肉肓"是指针刺中肌肉的间隙。肓，《说文解字》谓之"心上鬲下也"，为后世理解"肓"留下了巨大的疑问，心之上与鬲（膈）之下并非指同一部位，因此多数学者认为此处的解释有误。杨上善在《太素·卷十九·知针石》云："心下鬲上谓肓。"即心下膈上的间隙部位为肓。明代吴昆在《素问吴注·腹中论》曰："腔中无肉空脄之处名曰肓。"脄即指无组织填充的空隙。张介宾在《类经·疾病类·痹证》中指出："肓者，凡腔腹肉里之间，上下空隙之处皆谓之肓。"清代张琦《素问释义·痹论》中曰："胸膜、上下空隙处谓之肓。"目前被广泛认可的理解是李鼎的观点，他指出肓膜应为膈下的腹中膜——腹膜，以及覆盖于脏器的系膜、网膜、韧带等腹腔内的膜结构[7]。肓膜本应属膜原的一部分，但二者不同之处在于，肓膜更强调膜组成的间隙结构，包括胸腹腔内的脏腑间隙、胸膜或腹膜与体壁的间隙等。

《素问·腹中论》曰："病名伏梁，此风根也，其气溢于大肠，而著于肓，肓之原在齐下，故环齐而痛也。"显然，伏梁病的邪气不仅积聚于大肠，更甚者可积聚于大肠外的肓，此处所指即肠壁与肠系膜之间。据学者考证，《灵枢》的成书时间应早于《素问》[8, 9]，因此，"肓之原"应最早见于《灵枢·九针十二原》："肓之原，出于脖胦，脖胦一。"一般认为，脖胦即是任脉的气海穴，但笔者认为从圣人坐标系的角度来看[10]，脖胦应是肚脐（《康熙字典》中的胦即为肚脐，脖胦也是肚脐之意），而"肓之原在脐下"是指仰卧位垂直向下进入体内的部位，因此，"环脐而痛"是以脐为中心的疼痛。肓之原与肓原相同，并非脐下方的气海穴，而是脐向腹内的膜系之间的空隙，在腹壁内侧的前正中线上，脐周腹膜向上移行为肝圆韧带，覆盖于肝脏；向下移行为脐正中襞、脐内侧襞和脐外侧襞，覆盖于膀胱和子宫。腹膜形成的皱襞内含有脐正中韧带、脐内侧韧带和腹壁下动脉。脐正中韧带是胚胎时期遗留的脐尿管索，成人后即闭锁退化，连接膀胱顶部，目前认为对脏器并无实际作用。腹膜皱襞与其内的韧带和血管组织之间存在间隙，从位置来看，脐正中韧带和腹膜皱襞是肓原的重要形成部分。脐至耻骨联合的腹正中线部分，其内部为腹膜壁层和脐正中韧带（与膀胱尖相连），《灵枢·四时气》中的"气盛则厥逆，上冲肠胃，熏肝，散于肓，结于脐。故取之肓原以散之"。刺激任脉在脐至耻骨联合部的穴位，可通过腹膜影响脏器，包括胃、肠、肝及膀胱等。此处，膀胱虽属于腹膜外脏器，但中医的膀胱概念并非现代解剖学中的脏器膀胱，而是指以腹膜为外壁的盆腔空间，包括其中存储尿液的尿脬和腹腔液[11]。通过刺激腹壁，进而借助腹膜影响腹腔内的相关脏器，这一过程与肓膜相关，故称"取肓原以散之"。

肓膜作为人体的膜结构概念之一，同样具有广义与狭义之分。广义的肓膜与狭义的膜原概念类似，主要存在于体腔内，以胸膜、腹膜、肠系膜网膜及脏器韧带为主；狭义的肓膜指脐周及脐以下到盆腔的腹膜及脏器的被膜。与膜原不同的是，广义的肓膜既包括实体的膜结构，也包含了膜与其他组织形成的间隙，这些间隙可通行血管、神经、淋巴管等，执行运行气血的功能，特别是卫气[12]。《素问·痹论》："卫者水谷之悍气也……故循皮肤之中，分肉之间，熏于肓膜，散于胸腹……"狭义的肓膜处于腹腔中，同样具有间隙结构的特点。

第四节　膜间隙与卫气

卫气"昼行于阳，夜行于阴"，与人体的分肉组织关系密切，其昼所行的分肉之间，是指人体浅表四肢部位的组织间隙——分间，夜行于人体较深之处的组织间隙——膜原。《灵枢·水胀》指出："寒气客于肠外，与卫气相搏，气不得荣……"肠外即膜原所在的部位，寒气可与卫气在膜原"相搏"，说明膜原中有卫气通行。张志聪在《黄帝内经灵枢集注》中明确指出卫气"夜行于五脏募原之内"。

笔者认为，卫气的现代生理概念，与组织液及其中的小分子物质密切相关，卫气行于间隙组织（分肉之间），其实质是体内组织液在组织间隙中的运行[13-15]。卫气"夜行于膜原之内"是突出了体腔内膜间隙结构中存在流动的组织液，因膜间隙常为血管穿梭的部位，可渗出组织液，而细小血管又被称为络脉，故有卫气与络脉相伴而行的说法。卫气夜行于阴，深入体内，《灵枢·卫气行》有明确的路线记载，即从肾→心→肺→肝→脾→肾，而这种循行必然有一定的物质基础才能完成，膜原作为卫气与脏腑相通的重要结构，是卫气运行的载体。

卫气循行于体腔内的膜原，当卫气运行不畅时，可出现气滞。《灵枢·胀论》记载了卫气循行失调引发的胀病："卫气之在身也，常然并脉循分肉，行有逆顺，阴阳相随……然后厥气在下，营卫留止，寒气逆上，真邪相攻，两气相搏，乃合为胀也。"

卫气常行于人体的分肉之间，当其循行异常时，与上冲之外邪相搏而产生胀病。若发生在体腔内，可导致卫气停于组织间隙中，即组织液等物质的局部堆积，而产生"排脏腑而郭胸胁，胀皮肤"（《灵枢·胀论》）的胀病。

由于中医在认识人体时，常将解剖与生理和病理功能相结合，因此，筋膜、膜原、肓膜在解剖和功能上有一定的重合，但又各有侧重。广义的筋膜和膜原均可指人体所有的膜结构及其间隙，狭义的筋膜侧重于四肢运动系统的结缔组织；膜原侧重于腹膜、网膜、系膜等体腔内的膜结构，处于半表半里的部位，并可受邪，其中肓膜强调膜的间隙（肓），是卫气的内行部位。由于《内经》本就是不同医书的汇总，经过数千年传承过程中的错漏丢失和各派医家的不同注释，在概念上造成了重合和混淆，使今人理解某些概念存在多样性。但从古至今，中医研究的对象是人，所观察和描述的现象和器官从未变过，需要我们溯本归原，进行细致的研究，才能系统地总结中医基础理论，传于后世。

第五节　中西医学对膜结构认识的异同

由于文化背景的不同，中西医对人体的认识角度及思维方式有很大差异。对于膜结构的认识，传统中医与现代医学均作出了形而上与形而下的研究。解剖学所涉及的人体的膜结构如腹膜、胸膜、网膜、系膜等，被统称为筋膜、膜原或三焦，这是形而下的实体存在方式。传统中医对膜的解剖认识多从其位置、特性、内含血液、组织液与淋巴液进行了描述。与此相比，现代医学依托于科技的支持，对诸如此类的膜结构进行了丰富而细致的研究，就大体形态的观察与命名、韧带的分布与走行，以及微观形态如细胞类形、血管与淋巴组织、神经分布等有着非常系统的研究。

基于对膜解剖结构的认识，中医与西医在描述膜的生理与病理功能时有相同之处。膜内的肿瘤、囊肿，中医称之为积聚、伏梁，并且均包含消化系统疾病的症状，如腹痛，说明腹膜与肠功能密切相关。膜结构内丰富的血液与淋巴液，使其成为物质传输的通道，这与膜原"少阳主枢机"有异曲同工之妙。肠系膜内含大量的淋巴管，是人体的免疫器官，能够进行免疫反应，与膜原中卫气具有卫外功能意义相同。此外，现代医学也逐渐意识到情绪与身体的关系，并设立了心身医学科，专门研究心理与身体同病的科学。筋膜细胞具有记忆力，并可感知机械信息，被认为是具有意识的组织[16]，这一点与中医治神和肝主疏泄，调畅气机的理念有异曲同工之妙。

传统中医由于文献的错传、整合与丢失，使一些概念出现歧义，又因历代医家众说纷纭，为后辈学习和理解中医带来极大的困难，加之中医对系统功能的整体认识重于对简单结构的描述，对于膜结构的解剖，始终停留在肉眼可见的粗略观察水平。与此不同的是，随着科技水平的不断进步，现代医学在解剖学和组织学范畴内对膜结构有着细致的研究，利用人体解剖与组织固定，可以将膜结构的大体形态结构完整保留下来，并进行三维立体模拟，使膜结构再不是毫无章法的松散结构，而是生动地包裹和穿梭在肠间的器官组织。利用超声和磁共振等技术，对人体进行组织探查和断层扫描，可使膜结构与其他组织的空间结构关系清晰地展现出来。

相对于形而下的认识，中医则更注重形而上的脏腑功能与相互关系的研究。肝主身之筋膜，将藏象中的肝功能与筋膜相联系，肝气条达则一身筋膜之气舒畅，当肝气郁结或肝肾气不足时，所导致的筋膜疾病可由治肝而取得效果。此外，膜原处于一身半表半里之处，其所受邪可导致病毒传染，从膜原属少阳半表半里出发，拟出达原饮加减方等，又可治疗此类病患。类风湿性关节炎、盆腔炎、脑炎、肾病、腹腔积液等疾病，均可利用膜原理论进行治疗，这是目前现代医学所不能理解的。

总之，膜结构广泛存在于人体各部位，其所构成的间质成为重要的通道系统，血液—组织液—淋巴液循环与中医的气血津液运行有密切的联系（图15-1）。近年来，膜解剖理论的提出标志着使现代医学开始积极探索膜结构的解剖与生理功能。中医虽有解剖，但其更注重"体""用"合一的形而上概念，强调通道结构对气血津液的布输以及疾病传变的意义。利用现代技术对膜结构进行研究，有助于理解中医的气血津液和经络等概念，对于中西医学的理论研究具有重要意义。

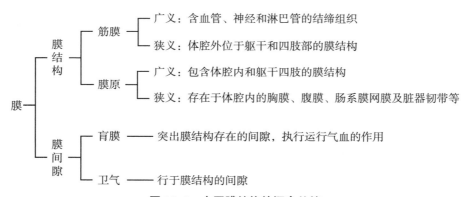

图15-1　中医膜结构的概念总结

参考文献

[1]王朝阳. 生命大观 中医气化结构理论 道、天地、阴阳[M]. 北京：中国中医药出版社，2018：2.

[2]冯其庸，邓安生. 通假字汇释[M]. 北京：北京大学出版社，2006：146-243.

[3]姜欣，谷晓红，刘铁钢，等. 中医膜系理论探究[J]. 中医杂志，2018，59（17）：1441-1445.

[4]黄雯琪，龙奉玺，罗莉，等. 探析国医大师刘尚义"从膜论治"学术思想理论来源及发展轨迹[J]. 辽宁中医杂志，2019，46（2）：282-283.

［5］高嘉骏，申秀云，李明伦，等．筋膜与膜原关系探讨［J］．中华中医药杂志，2012，27（9）：2394–2397.

［6］贺煜竣，邢博文，杨凌毓，等．从膜原理论探讨达原饮对新型冠状病毒肺炎早期的治疗［J］．世界科学技术－中医药现代化，2020，22（3）：692–696.

［7］李鼎．何以"膏肓"一误再误？："鬲（膈）贲""荒、肓""幕、膜"各字音义判析［J］．中医药文化，2008（2）：50–53.

［8］黄龙祥．《针经》《素问》编撰与流传解谜［J］．中华医史杂志，2020，50（2）：67–74.

［9］王燕平，李宏彦，张维波．《黄帝内经·灵枢》编撰者解析［J］．中医学报，2020，35（12）：2508–2513.

［10］张维波，李宏彦，刘兵．《黄帝内经》三阴三阳概念的空间解析［J］．中医杂志，2019，60（6）：455–460.

［11］王燕平，张维波，李宏彦，等．《黄帝内经》"膀胱"概念解析［J］．中医学报，2019，34（1）：9–14.

［12］高嘉骏，王洪图．《内经》卫气散行再探［J］．福建中医学院学报，2007（5）：44–47.

［13］Zhang W B, Jia D X, Li H Y, et al. Understanding qi running in the meridians as interstitial fluid flowing via interstitial space of low hydraulic resistance［J］. Chin J Integr Med, 2018, 24（4）: 304–307.

［14］张维波，王泽，宋晓晶．《黄帝内经》卫气卫外功能解析［J］．中国针灸，2021，41（3）：343–347.

［15］孟竞璧，田嘉禾．十四经脉显像探秘：卫行脉外小分子循经运输通道系统的研究［M］．北京：中国科学技术出版社，1998：208–215.

［16］Bordoni B, Simonelli M. The Awareness of the Fascial System［J］. Cureus, 2018, 10（10）: e3397.

第十六章 "神明"与心的"神明出焉"解析

"神明"是《内经》的一个重要概念，心的功能与神明密切相关，《素问·灵兰秘典》指出："心者，君主之官也，神明出焉。"被后人总结为"心主神明"，并将此理解为心主导精神活动。那么，"神明出焉"是不是指精神活动，抑或有其他的含义，本章试对此问题做出分析。

第一节　神明是对周期性变化规律的描述

神明一词在《内经》中共出现 19 次，绝大多数在《素问》中，共 17 次，但比较分散，共在 13 篇中出现过，其中篇名即含有神明的《素问·八正神明论》篇中，反而没有神明一词。在《灵枢》中，只有《灵枢·刺节真邪》一篇 2 次使用了神明。

纵观《内经》各篇对神明的阐述，并未找到如"神明者……也"或"谓之神明"的定义语句，为准确理解神明概念带来一定的困难。《内经》各篇的首段常常是概括该篇核心思想的地方，我们在《素问·阴阳应象大论》的首段中找到了对神明的论述：

黄帝曰：阴阳者，天地之道也，万物之纲纪，变化之父母，生杀之本始，神明之府也，治病必求于本。

本段是对阴阳的定义：阴阳是自然界的根本规律，是分析万事万物变化的纲领和法则，然后指出阴阳是神明之府，说明神明与阴阳的关系密切。与该内容非常近似的描述在《素问》的多篇中出现，如《素问·天元纪大论》："夫五运阴阳者，天地之道也，万物之纲纪，变化之父母，生杀之本始，神明之府也，可不通乎！"《素问·气交变大论》："故曰天地之动静，神明为之纪，阴阳之往复，寒暑彰其兆，此之谓也。"说明该内容的重要性。因此，解开神明概念的关键在阴阳。

杨学鹏教授在《中医阴阳学导论》中指出，《内经》的阴阳（气）是描述系统变化规律的一对整体变量，可反映整体变化的三大规律，节奏律、稳定律和演化律，合称整体三律[1]。由此可见，《内经》将阴阳比喻为"变化之父母"是非常准确的。

《素问·阴阳应象大论》进一步指出："清阳上天，浊阴归地，是故天地之动静，神明为之纲纪，故能以生长收藏，终而复始。"

天地的动静变化是按照神明的方式运行的。天地的动静最明显的就是昼夜的周期性变化，即使在白天，日光的照射从早到晚也是不一样的，而这个规律是"终而复始"的重复性规律，用科学的语言讲就是周期性变化规律。除了每日的周期，太阳光照射到地球某区域的量会因赤道平面与地球绕太阳公转平面存在夹角而出现由弱变强再由强变弱的年周期变化，形成春、夏、秋、冬四个季节，大地的庄稼及各种生命则以生、长、收、藏做出反应。另外还有因月球绕地球运动产生月相盈亏的周期性变化以及相应的潮汐变化，这些都属于"天地之动静"，它们共同的特点就是终而复始的周期性变化。因此，所谓"神明为之纲纪"就是以周期性变化为规律，而这种规律会使阴阳呈现出阴消阳长或阳消阴长的节律变化，如图16-1所示：

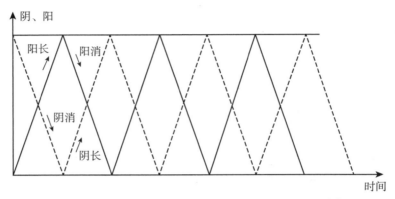

图16-1 用三角波描述阴阳消长的周期性变化规律[1]
注：实线为阳，虚线为阴

由于阴阳是描述周期性变化的一对基本变量，故被称为神明之府。上述规律就是整体三律第一律的节奏律，神明与人的精神活动无直接关系。

第二节 《素问·八正神明论》中的神明

《素问·八正神明论》是《内经》中唯一在篇名中含有"神明"的篇章，虽然文中没有直接出现"神明"，但其内容与《素问·阴阳应象大论》高度相关，故可视为论述神明的专篇。

"八正"即八个节气，为立春、立夏、立秋、立冬、春分、秋分、夏至、冬至，与《素问·阴阳应象大论》中"故能以生长收藏"的四季变化非常相似。该篇的核心思想是通过知晓八种节气的天气变化规律，对人体实施正确的补泻手法，即：

是以因天时而调血气也。是以天寒无刺，天温无疑。月生无泻，月满无补，月郭空无治，是谓得时而调之。

天气即自然界作用于人的物理量，主要的两个物理量为太阳产生的寒温和月球产生的潮汐力，两者都是周期性变量，具有"神明"的特性。故"八正神明论"可翻译为"按照八正节气进行周期性变化的天气如何影响人体的论述"，其中能够"以日之寒温，月之虚盛，四时气之浮沉，参伍相合而调之"的人被称为"工"，他们洞悉自然界作用于人体的规律，能预见不同节气对人气血的影响，即"工常先见之"，这种人与《素问·生气通天论》中"通神明"的圣人是类似的。

第三节　神明与圣人的关系

《素问·生气通天论》是阐述天气如何影响人气的另一个专篇，主要论述天气对人体阳气的作用，其中讲到：

苍天之气清净，则志意治，顺之则阳气固，虽有贼邪，弗能害也，此因时之序。故圣人抟精神，服天气，而通神明。

该篇的中心思想是天人合一，人要顺应天气（苍天之气）的变化才能长寿，而天气是随时间变化的（因时之序），懂得养生的人（圣人）会顺从自然因素（服天气），通晓自然界变化的规律（通神明）。值得注意的是，这里出现了精神的概念，"抟"是动词，有相互作用、相互结合的意思，如《灵枢·百病始生》有"汁沫与血相抟，则并合凝聚不得散而积成矣"。《灵枢·刺节真邪》讲"阴气不足则内热，阳气有余则外热，两热相抟，热于怀炭……"。精和神是两个概念，这里的神指意识活动，精是神的物质基础，"抟精神"就是让精和神充分结合，实现平衡。从语句的逻辑关系看，"抟精神"与"服天气"和"通神明"是并列的，都是圣人的行为。

"通神明"的说法在《素问·移精变气论》和《素问·气交变大论》中也有使用，在《素问·气交变大论》中有："善言气者，必彰于物，善言应者，同天地之化，善言化言变者，通神明之理，非夫子孰能言至道欤。"由此可见，神明是对变化规律的一种描述，能通晓这一规律，称为通神明，与人的精神没有直接关系。

第四节　神明与神的关系

"神"在《内经》中有类概念的特征，类似"气"。神在不同地方有不同的含义，可与不同的字结合组成复合概念，也可单独使用。"心藏神"是《素问·调经论》中的观点：

五脏所藏：心藏神，肺藏魄，肝藏魂，脾藏意，肾藏志，是谓五脏所藏。五脏所主：心主脉，肺主皮，肝主筋，脾主肉，肾主骨，是谓五主。

这里的神是组成精神活动的一个方面，另外还有魄、魂、意、志，由其他四脏所藏，因此，包括了神、魄、魂、意、志的精神内容并非心的专主。心专主的是脉，即血脉，心通过主脉而藏神，即《灵枢·本神》所说的"心藏脉，脉舍神"，脉中的血也因此被称为"神气"，即"营卫者精气也，血者神气也"（《灵枢·决气》）。另外《灵枢·邪客》中还有："心者，五脏六腑之大主也，精神之所舍也。"其"精神"一词并非英文"spirit"之意，而是精与神的合称，其中的精是血中所含的、称为精气的营气。精是神的物质基础，精神相互作用达到和谐，称为"抟精神"，是圣人养生的方式。

神在一些地方指精神活动，但更基本的含义是阴阳的状态，在《素问·天元纪大论》中有：

夫五运阴阳者，天地之道也，万物之纲纪，变化之父母，生杀之本始，神明之府也，可不通乎！故物生谓之化，物极谓之变，阴阳不测谓之神，神用无方谓之圣。

这里不仅复述了《素问·阴阳应象大论》的内容，还对"化、变、神、圣"进行了深入解释，指出阴阳不测即无法预测的变化称为神。通常形容某人做出意想不到的高难事情，会说"这人神了"，与"不测"的含义相近。"圣"字对应神明中的"明"，意思是明白，"圣"与"明"可合为"圣明"一词，常用于赞美皇上对一个事物的清醒判断。"神用无方谓之圣"的意思是"能够明白阴阳的变化，把握其规律，运用无穷的人称为圣（人）"，与《素问·生气通天论》中圣人可以"通神明"的说法相呼应。

总之，神明是神的下位概念，"神"指阴阳的变化莫测，"神明"则是阴阳有规律、能够被预测的变化，是对周期性变化规律的拓展，可视为广义的神明含义。意识活动通常是变化不定、难以控制和预料的，用"神"来描述符合其特性，是神概念在意识领域中的应用。

第五节　关于心的"神明出焉"

《素问·灵兰秘典》是对脏腑功能的专论，其中第一个脏腑就是心，即"心者，君主之官也，神明出焉"。《黄帝内经素问校释》对此的注解为："神明：指精神意识、思维活动。"[2] 对于"心主导精神活动"这一中医观点很多人不理解，他们认为与现代科学脑产生意识思维的知识不符，其问题出在对"神明出焉"的理解上。

理解人体脏腑及其功能需十分谨慎，笔者前期已对膀胱的概念进行了解析，指出《内经》的膀胱并非现代生理学的储尿膀胱，而是包括了储尿器官的整个盆腔空间[3]。与此类似，心的"神明出焉"也不能简单理解为心是产生意识的地方。根据前面对神明一词的分析，神明指规律性、周期性的变化，这正是对心脏的真实写照。人体中唯一处于永不停息的周期性搏动的脏器只有心脏，肺脏虽有周期性的呼吸运动，但可受意识支配，短时间停止呼吸或加速呼吸是可以做到的，但心律不能随意改变，它是人体中最为规律的脏器，因此用"神明出焉"恰如其分，翻译成通俗语言就是"节律产生于此"。

当然，心脏和心血管系统与精神活动的关系确实非常密切。由于心率受控于植物神经，人的情绪变化主要是植物神经的活动，如紧张时交感神经兴奋，引起心跳加速，放松时心率变舒缓，所谓"慌了神"可表现在心率的紊乱上，这些用"神"描述的过程，最终可延伸到阴阳变化的神本意上。另外，意识活动还与心脏位置接近的胸前区域的状态有关。人在心情不舒畅时，常会感觉到此处憋闷，像压了一块石头，这实际上是由呼吸紊乱导致的胸前经脉不畅所致，感觉上像是心的憋闷，其实是一种错觉。

第六节 《内经》其他处的神明含义

在《灵枢·刺节真邪》中有两处讲到神明：

黄帝曰：刺节言发蒙，余不得其意。夫发蒙者，耳无所闻，目无所见，夫子乃言刺府输，去府病，何输使然，愿闻其故。岐伯曰：妙乎哉问也。此刺之大约，针之极也，神明之类也，口说书卷，犹不能及也，请言发蒙耳，尚疾于发蒙也。黄帝曰：善。愿卒闻之。岐伯曰：刺此者，必于日中，刺其听宫，中其眸子，声闻于耳，此其输也。黄帝曰：善。何谓声闻于耳？岐伯曰：刺邪以手坚按其两鼻窍而疾偃，其声必应于针也。黄帝曰：善。此所谓弗见为之，而无目视，见而取之，神明相得者也。

根据文中的主病为"耳无所闻，目无所见"，是感知方面的障碍（蒙），故这里的神明应该是使耳目的感知恢复，神得以明的意思，即发蒙的疗法，与《素问》中的神明含义不同。《灵枢》主要阐述以经络为主体的人体解剖及对应的针刺疗法，《素问》则是天人合一思想在医学中的运用，其核心观念就是人的养生和治疗要与天气的变化规律相适应。因此，神明以规律性变化的内涵成为《素问》天人合一思想的专属词汇。

在《素问·移精变气论》中，也有两处神明的应用：

上古使僦贷季，理色脉而通神明，合之金木水火土四时八风六合，不离其常，变化相移，以观其妙，以知其要，欲知其要，则色脉是矣。色以应日，脉以应月，常求其要，则其要也。夫色之变化，以应四时之脉，此上帝之所贵，以合于神明也，所以远死而近生。生道以长，命曰圣王。

这里能"通神明"的"僦贷季"就是《素问·生气通天论》中所说的圣人，后面紧接着提到的"八风"与《素问·八正神明论》中的"八正者，所以候八风之虚邪以时至者也"相对应，其"不离其常，变化相移"的规律就是神明所表达的周期性变化规律，若色的变化与四时之脉相应，并符合神明的周期性规律，就可以长生。该段是神明思想在养生方面的应用。

在《素问·脉要精微》中也有一处神明："衣被不敛，言语善恶，不避亲疏者，此神明之乱也。"指原来有规律性的行为出现了紊乱，广义的神明就是"规律、正常"的意思，故上述反常的行为被称为"神明之乱"。

在《素问·经脉别论》中有：

食气入胃，散精于肝，淫气于筋。食气入胃，浊气归心，淫精于脉。脉气流经，经气归于肺，肺朝百脉，输精于皮毛。毛脉合精，行气于府。府精神明，留于四脏，气归于权衡。

这里讲的是在六腑中的精气（府精）如果运行有规律（神明），就能够进一步流通于四脏，使气平衡（权衡）。《黄帝内经素问校释》将这里的"神明"解释为"经阴阳相互作用而不断变化"[4]，但如果这种变化是不可预测的无规律的变化，精气如何能够依次流通于四脏，进而实现气的平衡呢？因此，此处的"府精神明"，应该是腑器中的精气通过规律性的运行，流注于四脏，使气平衡。

在《素问·方盛衰论》里，也有神明的使用：

是以诊有大方，坐起有常，出入有行，以转神明，必清必净，上观下观，司八正邪，别五中部，按脉动静，循尺滑涩寒温之意……

这里的"以转神明"是对前面"坐起有常，出入有行"的进一步说明，可理解为"日常行为有规律的轮转"；而"必清必净"与《素问·生气通天论》中的"苍天之气清净"含义相似，指有规律、不紊乱的变化，与神明的含义相配；后面的"司八正邪"与《素问·八正神明论》的篇名"八正神明"相呼应，"按脉动静"，与《素问·阴阳应象大论》中的"天地之动静"相类，为诊脉的变化。

总之，除了《灵枢》有一些不同外，整个《素问》中的"神明"含义基本一致，均代表规律性、周期性的变化，厘清《内经》的基本概念是中医理论研究的重要内容。

第七节 《内经》之外对神明的阐述

一个词汇的诞生和运用不会仅局限于某个学科，《内经》所用的词汇多数都有其深厚的历史渊源。比如我们发现，《内经》中经水与经络原型的"经落"一词源于《管子·度地》[5]。查阅《内经》之外的古文献，我们发现在1993年湖北郭店出土的竹简《太一生水》中含有神明一词，其文如下：

太一生水，水反辅太一，是以成天。天反辅太一，是以成地。天地［复相辅］也，是以成神明。神明复相辅也，是以成阴阳。阴阳复相辅也，是以成四时。四时复相辅也，是以成沧热。沧热复相辅也，是以成湿燥。湿燥复相辅也，成岁而止。故岁者，湿燥之所生也。湿燥者，沧热之所生也。沧热者，[四时之所生也]。四时者，阴阳之所生[也]。阴阳者，神明之所生也。神明者，天地之所生也。天地者，太一之所生也。是故太一藏于水，行于时，周而又[始，以己为]万物母；一缺一盈，以己为万物经。此天之所不能杀，地之所不能埋，阴阳之所不能成。君子知此之谓□，不知者谓□①。

该文不仅有神明一词，还有天地、阴阳、四时等与神明相关的概念。《太一生水》主要论述了上述概念之间的生成关系：

太一 → 水 → 天 → 地 → 神明 → 阴阳 → 四时 → 沧热 → 湿燥

阴阳由神明所生，而神明又是由天地相辅而成的，这一生成的顺序在文中被两次强调。如何理解"神明者，天地之所生也"？我们知道，神明是阴阳的周期性变化，而阴阳最初始的含义就是阳光的照射，古人将阳光照射到的地方称为"阳"，照射不到的地方称为"阴"[1]，并进一步衍生出寒热的昼夜变化和四季变化，而这种由阳光产生的阴阳变化归根结底是由地球自转和围绕太阳的公转所形成的，因此，阴阳的周期性变化——神明由天地所生，符合天体物理学原理。同理可证，以阳光代表的阴阳是由周期性变化所产生的，正如图 16-1 所示的三角波。由于有周期性的变化，才会生出阴阳有规律的消长增减，所以，"阴阳者，神明之所生也"，也是符合逻辑的。由阴阳的年周期变化形成四时（季），四季产生寒热（沧热）变化，通过蒸发水液，进而形成湿燥变化，这些因果关系与物理学的常识基本吻合。

对比《素问·阴阳应象大论》和《太一生水》，除了"太一"的概念在《素问·阴阳应象大论》中没有外，《太一生水》中的"阴阳、天地、万物、神明、四时、沧热（寒暑）、湿燥（燥湿）"在《素问·阴阳应象大论》中均有出现。如《素问·阴阳应象大论》的"天有四时五行，以生长收藏，以生寒暑燥湿风"。考虑《太一生水》中没有五行的概念，其使用的"沧热"一词，在《内经》及之后均为寒暑或寒热，"湿燥"在《内经》中均为"燥湿"，说明该文献的成书早于《内经》。

《太一生水》与《老子》同时出土，其成书下限应不晚于郭店楚墓下葬的时间，即公元前 305—前 300 年，大大早于《内经》编纂成书的公元 100—110 年[6]，该文被认为是道家的早期著作。

道家思想与《内经》有诸多交集，《素问·阴阳应象大论》的撰写有可能参考了《太一生水》，如果将两文中的神明理解为周期性变化，则《太一生水》所述的自然生成顺序又与《圣经·创世纪》有着极大的相似。《创世纪》第一章讲到：

起初神创造天地。地是空虚混沌。渊面黑暗。神的灵运行在水面上。神说，要有光，就有了光。神看光是好的，就把（光）暗分开了。神称光为昼，称暗为夜。有晚上，有早晨，这是头一日。神说，诸水之间要有空气，将水分为上下。神就造出空气，将空气以下的水，空气以上的水分开了。事就这样成了。神称空气为天。有

---

① 文中[　]的内容为整理者根据上下文之意所加，□为缺失不明的字。

晚上，有早晨，是第二日。神说，天下的水要聚在一处，使旱地露出来。事就这样成了。

这里，最开始存在的是"神的灵"和水，然后出现了光，由光分出昼夜的周期性变化，然后水被分开形成天，然后水聚在一起形成了地。在《太一生水》中，最先存在的是"太一"和水，"太一"生成水又藏于水，与"神的灵运行在水面上"相似，然后水辅"太一"形成天和地，再形成周期性变化的神明，以及阴阳（可与昼夜对应）和四季。如果以"太一"替换《创世纪》中神的位置，这个顺序与《创世纪》的几乎相同，只是对应《创世纪》中昼夜变化的神明和阴阳形成于天地之后，另外，"太一"比水更早一点出现，而两者的先后顺序在《创世纪》中没有明确交代。

《太一生水》的核心概念"太一"也是《内经》的重要概念，在《灵枢》和《素问》中各出现了11次，共22次，比神明的19次还多。在《灵枢·九宫八风》篇中，"太一"一词密集地出现了10次。根据该篇的描述，"太一"类似一个以北极星为转轴，北斗七星为指针的巨大天体时钟，"太一"按顺序运行在天上的八宫（叶蛰、天留、仓门、阴洛、上天、玄委、仓果、新洛）中，对应地球从冬至开始的八个时间段，运行一周就是地上的一年。

"太一"确实也有神的特征，在《素问·本病论》中有"心为君主之官，神明出焉，神失守位，即神游上丹田，在帝太一帝君泥丸宫下"。这里，太一被称为"太一帝君"，被人格化。上丹田和泥丸宫都是道家术语，是脑的部位，为太一帝君所居。该段的意思可翻译为："心是全身的主宰（君主之官），节律形成的地方（神明出焉），一旦节律性活动（神明，"明"被省略）出了问题（失守位），则心率的变化（神）就被脑（泥丸宫）所控制"，这正是心脏节律本由心脏窦房结决定，但有时又可被来自脑的精神活动所影响的写照。

总之，一旦我们将神明解析为周期性、节律性的变化，则《内经》中与神明相关的很多内容都变得容易理解了，这正是我们解析《内经》概念的目的所在。

参考文献

［1］杨学鹏，张维波，李守力，等.中医阴阳学导论［M］.北京：华龄出版社，2018.

［2］山东中医学院，河北医学院.黄帝内经素问校释（上册）［M］.北京：人民卫生出版社，1982：125.

［3］王燕平，张维波，李宏彦，等.《黄帝内经》"膀胱"概念解析［J］.中医学报，2019，34（1）：9-14.

［4］山东中医学院，河北医学院.黄帝内经素问校释（下册）［M］.北京：人民卫生出版社，1982：307.

　　［5］王燕平，张维波，叶丰瑶.《黄帝内经》"经水"概念解析［J］.中医学报，2020，35（7）: 36–41.

　　［6］张维波，高也陶，李宏彦.《黄帝内经》成书年代解析［J］.中华医史杂志，2017；47（3）: 162–166.

第十七章 "神"与"精神"解析

"神"是《内经》的重要概念，在《内经》的63篇中总计出现233次，神与精组成的"精神"一词也是《内经》的常用词组，在14篇中总共使用22次，《英汉牛津词典》更是将其作为spirit的对应中文翻译，代表人的心理与人格。现代中医学认为，神有广义和狭义之分，前者为生命活动的表现，后者指人的精神、意识、思维活动[1]。《内经》中有很多心理方面的概念，如心、意、志、思、智、虑、忧、悲、恐、喜、怒、忆、怵惕等，可统称为心理类概念，神和精神成为这类概念的代表性词汇。精、气、神是人的基本构成，神处在最高的层次，"失神者死"（《灵枢·天年》）描述了神对生命的重要性，心理活动对生命是否有这样重要的影响？神如果是心理活动，又是如何与精和气相互作用的？这些基本问题不搞清楚，将导致对《内经》理论的误读。

第一节 《灵枢·本神》对心理类概念的论述

《灵枢·本神》是集中阐释中医心理类概念的专篇，其相关概念的频次如表17-1所示：

表17-1 《灵枢·本神》心理类概念的词频统计

概念	神	魂	魄	心	意	志	思	虑	智	喜	怒	忧	悲	恐	精神	怵惕	合计
频次	14	7	7	6	8	7	5	6	4	4	4	2	3	5	3	2	87

如此高频次出现的心理类词汇，在其他篇是没有的。《灵枢·本神》开篇写到：

黄帝问于岐伯曰：凡刺之法，先必本于神。血、脉、营、气、精神，此五脏之所藏也，至其淫泆离藏则精失，魂魄飞扬，志意恍乱，智虑去身者，何因而然乎？天之罪与？人之过乎？何谓德、气、生、精、神、魂、魄、心、意、志、思、智、虑？请问其故。

这里先对"本神"的含义进行了说明，即针刺的方法是以神为根本的，然后提出"五脏之所藏"的几个方面（血、脉、营、气、精神），然后讲五脏所藏之精失去后导致的一系列问题，如"魂魄飞扬"，黄帝在询问出现上述问题的原因时，先对一系列概念的含义进行了追问，这些概念共 13 个，均由单字组成，它们之间存在着相互关系，即：

天之在我者德也，地之在我者气也，德流气薄而生者也，故生之来谓之精，两精相搏谓之神，随神往来者谓之魂，并精而出入者谓之魄，所以任物者谓之心，心有所忆谓之意，意之所存谓之志，因志而存变谓之思，因思而远慕谓之虑，因虑而处物谓之智。

天给予人的称为德，地给予人的称为气，德气共同作用化生万物，"生"可以理解为包括人的各种生命，狭义可指人。后面的"故生"应理解为前一个生命，"故"是故旧而非因果关系，即由前一个生命而来的称为精，因此这里的精特指生殖之精。"两精相搏"代表男女生殖之精相互作用，这种状态被称为神。由德到神的 5 个概念明显不是心理类概念。如果精和神不是心理类概念，那么跟着神一起往来运动的魂和与精并行出入的魄也很难说是心理类概念。

"心"后面的 6 个概念从描述上看与现代所说的心理活动比较接近。如"所以任物者谓之心"，是人对外部事物（物）的感知（任），是感知神经系统的功能；"意"由感知系统（心）调出的信号（忆）激发而来的肌肉活动，类似神经反射，可对应运动神经系统；"志"是对意的延续（存），与现代的志向、有志基本吻合，但从其他篇对"志"的描述，如《素问·阴阳应象大论》中的"在志为怒……在志为恐"，志代表各种情绪，"情志"常连用，说明"志"可代表情绪类概念，对应人体控制情绪的边缘神经系统；思、虑、智都是明显的高级思维活动。由此可见，从心到虑的 6 个概念才是真正涉及心理的概念。马莳曰："所谓心、意、志、思、智、虑，举不外一心焉耳。"[2] 这与《灵枢·决气》"余闻人有精、气、津、液、血、脉，余意以为一气耳"的总结相似。我们可将精、气、津、液、血、脉等称为精气类概念，与心理类概念相并列，另外从有形物质的角度，也有一类概念，如皮、肉、筋、骨、毛发等，可将这类概念称为形体类概念。

第二节 《灵枢·本脏》与五脏所藏

《灵枢·本脏》是论述五脏基本功能的重要文献，与《灵枢·本神》的学术地位类似。在《灵枢·本脏》中，五脏的基本功能就是"藏"，并由五脏所藏、所舍、所主和所出等对《内经》的概念进行了纵向的五行归类。纵贯整个《内经》，五脏与各类概念相关的描述很多，现总结于表 17-2。

表 17–2　五脏与心理类、精气类和形体类概念的对应关系

各类概念 ＼ 五脏	肝	心	脾	肺	肾
藏《灵枢·本神》精气类	血	脉	营	气	精（神）
舍《灵枢·本神》心理类	魂	神	意	魄	志
藏《灵枢·九针论》心理类	魂	神	意	魄	精志
主《灵枢·九针论》形体类	筋	脉	肌	皮	骨
藏《素问·平人气象论》精气类	筋膜之气	血脉之气	肌肉之气	行荣卫阴阳	骨髓之气
藏《素问·宣明五气》心理类	魂	神	意	魄	志
主《素问·宣明五气》形体类	筋	脉	肉	皮	骨
藏《素问·调经论》三类	血	神	肉	气	志
有余/不足《素问·调经论》三类	血	神	形	气	志
五志《素问·阴阳应象大论》心理类	怒	喜	思	忧	恐

　　由表 17-2 可以看出，五脏与三类概念的对应关系基本是一致的，除一些小地方，如脾在《灵枢·九针论》中对应"肌"，在《素问·宣明五气》中对应"肉"，在《素问·调经论》中变成"形"，三者的含义是接近的。脉在《灵枢·本神》和《灵枢·决气》中属精气类概念，在《素问·宣明五气》则归在形体类概念中。在另外几篇中，五脏所藏没有分开讲，如《灵枢·卫气》"五脏者，所以藏精神魂魄者也"，《灵枢·经水》"五脏者，合神气魂魄而藏之"，《灵枢·本脏》"五脏者，所以藏精神血气魂魄者也"。神、魂、魄三个概念有时与精（3 次）和气（2 次）在同一层次，但有时又与志意（3 次）相提并论，体现了三者位于气、精之后，意、志之前的特点。

　　总体上看，心与脉和神的关系，肝与血、魂和筋的关系，肺与气、魄和皮的关系，脾与意和肉的关系以及肾与骨和志的关系是确定的。脾所藏的精气类概念为营，可能指营气。营气是位于深层经隧中的气[3]，与脾所藏的肌肉之气和所主的肉均密切相关，但在其他的五脏所藏中再未提及营。肾在《灵枢·本神》中的所藏为"精神"，孙鼎宜认为："血"肝，"脉"心，"营"脾，"气"肺，"精"肾。"神"字蒙上衍[2]，考虑在《灵枢·九针论》中肾的所藏为"精志"，也是两个字，说明《灵枢·本神》的"神"字不一定是后人所加，"精神"与"精志"的含义相近。

第三节　精神是一个概念，还是两个概念

　　《灵枢·本神》对德、气等 13 个概念进行逐一论述时，精与神是分开论述的，但前后紧挨。纵观《内经》全书，"精"与"神"并列组成"精神"的地方很多，有 21

处之多，当然，很多断句为后人所加。在宋版《灵枢·本神》中"血、脉、营、气、精神"六个字之间并无标点，后人增加了顿号，并将精神合为一词，以跟五脏对应。

"精神"在很多地方明显是两个概念，如《灵枢·本神》中的"是故用针者，察观病人之态，以知精神魂魄之存亡得失之意，五者以伤，针不可以治之也"。显然，精、神、魂、魄是4个概念，分别与五脏对应，缺失的"意"可能是错排，原句若为"以知精神魂魄意之存亡得失，五者以伤"将更为合理。精神在涉及五脏所藏时均可视为两个概念。

《灵枢·本脏》有"黄帝问于岐伯曰：人之血气精神者，所以奉生而周于性命者也"能在身体周行的明明是血气，这里却增加了"精神"，说明它与血气有对应关系。《灵枢·营卫生会》讲，"营卫者精气也，血者神气也"，因此这里的精神可代表营卫的精气和血的神气。类似的情况还有《灵枢·平人绝谷》的"血脉和利，精神乃居，故神者，水谷之精气也"，血脉和利是精神所居的条件，结合《素问·痿论》的"心主身之血脉"和《灵枢·邪客》的"心者，五脏六腑之大主也，精神之所舍也"，说明精神通过血脉而居于心脏，随后指出神为水谷精气，显然这里的精神仍为精气和神气。血为神气，为什么又是水谷精气呢？其实我们要熟悉古人的表达习惯，血虽属神气，但也是由水谷化生的，是营气"泌糟粕，蒸津液，化其精微，上注于肺脉，乃化而为血"转化而来的，故仍属精气范畴，可理解为精中之精，即比营卫精气更高级的精气。另外，五脏之所藏在广义上都属于精的范畴，所以才有"至其淫泆离藏则精失"，是泛指五脏之精的离失。由此，我们便可理解心明明是藏神的，精是由肾所藏，心同时又是精神所舍？其实这里的精是五脏之精，而非肾专藏的精。《内经》中侠义与广义概念嵌套的情况并不少见。

心所舍的精神是事物的两个方面，这在精神一词所在的其他篇中也多有体现。《素问·上古天真论》中有多处使用了精神：

余闻上古之人……今时之人不然也，以酒为浆，以妄为常，醉以入房，以欲竭其精，以耗散其真，不知持满，不时御神，务快其心，逆于生乐，起居无节，故半百而衰也。

夫上古圣人之教下也，皆谓之虚邪贼风，避之有时，恬淡虚无，真气从之，精神内守，病安从来……

这里的上下段有明显的逻辑联系。今时之人的"竭其精，耗散其真，不时御神"与上古圣人的"真气从之，精神内守"是对立的两种情况，由此可证，这里的精神也是两个概念。由"真"到后面变为"真气"推论，精神很可能是精气和神气的缩写，这样，我们对全句就有了新的解读："虚邪贼风，避之有时"是外防六淫，"恬淡虚无"指心情清静（恬）安闲（淡）而没有杂念[4]，是预防七情所伤的措施，这样可保持真气顺畅（对应耗散其真）及精气和神气固守于内（对应竭其精和不时御神），实现预防疾病的目的。后人将"精神内守"理解为一种意念的内守，与"恬淡虚无"的境界相矛盾。其实"务快于心"已将"快（快乐）"的知觉归于"心"的心理类概念。该篇"以恬愉为务，以自得为功，形体不敝，精神不散，亦可以百数"中，"精神不散"和"精神内守"的含义接近，指精气和神气不散。

"精神"在《素问·生气通天论》中出现了3次。第一处为"故圣人抟精神，服天气，而通神明"，"抟"是"搏"的简写，后误写为"传"，据《康熙字典》其意为捏聚搓揉为团或集聚、结合，无论哪种，都需要至少两种因素，由此证明这里的精神也是两个概念。第二处是"故阳强不能密，阴气乃绝，阴平阳秘，精神乃治，阴阳离决，精气乃绝，因于露风，乃生寒热"，这里的精神乃治，不是通常认为的"人的精神才会正常"[4]，而是阳气对精气的控制，如果协调不好，精气就会流失（乃绝）。"精神乃治"是精气和神气得到控制的意思。第三处是"味过于辛，筋脉沮弛，精神乃央"，"央"是遭殃，筋脉是一个概念，对应肝，筋脉的弛纵不收，将导致精气和神气不能正常在经脉和血脉中运行，筋脉可同时影响行神气的血脉和行营卫之气的经脉，与心理活动无关。

《素问·汤液醪醴论》有："针石，道也。精神不进，志意不治，故病不可愈。今精坏神去，荣卫不可复收。"在讲完"精神不进"之后，立刻有"精坏神去"的分别论述，说明精神为两个概念，而且后面的"志意不治"已代表心理方面，古人不会重复两个相同的内容。"不进"一词有运动的特征，从心理角度难以理解，《素问·脉要精微》还有"头倾视深，精神将夺矣"，也有某种东西要失去的意思。总之，精神是精（气）与神（气）的合称，类似经络是经脉和络脉的合称，精神不是心理类概念。

第四节　神的动力性

"神"是《内经》极为重要的概念。作为《灵枢》首篇的《灵枢·九针十二原》，在一开篇就提到了"神"：

小针之要，易陈而难入，粗守形，上守神，神乎，神客在门，未睹其疾，恶知其原？刺之微，在速迟，粗守关，上守机，机之动，不离其空，空中之机，清静而微，其来不可逢，其往不可追。知机之道者，不可挂以发，不知机道，叩之不发，知其往来，要与之期，粗之闇乎，妙哉工独有之。

使用小针的关键是守神和守机，说明神与机的含义近似，"神机"常作为一个词汇。宋代林疑独指出，"机者，动静之主"[5]，可翻译为控制运动的发起（动，快）和停止（静、慢），显然，这就是加速度的概念，用科学语言可表述为速度的导数 dv/dt。根据牛顿第二定律，物体加速度的大小与作用力成正比，后者可对应"神"，是"机"产生的原因，"神机"一词描述了力与动的密切关系，在物理学上称为"动力"，神机在多数情况下简称为"神"。

"神"作为一种随时间变化即对时间取导数的表达与《素问·天元纪大论》中

"阴阳不测谓之神"的定义也是吻合的。在《素问·阴阳应象大论》中有："阴阳者……变化之父母"，即阴阳是变化产生的根源，与力是加速度（速度变化）产生的根源类似。阴阳可代表两种相反的作用因素，当它们作用于某个事物时会产生变化，使下一个时刻的状态变得难以预测（不测），这种产生变化的内在因素就是神的内涵，故曰："阴阳不测谓之神。"

《灵枢·九针十二原》的这段经文可以理解为：粗工只强调部位（形、关）的准确性，上工则注重针下的感觉（神、机），当针下有了微小的力变化时（机之动），不可迎着力来的方向用劲（其来不可逢），也不可逆着力离开的方向用劲，将其追回来（其往不可追），需要抓住机会（不可挂以发），与之同步运针（要与之期）。这个原理就像按照挂钟自身摆动的方向同步推动挂钟，可使其幅度越来越大（图17-1）。该手法可能是一种失传的针刺补法，拟称为"神机"针法。

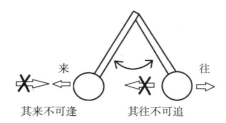

图17-1 《灵枢·九针十二原》中一种"神机"针法的示意图

神的动力性还体现在《素问·汤液醪醴论》中："帝曰：形弊血尽而功不立者何？岐伯曰：神不使也。帝曰：何谓神不使？岐伯曰：针石，道也。精神不进，志意不治，故病不可愈。今精坏神去，荣卫不可复收。"《类经》对"神不使"的注解为："凡治病之道，攻邪在乎针药，行药在乎神气，故治施于外，则神应于内，使之升则升，使之降则降，是其神可使也"[7]。神气可以"行药"，使药物分子升降，说明神气具有动力性。

另一处涉及"使"的内容是《汉书·艺文志》序中的一段话："医经者，原人血脉、经络……至齐之得，犹慈石取铁，以物相使。"慈即磁，即用磁石吸铁，用物质来驱使其运动，达到平衡。"使"作驱使解，进一步证明神是可以驱使物质运动的动力。

力的广义内涵就是相互作用或称"场"，物质之间因相互作用和影响而改变状态，都可视为一种神的作用，因此，《灵枢·本神》中的"两精相搏谓之神"可理解为精子和卵子之间出现了相互作用（力），产生了基因复制和细胞分裂，由此才可孕育出新的生命。

第五节　精、气、神

人的基本构成有精、气、神三个层面。精的概念共识度较高，指人体的精微物质，精即精华，为人体必需的重要物质，微指微小，包括各种生物大分子、有机离子以及小颗粒形式的生命物质。精是生命的基本要素，人体连续有形的皮、肉、筋、骨等原则上都是由精组成的，但它们是形体层次的概念，与精虽在同一层次，但有所区别，形是不运动之精构成的连续体。

气的特性在于其不停地运动，《灵枢·脉度》指出："气之不得无行也，如水之流，如日月之行不休。"气周行于全身，是精的载体，可带动精一起运动，形成精气。借用现代科学的概念，以精为质点，质点在单位时间的位移 ds/dt 为速度 v，成为气形式的运动，即可认为精气是精的一阶导数，比精高一个层次。

神是比气层次更高的概念，可理解为气运动变化的内在原因，是气的一阶导数，即 dv/dt，比气高一个层次，是精的二阶导数，即 d^2s/dt^2，比精高两个层次。

从物理学的角度看，任何力的做功都是在能量变化中产生的。以动能为例，动能 E_1 通过做功 $f \cdot s$，变成动能 E_2，有 $E_1 - E_2 = f \cdot s$，f 是作用力，s 是作用距离，故能与力密不可分，可合称为"能力"。在人体中，各种动力都与能量有关，心脏的收缩力需要心肌细胞中的 ATP 提供能量，其他肌肉的收缩也是如此。"肌"字的右边是"几"，与"机"通假（《康熙字典》）说明肌肉是有神机作用的组织。人体所有的细胞活动都需要能量，如神经动作电位的传导需要跨细胞膜电位的存在，这个电位是由细胞膜上的钠钾泵在 ATP 能量的支持下产生的。ATP 含有的生物化学能可视为生命能量的通货，但它是次级能量，需要通过摄入的营养物质与氧气反应或通过无氧糖酵解产生，而营养物质和氧气是通过血气运行布输的，它们是中医精的重要组成部分。精以气为载体构成精气，布输于全身的组织细胞，为神提供能量。

经典物理学将能量与物质分开考虑，现代物理学则对两者的关系有了更深刻的认识。量子力学统一了代表能量的波与代表物质的粒子，认为任何物质都具有波粒二象性，爱因斯坦则建立了著名的质能方程：$E = mc^2$。普利高津指出，生命是一种远离平衡态的耗散结构，需要不断吸收负熵才得以维持。在人体中，这种负熵就是食物中包含的能量，所以我们一生都离不开饮食。能量物质（负熵）、运动和动力是物理学的三个基本量，也是物质世界的基本构成。生命虽然是一种特殊的物质形态，但仍要服从物质世界的基本规律。精、气、神是生命的基本构成，它们与构成物质世界的能量物质、运动和动力有着大致的对应关系，三者处于动态的相互作用之中（图 17-2）。

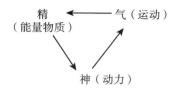

图 17-2 《内经》精、气、神的对应物理概念与相互关系

第六节　神、神气与心脏血管

"神气"一词与"精神"类似，是"神"和与其高度相关的"精""气"概念的联用。在《内经》中，神气出现 14 次，精神 22 次，使用频次接近。由于在神动力的作用下会产生精气的运动，而后者是气的特征，故常用"神气"一词表达动力和所产生运动的综合含义。

《素问·灵兰秘典论》是专论五脏六腑功能的，其中的"心者，君主之官，神明出焉"，被理解为精神活动产生于心脏，受到西医界的诟病。笔者前期对"神明"概念的解析中已经指出，"神"的基本含义是阴阳变化莫测（一种广义的加速度概念），"神明"指各种周期性的规律变化，心的"神明出焉"描述了心脏规律性的跳动[6]，而"神明"中的神正是心脏搏动的动力。古人完全可以观察到心脏中含有大量的血，并发现心脏搏动是推动血液流动的动力，故有"心藏神""心者，神之舍也"（《灵枢·大惑》）和"神气舍心"（《灵枢·天年》）等描述。

心脏与脉和血的关系密切，心脏的搏动可延伸到动脉上成为脉搏，是触诊的对象，故《灵枢·本神》又说"脉舍神"，这个脉即指血管。《素问·脉要精微》是专门讲脉诊的，有"夫脉者，血之府"的明确描述，而脉诊的对象就是脉搏。将神理解为心血管的搏动，则神与心、脉、血的关系与现代生理解剖知识完全吻合，但若将其视为心理活动，其关系就很难说清楚了。

血液因其流动速度快，含氧气和营养物质多，故对生命活动有更明显的作用，心血管堵死会猝死，脑血管堵塞会偏瘫，古人肯定有所观察。因此，古人称血中之气为"神气"，指推动血液运动的动力和血管的搏动传导，而非血液本身，血液中的物质之气仍然是精气，故《灵枢·营卫生会》的"血者神气也"和《灵枢·平人绝谷》的"血脉和利，精神乃居，故神者，水谷之精气也"并不矛盾，前者讲血（脉）存在动力（神气），后者讲血脉中精气和动力同时存在（精神乃居），最后强调神是推动血中水谷精气的动力（故神者，水谷之精气也）。

血在脉管内快速运行，并通过毛细血管流到脉管外的间质中，成为对应气的组织液，而组织液的流动仍需毛细血管动静脉端约 10mmHg（1mmHg = 133.3Pa）的压力差，因此与心的神气动力仍有一定关系。营卫之气在经络中的运行可解析为组织液在低流阻间质通道中的流动[7]，这种通道虽然是低流阻，但只是相对的，仍然存在一定的阻力，如果没有动力推动组织液克服阻力，持续的循环流动就无法维持。神气不仅推动血液，同时也是营卫组织液运动的动力。在经络同位素示踪的实验中，发现在心脏循环停止后，同位素的循经迁移也随之停止[8]；计算机数值模拟也证明了毛细血管压力对组织液流动的作用[9]。神可以理解为维持气血运行的总动力。由于神气不足，营卫组织液无法在经脉中克服通道阻力而正常循环，故疾病无法痊愈，故《灵枢·汤液醪醴论》讲："故病不可愈。今精坏神去，荣卫不可复收。"

神气出现频次最多的是《素问·调经论》（3次），其中讲到神气有余和神气不足的补泻方法。神气有余要"泻其小络之血，出血勿之深斥；无中其大经，神气乃平"，此处的"大经"指大血管，后面应跟"之血"二字被省略。这里涉及血液量与血管搏动的关系。在神经血管痉挛导致偏头痛的针刺治疗中，常使用放血疗法，即通过减小局部血量来降低血管壁的张力，使血管搏动恢复正常（神气乃平）。若血管搏动不足时，可通过按压刺激反射，使血管周围的平滑肌恢复舒缩的自主活动，推动血液流动，即"视其虚络，按而致之，刺而利之，无出其血，无泄其气，以通其经，神气乃平"。

血液流速、血管口径与血管的神经调节关系十分复杂，涉及血液流变学、神经生理学等多学科知识，尚待深入研究，《内经》的论述为其提供了重要参考。

第七节　神、魂、魄与生命力

在《灵枢·天年》中有"失神者死，得神者生也。"《素问·移精变气论》和《素问·本病论》中也有"得神者昌，失神者亡"的描述，可见神对生命的重要性。现代中医学认为神的广义内涵是生命活动的表现，其方向正确，但需要具体阐明。

心脏是人体动力的源泉，除了心脏，五脏中的其他四脏也有很多血液流过。王唯工指出，各脏器与心脏的搏动可形成谐波共振，助推血液流过脏器[10]。肝脏是人体以代谢为主的器官，左心室将血压出心脏后，先向上后向下形成降主动脉，肝脏是第一个接受降主动脉血的器官，动脉血中75%的氧气都给了肝脏，用于其代谢活动；而肝静脉又是离右心室最近的一根静脉，其血液迅速回到心脏。所以，肝脏活动受心脏的影响最大，与心脏之血共进共退，并且是心脏搏动频率的第一谐波[10]，故《灵枢·本神》说"随神（气）往来谓之魂"，这个魂就是藏在肝中的生命动力。肺的主要功能是呼吸，呼吸之气通过气管出入人体，而气管是与食管并行的，后者是水谷精气进入人体的通道，所以《灵枢·本神》说"并精出入谓之魄"。神、魂、魄都是生命运动的体现，心主血液运动，肝主代谢活动，肺主呼吸运动，三者都是生命必不可少的活动，是生命力的体现，故可将魂魄视为广义的神概念。人年老之后，脏器的血液供应越来越少，器官功能逐渐衰竭，故《灵枢·天年》讲："百岁，五脏皆虚，神气皆去，形骸独居而终矣"，说明五脏皆有神气，实为诸内脏之血液运动。

神、魂、魄三个概念既非精气类概念，也与心理类概念有所区别，可单列一类，称为生命力概念。心理活动对于生命的重要性远低于神魂魄，人没有思维和情绪，仍然可以活，即使是植物人，如果保持其心脏、呼吸和代谢的生命运动，生命仍可维持，不会到"失神者亡"的地步。

所有活着的生命，其中的生命物质都处于一刻不停的运动变化之中，所有细胞都有新陈代谢、变异或增殖，心脏持续跳动、肺脏呼吸不止，消化道接受食物，同时排出废物。《素问·六微旨大论》对此有精辟的论述：

帝曰：不生化乎？岐伯曰：出入废则神机化灭，升降息则气立孤危。故非出入，则无以生长壮老已；非升降，则无以生长化收藏。

升降出入是变化的根本，升降出入停止，事物就失去了变化的动力（神机化灭），而气失去神机的推动，将停止循环，变得瘀滞孤立，生命濒临死亡。因此，"神"是生命存在的根本，可用"生命力"这一通俗的语言代表。神作为一种生命力，是支持一切生命活动的内在动力，没有生命力，一切生命活动都将停止，由此可理解"得神者昌，失神者亡"的论断。心理活动尚不能对人的生死产生如此决定性的影响，若以神代表心理活动，将很难理解《内经》涉及神与生命关系的大量内容。周波等使用了"生命矢量"来描述中医的神[11]，与"生命力"的含义相似，而"动力"一词是物理学概念，定义更为精准。人体中驱动液体流动以及分子和离子运动的力是确切的、可用牛顿为单位的力，如人体组织液的流速按照达西定律：

$$\overline{V} = -\frac{k}{\mu} \Delta P \tag{1}$$

与液体的压力梯度（ΔP）成正比，分子和离子的运动（N_i）可用菲克定律计算出来：

$$N_i = -D_i C \Delta X_i + X_i \sum N_j \tag{2}$$

$X_i \sum N_j$ 为溶剂（$\sum N_j$）带动溶质（X_i）的对流运动，与动力之间有定量关系，上述力学变量与细胞内的 ATP 能量代谢之间也可形成定量的关系。《内经》的精气神概念和相互关系可用物理学的能量物质、运动和动力一定程度地解析。

第八节　神的其他含义

"神"在《内经》中应用广泛，在某些地方代表一种特殊的感知能力。如《素问·八正神明论》中有："形乎形，目冥冥，问其所病，索之于经，慧然在前，按之不得，不知其情，故曰形……神乎神，耳不闻，目明心开而志先，慧然独悟，口弗能言，俱视独见，适若昏，昭然独明，若风吹云，故曰神。"这里涉及对病的诊断：若从形的角度，可在经之动脉上进行切诊（索之于经），若从神的角度，无须闻诊，就像风吹散云雾，直接"看到"疾病，而一般人是看不到的（俱视独见）。这种能力类似扁鹊的透视能力。《庄子·养生主》中的庖丁解牛用的也是类似的能力："臣以神遇而不以目视，官知止而神欲行。依乎天理，批大郤，导大窾，因其固然，技经肯綮之未尝，而况大軱乎？"显然，这不是一般的肉眼（官）观察，庖丁甚至能"看到"组织纹理和经脉，其能力被称为"神"。

在《素问·刺法论》和《素问·本病论》中，"神"还有另一层含义。两篇都论述了五运六气异常对人的影响及解决的方法，"神"字在这两篇的出现率高达19次和24次，其中神失位或失守是一个主要的变化。如《素问·刺法论》有："黄帝问曰：十二脏之相使，神失位，使神彩之不圆，恐邪干犯，治之可刺？愿闻其要。"神失位会导致"神彩不圆"，彩即光彩，在物理学上就是光的频率。无独有偶，在《素问·本病论》中也有类似的描述："黄帝曰：人气不足，天气如虚，人神失守，神光不聚，邪鬼干人，致有夭亡，可得闻乎？"这里直接在神的后面加上了"光"，证明前面的"彩"就是光彩，即频率。光是一种交变传播的电磁场，与神的相互作用性质亦有联系。现代生物磁学研究表明，心脏的生物磁场在人体中是最高的，可达 10^{-10} 特斯拉（T），比脑磁场大1000倍，是由心房和心室肌肉的周期性收缩和舒张伴随着复杂的交变生物电流产生的。电磁交变可形成电磁场，在一定的相干条件下还可形成驻波等稳定的形态，这里的神彩和神光是否指人体的一种生物电磁场，有待进一步研究。有学者认为《素问》的两个遗篇系唐以后刘温舒所著[12]，由此可解释"神"的含义与《内经》主体经文的差距。

第九节　神与心理类概念的关系

神在某些地方确实与心理类概念建立了密切的联系。《素问》比《灵枢》成书晚[13]，《素问·四气调神大论》是《素问》的第二篇，该篇对《灵枢·本神》的思想进行了拓展，其中讲到春、夏、秋、冬四季的心理养生方法，即"春三月……以使志生，夏三月，使志无怒……秋三月……无外其志……冬三月……，使志若伏若匿"，此篇正文中四季所调的明明是"志"，篇名却说是调神，故这个篇名有可能是后加的，此时人们已经开始用"神"代替"志"作为心理概念的类称，"神志"一词印证了两个概念的相似性。后世文献则大量使用"神"或"精神"代表心理状态，已偏离了《内经》的本意。当然，作为心理活动载体的中枢神经，无论是静息电位的维持，还是动作电位的传导，均需要大量的能量和动力，故心理活动与心率的联系十分密切，心理紧张，心率就会加快，这是古人能够观察到的规律，故神与心理活动之间不能说没有关系，只是间接一些罢了。

总之，在《内经》中，神主要指维持生命运动的内在动力，神气特指心脏和血管的搏动，精神一词通常是精气与神气的合称，神和精神基本不代表人心理方面的含义。

参考文献

［1］曹洪欣.中医基础理论［M］.北京：中国中医药出版社，2004，43.

［2］河北中医学院.《灵枢经校释》上册［M］.1版.北京：人民卫生出版社，1982.

［3］张维波.《黄帝内经》气血经络概念解析［J］.中国针灸，2013，33（8）：708-716.

［4］山东医学院，河北医学院.《黄帝内经素问校释》上册［M］.1版.北京：人民卫生出版社，1982.

［5］［宋］林疑独，庄子解.道藏要籍选刊（第2册）［M］.上海：上海古籍出版社，1989：553.

［6］张维波，熊枫.《黄帝内经》"神明"与心的"神明出焉"解析［J］.中医学报，2021，37（8）：1595-1599.

［7］Zhang W B，Jia D X，Li H Y，et al. Understanding qi running in the meridians as interstitial fluid flowing via interstitial space of low hydraulic resistance［J］. Chin J Integr Med，2018，24（4）：304-307.

［8］李瑞午，文琛，孟竞璧，等. 猴肢体灌流后放射性核素沿经迁移轨迹的分析［J］.针刺研究，1992，（1）：67-70.

［9］丁光宏，杨静，陈尔瑜，等.人体组织液定向流动与经络［J］.自然科学进展，2001，11（8）：811-818.

［10］王唯工.气的乐章［M］.1版.台北：大块文化出版股份有限公司，2002：75-80.

［11］周波，兰吉瑞，陈瑞祥，等.论《黄帝内经》的"形与神俱"、调神及治未病：兼探讨藏象象数模型与脏的实质［J］.辽宁中医药大学学报，2014，16（6）：133-137.

［12］邹勇.《素问遗篇》考［J］.浙江中医药大学学报，2017，41（5）：373-374，384.

［13］黄龙祥.《针经》《素问》编撰与流传解谜［J］.中华医史杂志，2020，50（2）：67-74.

第十八章 "真气"及相关气概念解析

气是《内经》的核心概念，其中又包含很多子概念，如真气、邪气、经气、谷气、营气、卫气、宗气等，看上去很乱，其实各有归属，内涵不同。《内经》的理论框架由一系列概念和它们之间的关系所组成，重要的概念都有专篇论述，如经脉概念主要是在《灵枢·经脉》篇中阐述的，《灵枢·经筋》篇则主要阐述经筋，找到了某概念的专篇，就比较容易把握其内涵了。

"真气"是《内经》气概念家族的重要成员，在《内经》中共出现22次，《灵枢》与《素问》各11次，排名第6（表18-1）。阐述真气概念的专篇在《灵枢》中为《灵枢·刺节真邪》，"真气"共出现5次；在《素问》为《素问·离合真邪论》篇，"真气"共出现4次，这两篇的篇名中都有"真"字，实指"真气"，因此，《灵枢·刺节真邪》与《素问·离合真邪论》可视为论述"真气"概念的专篇。另外在《灵枢·邪客》中，"真气"一词也出现了3次，而它的篇名与专论真气的两篇类似，都含有"邪"字，即邪气，因此，真气是相对于邪气的一个概念，应与"邪气"概念共参，《内经》正是这样处理的。

表 18-1 《黄帝内经》常用气概念统计

概念	总频次	《灵枢》频次	《素问》频次	前 3 篇篇名和频次
阳气	150	47	103	《素问·脉解》15，《素问·厥论》13，《素问·生气通天论篇》10
邪气	115	64	51	《素问·疟论》12，《灵枢·邪气脏腑病形》8，《灵枢·终始》7
阴气	107	41	66	《素问·脉解》14，《灵枢·口问》8，《素问·厥论》8
卫气	73	48	25	《素问·疟论》12，《灵枢·岁露》7，《灵枢·大惑论》7
精气	41	13	28	《素问·调经论》4，《灵枢·大惑》3，《素问·上古天真论》3，《素问·厥论》3
真气	22	11	11	《灵枢·刺节真邪》5，《素问·离合真邪论》4，《灵枢·邪客》3
谷气	20	14	6	《灵枢·终始》7，《灵枢·官针》3，《素问·太阳阳明论篇》2

概念	总频次	《灵枢》频次	《素问》频次	前3篇篇名和频次
营气	18	14	4	《灵枢·营气》3,《灵枢·营卫生会》2,《素问·逆调论》2
大气	16	8	8	《素问·离合真邪论》3,《灵枢·病传》2,《灵枢·九针论》2
经气	15	4	11	《素问·离合真邪论》2,《素问·通评虚实论》2,《灵枢·终始》1 等
神气	14	7	7	《素问·调经论》3,《灵枢·天年》2,《灵枢·九针十二原》1 等
正气	13	6	7	《素问·刺法论》3,《灵枢·小针解》2,《灵枢·刺节真邪》2
宗气	8	6	2	《灵枢·刺节真邪》3,《素问·平人气象》2,《灵枢·邪客》2

第一节　从《灵枢·刺节真邪》看真气的本质

　　《灵枢·刺节真邪》是讨论针刺治疗疾病机制的一篇文章，该篇引入了多个气概念，如真气、正气、邪气、谷气、宗气、卫气，并对前三种气概念进行了统一定义，十分重要。

　　黄帝曰：有一脉生数十病者，或痛、或痈、或热、或寒、或痒、或痹、或不仁，变化无穷，其故何也？岐伯曰：此皆邪气之生也。黄帝曰：余闻气者，有真气，有正气，有邪气，何谓真气？岐伯曰：真气者，所受于天，与谷气并而充身者也。正气者，正风也，从一方来，非虚风也。邪气者，虚风也，虚风之贼伤人也，其中人也深，不能自去。正风者，其中人也浅，合而自去，其气来柔弱，不能胜真气，故自去。

　　"……者，（所以）……（者）也"是《内经》定义概念的标准语式，两个括号中的字都存在是最完整的定义格式，多数地方省略"所以"，不少地方省略"者"，"……者，……也"是最简单的形式，通常是对此概念某个方面的说明。查《内经》中有"真气者，……也"的地方，只有《灵枢·刺节真邪》和《素问·离合真邪论》两篇，证明这两篇在论述真气中的核心地位。在《灵枢·刺节真邪》中，黄帝将真气、正气和邪气并列提出，分别定义，说明真气有别于正气与邪气。从正气和邪气的定义来看，它们都是自然界的因素——风，正气为正风，邪气为虚风。正风是从一方来的风，虚风在这里没有更具体的定义，但两者都是外来因素，可作用于人体，正风作用浅，虚风作用深，真气可与这两种气相对抗，由此可知真气在人体内部，非外来之气。因此，真气的"所受于天"可能指先天，而非人体之外的天空和空气，否则真气就与正气（正风）和邪气（虚风）同源了。真气与谷气"并而充身"，说明它与谷气运行在相同的部位，但又与谷气不同，由此可理解《素问·离合真邪论》中真气的另一个描述："真气者，经气也。"经气即经脉中运行的气。在《素问·通评虚实论》中有"络气不足、经气有余"的说法，证明经气是相对于络脉之气而言的经脉之气。经气中目前比较确定的有营气和卫气。《灵枢·营气》讲了营气沿十二经脉的经隧以及内脏之间流注的规律，《灵枢·营卫生会》则描述了卫气沿十二经脉分肉（经分）流注的规律，十二经脉的分肉也称经分，是卫气运行的通道[1]，营气则运行在较深的经隧之中。无论深浅，营气和卫气都是沿经脉运行的经气。但为什么又说"真气者，经气也"，能否推论真气就是营气和卫气呢？这里的关键是谷气。谷气即水谷之气，是我们吃到胃里的饮食精华，谷气在胃里经消化后变成营卫之气，行于经脉中，故营卫之气有时也称谷气。《灵枢·五味》中细致的描述了这一过程："谷始入于胃，其精微者，先出于胃之两焦，以溉五脏，别出两行，营卫之道。"因此，真气与谷气"并而充身"，说明真气是与营卫之气并行于经脉中的另外一种气。古文的表达方式与现代不同，"真气者，经气也"，并不是说真气就是经气的全部，可以跟经气画等号，而是说真气属于经气，是经气的一部分，是包含的关系，经气包含真气，更为准确。真气和谷气（营卫之气）都是经气的组成部分，主要沿经脉运行，再通过络脉和孙脉遍布全身，所以是"并而充身"。

明白真气是经气的一部分，又不同于营卫之气，而后者由饮食变化而生，仍属外源性物质，由此推论真气可能是人体的内源性物质。所谓"所受于天"可理解为真气是通过基因编码控制在人体内合成的物质，能促进人体正常生长发育，而基因是人体的遗传密码，来自父母，是人的先天因素，由自身基因合成的内源性物质符合"所受于天"的逻辑关系。

人体能够不断生成的内源性物质主要是蛋白质，它是生命的物质基础，是组成人体一切细胞、组织的重要成分。机体所有重要的组成部分均需要有蛋白质的参与。蛋白质占人体质量的 16% ～ 20%，即一个 60kg 重的成年人其体内约有蛋白质 9.6 ～ 12kg。人体内蛋白质的种类很多，性质、功能各异，但都是由 20 多种氨基酸按不同比例组合而成的，并在体内不断进行代谢与更新。人体的生长、发育、运动、遗传、繁殖等一切生命活动都离不开蛋白质。体内的一些生理活性物质如胺类、神经递质、多肽类激素、抗体、酶、核蛋白以及细胞膜上、血液中起"载体"作用的蛋白均为各种类型的蛋白质，它对调节生理功能，维持新陈代谢起着极其重要的作用。机体内的蛋白质约有 10 万种以上，具有维持细胞组织的生长、更新和修补的功能；参与体内多种重要的生理活动；可作为能源物质氧化供能。其功能主要分为以下几类：①催化和调节功能：此类蛋白质可以是酶，催化生物体内的物质代谢反应；还可以是激素，具有一定的调节功能，如胰岛素调节糖代谢、体内信号转导也常通过某些蛋白质介导。②转运功能：如血红蛋白，转运氧气和二氧化碳；血清白蛋白可以运输自由脂肪酸及胆红素等。③收缩或运动功能：如骨骼肌收缩靠肌动蛋白和肌球蛋白，可赋予细胞与器官收缩的能力，可以使其改变形状或运动。④防御功能：如免疫球蛋白，可抵抗外来的有害物质，保护机体。⑤营养和储存功能：如铁蛋白可以储存铁。

营卫之气来自饮食，其主要成分是水，另外还有从食物分解而来的营养物质，它们共同组成被现代医学称为组织液的人体体液[2]。人体内部合成的真气—内源性蛋白质也是组织液的成分之一，它们通常产生于各种分泌腺，其运输依赖血液（营血）和组织液（营卫之气）为载体。

第二节 《灵枢·刺节真邪》对邪气的阐述

由《灵枢·刺节真邪》的篇名可以看出，真气与邪气为一组对立概念。紧接在真气的定义之后，《灵枢·刺节真邪》继续指出：

虚邪之中人也，洒淅动形，起毫毛而发腠理。其入深，内于骨，则为骨痹。搏于筋，则为筋挛。搏于脉中，则为血闭不通，则为痈。搏于肉，与卫气相搏，阳胜者则为热，阴胜者则为寒，寒则真气去，去则虚，虚则寒。

当邪气进入肌肉层次，与位于分肉之间的卫气相互作用（搏），这时如果人体的免疫物质（阳）强盛，则对病菌等邪气形成正常的免疫炎性反应，表现为发热（阳胜者则为热）；但如果病菌（阴）数量较多，免疫系统不足以克制它，则邪气会进一步侵入，消耗身体能量，形成寒的症状（阴胜则为寒）。当病毒大量进入细胞，复制出非人体自身的蛋白质，或细菌大量繁殖，消耗细胞能量，就会减弱正常内源性物质的合成，出现"真气去"的现象，机体得不到内源性活性物质的供养，则表现出更加虚弱的症状（去则虚），使病邪进一步侵入，寒证加重（虚则寒）。邪气是进入人体内的疾病因素，主要是病菌，也可以是有利于体内微生物繁殖的理化因素。

《灵枢·刺节真邪》进一步指出：

虚邪偏客于身半，其入深，内居荣卫，荣卫稍衰，则真气去，邪气独留。发为偏枯。其邪气浅者，脉偏痛。

真气的载体是荣卫之气，故荣卫组织液的衰少会导致所载的真气内源性活性物质数量的减少。通常在病菌入侵的急性期，会有炎性渗出、组织液增多的现象，但如果免疫物质不能有效清除病菌，病邪进一步深入，则会形成气滞血瘀的虚寒之证，可表现出偏枯的半身不遂症状。如果邪气位于浅表部位并堵塞了络脉，其积累的致痛物质可刺激浅表组织丰富的神经末梢，形成痛症。

邪气和正气都是自然之气，可理解为自然界的某种物理因素，比如风，当这种因素为季节正常出现的风时，称为"正风"，人体能很快对其适应和化解，如通过迅速产热将寒气中和，使之不会扰乱人体的内环境，这种作用就自然消失了（合而自去）。但如果某自然因素不是本季节该有的特殊变化，则被称为邪风、贼风或虚风，当它作用于人体时，人体常疏于防范，未能及时中和与消解，导致该因素深入体内，使细胞周围的微环境紊乱并滋生病菌或其他病理物质，引起免疫反应和症状。这些体内不该有的致病因素是邪气在体内的存在形式。因此，邪气有体外和体内两种存在形式，在体外时称邪风、虚风，在体内则称为邪气、虚邪、客等，其所在部位与真气和营卫之气相同，都在经络之中，外邪的侵入途径为腠理孙脉→络脉→经脉→脏腑。

第三节　《素问·离合真邪论》对真气的进一步论述

《素问》比《灵枢》成书晚[3]，其中的很多篇是对《灵枢》内容的拓展，与《灵枢》有对应关系，《素问·离合真邪论》就是一个典型。该篇的主题与《灵枢·刺节真邪》类似，主要阐释了真气与邪气的关系，其中真气出现4次，另有两处有"真"字，实为真气；而邪气或"邪"字也出现了6次之多：

真气者，经气也，经气太虚，故曰其来不可逢，此之谓也。故曰候邪不审，大气已过，泻之则真气脱，脱则不复，邪气复至，而病益蓄，故曰其往不可追，此之谓也。

这段话是对《灵枢·九针十二原》中"空中之机，清静而微，其来不可逢，其往不可追"的进一步阐述，佐证了《素问》晚于《灵枢》的观点。该段话的大意是，当真气较弱时，不可用迎而夺之的泻法（其来不可逢）。这里的"大气"是对邪气的另一种描述，即较强大的邪气。如果对邪气的审查不清，邪气已经离开了再行泻法，则泻去的不是邪气，而是真气（真气脱失）。真气一旦脱失就很难再恢复，这时若邪气再来，则会与之前的邪气合并，使病情加重（而病益蓄）。因此对于邪气已经离开的情况，不可用将其追回来的泻法（其往不可追）。

《素问·离合真邪论》进一步阐述了如何泻邪气、复真气的方法：

帝曰：补泻奈何？岐伯曰：此攻邪也，疾出以去盛血，而复其真气，此邪新客，溶溶未有定处也，推之则前，引之则止，逆而刺之，温血也。刺出其血，其病立已。帝曰：善。

攻逐邪气的方法是迅速释放异常旺盛的血液（盛血），使真气恢复，由此可见，真气不是脉内之血，而是脉外之气。泻掉脉中多余的血，可使血管周围间隙恢复正常，使间隙周围的组织液恢复流动。这时的邪气刚刚进入人体，就像水一样不固定，一推就走，若在此时逆着邪气运动的方向针刺，放出此处的温热高压的血液，破坏推动邪气运动的温度和压力梯度，可阻止疾病的侵袭。

《素问·离合真邪论》又讲了用三部九候的多点脉诊辨别真气与邪气的方法：

帝曰：善。然真邪以合，波陇不起，候之奈何？岐伯曰：审扪循三部九候之盛虚而调之，察其左右上下相失及相减者，审其病脏以期之。

真气与邪气合并一起，不再相互斗争，形成一种特殊的休战状态，无法用局部脉诊获得真邪的信息（波陇不起），这时就要用三部九候的脉诊法，检查人体经络气血的失衡情况，再进行调理。

最后讲到过度泻法对真气的影响：

诛罚无过，命曰大惑，反乱大经，真不可复，用实为虚，以邪为真，用针无义，反为气贼，夺人正气，以从为逆，荣卫散乱，真气已失，邪独内著，绝人长命，予人天殃，不知三部九候，故不能久长。

不应用泻法（诛罚）的地方如果用了，反而会扰乱经脉，使真气无法恢复。这段话说明真气运行与经脉的密切相关，印证了真气是经气组成部分的判断。邪气在某种情况下也构成经气的一部分，与真气和营卫之气并行于经脉之中，如果不能正确判断真气和邪气的实时所在，将补泻用错，反而会使正气流失（反为气贼），并使经脉中的荣卫之气散乱。真气一旦失去，邪气就会长期占居经脉通道，使人的寿命缩短。这里又一次出现了正气的概念。

"正气"有两层含义，一是天气中的正常气候，即"正气者，正风也，从一方来，非虚风也"。二是作为人体的正常之气。在《灵枢·九针十二原》中，有"毫针者，尖如蚊虻喙，静以徐往，微以久留，正气因之，真邪俱往，出针而养，以取痛痹"，"因之"是靠近的意思，为毫针的一种补法，故这里的正气和《素问·离合真邪论》中的正气都是人体之气。与真气相比，正气的含义更广，在《灵枢·小针解》中有：

上守神"者，守人之血气有余不足，可补泻也。"神客"者，正邪共会也。"神"者，正气也。"客"者，邪气也。"在门"者，邪循正气之所出入也。

这里的神为血气有余不足的状态，可理解为血气的动力[4]，神与正气的关系和真气与经气的关系相同，即正气包含神（气）。正气还包括真气，《灵枢·终始》中有"泻虚补实，神去其室，致邪失正，真不可定"，《素问·离合真邪论》有"夺人正气，以从为逆，荣卫散乱，真气已失"，都说明正气中含有真气。正气还有"荣卫运行正常"的含义，如果荣卫逆乱，则邪气可乘虚而入。因此，正气是神气、真气和正常运行的荣卫之气的复合体，可保护人体免受邪气的侵犯，故有"正气存内，邪不可干"（《素问·刺法论》）的著名中医思想。

由于《内经》各篇由不同年代的不同作者所完成，在概念上不可能像现代教科书那样高度统一。《内经》编纂者在归纳这些文献时，除保留原文用词之外，还阐述了各概念之间的关系，用心良苦。

第四节　《灵枢》其他篇对真气的论述

《灵枢·邪客》和《灵枢·官能》分别有3次和1次出现真气，其与《灵枢·刺节真邪》分别是第七十一、第七十三和第七十五篇，三篇形成了论述病邪的一组文章。在《灵枢·邪客》中的三处真气分别是：

故本腧者，皆因其气之虚实疾徐以取之，是谓因冲而泻，因衰而补，如是者，邪气得去，真气坚固，是谓因天之序。

黄帝曰：持针纵舍，余未得其意也。岐伯曰：持针之道，欲端以正，安以静，先知虚实，而行疾徐，左手执骨，右手循之，无与肉果，泻欲端以正，补必闭肤，辅针导气，邪得淫泆，真气得居。

岐伯曰：肺心有邪，其气留于两肘；脾有邪，其气留于两髀（髀关），肾有邪，其气留于两腘。凡此八虚者，皆机关之室，真气之所过，血络之所游，邪气恶血，固不得住留，住留则伤筋络骨节，机关不得屈伸，故拘挛也。

此三处在真气出现时，都有邪气（邪）概念相伴，而且都是当邪气被去除后，真气才得以保存，这就是天的秩序，与真气"所受于天"的定义相呼应。"淫泆"是溃散的意思，进一步说明了真气与邪气不两立的关系。如果真气丧失，邪气留在肘、膝、肩、髋关节时，会出现关节僵硬，无法屈伸的现象。人体关节由神经肌肉所控制，神经肌肉的活动需要神经递质等人体内源性活性物质的支持，当这些活性物质被邪气病理性物质所代替，就会出现关节活动困难的症状。

《灵枢·官能》阐述的思想与此相似：

泻必用员，切而转之，其气乃行，疾而徐出，邪气乃出，伸而迎之，摇大其穴，气出乃疾。补必用方，外引其皮，令当其门，左引其枢，右推其肤，微旋而徐推之，必端以正，安以静，坚心无解，欲微以留，气下而疾出之，推其皮，盖其外门，真气乃存，用针之要，无忘其神。

该篇主要讨论针刺补泻手法，其中泻法的目的是泻除邪气，补法的目的是补充真气。当出现真气时，针下会有感觉（气下），此时要立刻出针，并推皮肤盖住针孔，勿使其从针孔逃逸，由此也说明了真气的物质性。

另一处在《灵枢·根结》：

阖折则气无所止息而痿疾起矣，故痿疾者取之阳明，视有余不足，无所止息者，真气稽留，邪气居之也。

这里讲到痿疾的原因是"真气稽留，邪气居之"，是对"气无所止息"的进一步说明。气需要不断地流动，这是所有实在之气的特征，所谓"气之不得无行也，如水之流，如日月之行不休"（《灵枢·脉度》），因此真气稽留是一种不正常的状态，可导致邪气进入，甚至自身即可转化为邪气，形成痿疾，该病也是运动功能的障碍，与《灵枢·邪客》中的拘挛类似，但更多地是肌肉营养不良所致。

还有一处在《灵枢·周痹》：

岐伯对曰：风寒湿气，客于外分肉之间，迫切而为沫……帝曰：善。余已得其意矣。此内不在脏，而外未发于皮，独居分肉之间，真气不能周，故命曰周痹。

这里，真气所在的部位与荣卫之气相同，都在分肉之间，如果邪气也到了分肉之间，引起炎性渗出，导致局部组织液压增高（迫切而为沫），则含有真气的组织液就不能在经脉中周行，"真气不能周"再次证明真气就是能在经脉中循环周流的经气的一部分。

第五节 《素问》其他篇对真气的论述

除了《素问·离合真邪论》，《素问》中还有6篇涉及了真气概念。在《素问》首篇《素问·上古天真论》中，不仅篇名含有"真"，文章一开始就谈到真气：

今时之人不然也，以酒为浆，以妄为常，醉以入房，以欲竭其精，以耗散其真。

这里的"真"就是真气。随后又讲："夫上古圣人之教下也，皆谓之虚邪贼风，避之有时，恬淡虚无，真气从之，精神内守，病安从来。"这里，真气再次与邪气（虚邪之风）相提并论。即在没有虚风侵犯且情绪又安稳的时候，人体自身合成的蛋白质可沿经脉正常运行（真气从之）。邪气在没进入人体前常称为虚风，进入人体后就称为邪气。真气的运行比营卫之气更为重要，没有真气，神经肌肉就不能正常活动。在这篇公认的道家养生文献中，作者强调了真气的运行，而非源于水谷的营卫之气，可能是因为道家有辟谷不食的修炼，故营卫谷气可暂时缺乏，但真气在人体中是不可或缺的，没有真气，生命将停止活动。

《素问》第二篇论述真气的是《素问·评热病论》：

真气上逆，故口苦舌干，卧不得正偃，正偃则咳出清水也。

真气上逆会导致口苦舌干，说明真气过度活跃会产生味觉的异常及对口腔黏膜水分的过度吸收。口苦也可能是胆汁上逆所致，从后面咳清水的症状看，这种可能性较大，是胃肠过度活动（热）所致。说明真气作为一种信息物质，也不是越多越好，而是需要平衡分配。

第三篇是《素问·疟论》：

夫疟之未发也，阴未并阳，阳未并阴，因而调之，真气得安，邪气乃亡，故工不能治其已发，为其气逆也。

这里表达的仍然是邪气与真气的关系，真气安则邪气亡。"气逆"可能指真气相逆，不按正常次序运行，原因是阴阳相并，此时治疗的难度较大。

第四篇是《素问·调经论》：

帝曰：刺微奈何？岐伯曰：按摩勿释，出针视之曰，我将深之，适人必革，精气自伏，邪气散乱，无所休息，气泄腠理，真气乃相得。

这里使用了一种暗示法，目的是让患者保持一种紧张的状态，肌肉收缩，肌间隙变窄，邪气无法在组织间隙中停留（休息），从腠理泄出，真气得以恢复正常的运行。

第五篇是《素问·六元正纪大论》，是王冰所加运气七篇之一：

必抑其运气，资其岁胜，折其郁发，先取化源，无使暴过而生其病也。食岁谷以全真气，食间谷以避虚邪，岁宜咸以软之，而调其上，甚则以苦发之；以酸收之，而安其下，甚则以苦泄之。

能够补全真气的谷物称为岁谷，即得岁气的谷物，其意深奥，说明真气的生成也需要合适的谷物作为原料，佐证了真气的物质性。

最后一篇是《素问》遗篇《素问·刺法论》：

详天数，差的微甚，微即微，三年至，甚即甚，三年至，当先补肝俞，次三日，可刺肺之所行。刺毕，可静神七日，慎勿大怒，怒必真气却散之。

此篇说明真气的正常运行与精神状态相关，大怒会使真气涣散，这与《素问·调经论》中的暗示法有异曲同工之处，可使邪气涣散，说明真气与邪气有类似的性质。从现代科学的角度看，若以邪气为致病的病毒或细菌，则它与真气都由蛋白质所组成，确实具有相似的性质。

第六节　真气与宗气

氧气是人体所需的重要物质，根据《内经》对各种气的划分，人体吸入的气体和饮食水谷，都属于后天之气，呼吸之气是用宗气来定义的。

宗气在《内经》中共出现 8 次，其高频出现的专篇与阐述真气的《灵枢·刺节真邪》和《灵枢·邪客》相互重合。《灵枢·邪客》指出："五谷入于胃也，其糟粕、津液、宗气分为三隧，故宗气积于胸中，出于喉咙，以贯心肺，而行呼吸焉。"《灵枢·邪气脏腑病形》也指出："十二经脉，三百六十五络，其血气皆上于面而走空窍，其精阳气上走于目而为睛，其别气走于耳而为听，其宗气上出于鼻而为臭。"同时出于喉咙和出于鼻的东西只有呼吸之气，三隧中出糟粕的是肠道，走津液的是气道，出宗气的应该就是气管和食管了。食管从横隔穿出，通过心和肺到达喉咙，食物所含的气体以及进食过程中吞入的空气可通过打嗝从口腔排出体外，食物中的营养物质在细胞能量代谢后，形成二氧化碳，则通过肺和气管排出体外。

在真气的专论《灵枢·刺节真邪》中还有：

宗气留于海，其下者注于气街，其上者走于息道。故厥在于足，宗气不下，脉中之血，凝而留止，弗之火调，弗能取之。

这里的海即称为气海的膻中，是呼吸运动的几何中心；其下注的气街应该是《灵枢·卫气》所说的胸气街，可能指纵隔空间，膈肌的升降对呼吸有重要的辅助作用。宗气上走的息道为呼吸之道，对应现代的气管。在膈膜上有腔静脉裂孔，腔静脉有此穿过，膈肌如有紧张（宗气不下），可影响下腔静脉血的回流，（脉中之血，凝而留止），这种紧张是由足部之气厥逆所致（厥在于足）。由于气的厥逆多为寒所致，故只能用火来调解（弗之火调，弗能取之）。

总之，宗气是人体各种气体的总称，包括吸入的含氧空气。"宗"有"总""多种"的意思，"宗"与"脉"和"筋"字组成"宗脉"和"宗筋"的概念，为脉和筋的汇聚之处。

神气也是一种常见的气，在《内经》中出现 14 次。由于神气与神密切相关，已在神的解析（见第十七章）中加以论述。简言之，神是生命的动力，神气特指推动血液运动的动力和血管的搏动传导[4]。

第七节 《内经》中的气概念

《内经》各篇中的真气概念含义相似，绝大多数与邪气相提并论，你来我走，你去我存。真气源自先天，与后天的水谷之气共同运行在经脉之中，是不可缺少的生命要素。《内经》使用气的概念描述人体和大自然中难以直接观察到的作用因素，它与有形的物质对立存在，《内经》讨论的"形气"关系证明了两者的区别。在看不见的作用因素中，有些是物质性的，像真气、谷气、精气、营气、卫气等，有些是物理因素，如风气、火气、寒气等，有些则是功能性的，如肝气、胃气、神气等。现将真气和与真气相关的部分气概念的解析总结于表 18–2。

表 18–2 《黄帝内经》真气及相关气概念解析简表

名称	概念
真气	人体通过基因编码控制合成的物质，可促进人体正常的生长发育和代谢
邪气	自然界的非正常物理因素和人体中的病理物质和异常微环境
谷气	饮食中的精微物质
精气	谷气经消化吸收，进入血液和组织液的精微物质
营气	精气加津液形成的组织液，主要在深层，同时为血液的成分之一
卫气	精气加津液加免疫物质形成的组织液，主要在皮肤和皮下浅层
经气	在经脉中运行的营气、卫气和真气
正气	自然界随季节出现的物理因素（正风）和人体中正常存在、能抵御外邪侵犯的各种精微物质和物理因素
神气	推动血液运动的动力和血管的搏动传导
宗气	位于膈肌以上（上焦）的呼吸之气以及经食道排出的的气体

在 2000 年前科技水平并不发达的情况下，智慧的中华祖先不仅从解剖可见的组织器官角度阐述生命的规律，还大量运用了一般人肉眼看不到的气来解释生命的活动、疾病发生与治愈的原理。研究发现，《内经》中各种各样的气分别代表身体中的各类精微物质或物理因素，它们既有联系，又相互区别，形成了中医理论的范畴体

系。随着科学技术的进步，很多中医的气概念已经可以通过先进的仪器观测到，从不可见变得"可见"，它们与当代分子生物学、微生物学、免疫学和生物物理学等学科的概念颇多交集，体现了中医理论的先进性与超前性，值得现代人深入挖掘与运用。

参考文献

［1］张维波.经分：一个重要的经络概念［J］.中国针灸，2000，20（4）：219-222.

［2］张维波.《黄帝内经》气血经络概念解析［J］.中国针灸，2013，33（8）：708-716.

［3］黄龙祥.《针经》《素问》编撰与流传解谜［J］.中华医史杂志，2020，50（2）：67-74.

［4］张维波，李宏彦.《黄帝内经》"神"和"精神"概念解析［J］.中医学报，2021，36（11）：81-88.

第十九章 卫气的卫外功能解析

卫气是《黄帝内经》中的重要概念，我们以往的研究已对卫气的组织液本质进行了解析[1, 2]，但卫气的卫外功能是如何实现的？它与现代医学中的免疫系统是什么关系？对新冠肺炎疫情的防控有什么启发？本文试对上述问题进行探讨。

第一节 《内经》对卫气的认识

卫气是人体的重要组成，包括其物质属性和功能表现。"卫气"一词在《灵枢》中出现 48 次，在《素问》中出现 25 次，总计 73 次，而"营气"在《灵枢》出现 14 次，《素问》4 次，总计才 18 次。在篇名中出现"卫气"或"卫"字的达 4 篇之多，即《灵枢·营卫生会》《灵枢·卫气》《灵枢·卫气失常》和《灵枢·卫气行》，全部在《灵枢》中，可见，卫气是《内经》特别是《灵枢》讨论的重点。

对于卫气的基本属性在《灵枢·决气》中已做定义，即"上焦开发，宣五谷味，熏肤充身泽毛，若雾露之溉，是谓气"，这个气包括营气和卫气，其本质是身体的组织液[1]。

相对于营气而言，卫气为身体浅表部位的组织液，可从《灵枢·经脉》对其的功能描述推知"卫气者，所以温分肉，充皮肤，肥腠理，司开合者也"。皮肤和腠理都在浅表，司关合是控制汗孔的开闭，汗孔位于体表，分肉即分肉之间，为各种组织间隙，其中皮肤与肌肉之间的皮下疏松结缔组织是最广泛的间隙空间，即《灵枢·邪客》所说的"卫气者，出其悍气之慓疾，而先行于四末、分肉、皮肤之间，而不休者也"的"皮肤之间"，而"分肉"是肌肉中比较浅层、不太规则的肌间隙，不像深层组织中如隧道样笔直的组织间隙，后者是营气组织液运行的部位，因其部位深且窄，被形象地称为经隧。在白天人清醒的时候，由于有肌肉活动的推动，以及旺盛的血液循环提供，组织液较多地流行于外周表浅部位，而到了夜晚，组织液回归腹腔、胸腔中的间隙结构以及内脏的间隙之中，形成《灵枢·邪客》所说的"卫气者……昼日行于阳，夜行于阴，常从足少阴之分间，行于五脏六腑"的分布规律。当然，这一规律有待实验验证。

由于卫气是浅表的组织液，故受热后容易从皮肤中蒸发掉或通过出汗而流失。《素问·疟论》明确讲到这一现象，即"卫气者，昼日行于阳，夜行于阴，此气得阳而外出"，这里的阳指大气中的阳热之气。

卫气所在的浅表组织是相对的，当卫气运行到五脏六腑即体腔之中时，它所在的部位就是内脏周围的组织，如肠系膜、大网膜等，这些部位可对应《内经》的三焦[2]。所以，除了有卫气起于上焦之说外，还有卫气起于下焦的说法，其实上、中、下焦都有卫气，它们分布在内脏的所有间隙之中，对内脏起润滑和缓冲压力等多种作用，当然也包括免疫。这些组织液中有些是来自小肠和大肠分泌出来的液体，即小肠主津、大肠主液，最后这些液体可汇聚到盆腔内的大间隙中，这个位置就是《内经》真正的膀胱[3]。

第二节　卫气运行的通道——经络

卫气有一定的运行路径，这个路径就是经络。《灵枢·营卫生会》讲，"卫出于上焦……上焦出于胃上口，并咽以上贯膈而布胸中，走腋，循太阴之分而行，还注手阳明"，卫气是从贲门处的食道外层（咽），穿过膈膜后，分布于胸腔，再从胸腔到达肺经的组织间隙（太阴之分），然后进入手阳明大肠经的组织间隙，即手阳明（之分），顺序流注。在经脉系统中，凡是卫气的运行路线，都有"分"的隐含，笔者称其为"经分"[4]，它与营气运行的经隧一表一里，有深浅的差异。

卫气—组织液的运行与分肉—组织间隙的状态有密切关系。《灵枢·大惑》讲，"夫卫气者，昼日常行于阳，夜行于阴，故阳气尽则卧，阴气尽则寤。故肠胃大，则卫气行留久；皮肤涩，分肉不解，则行迟"。卫气夜间在五脏六腑中运行时，与脏腑的大小有关，肠胃较大，则卫气运行需要的时间也长，而皮肤涩，肌肉间隙小（粘连），流动的阻力（流阻）大，则卫气运行的就慢；而卫气正常运行的条件就是《灵枢·营卫生会》中说的"壮者之气血盛，其肌肉滑，气道通，荣卫之行，不失其常"以及《灵枢·卫气》中的"五脏坚固，血脉和调，肌肉解利，皮肤致密，营卫之行，不失其常"，这里的"滑"和"解利"对应前面的"涩"和"不解"，显然，这里讲的是组织液在不同皮肤肌肉状态中的流动情况。

关于经络的组织液通道实质，已有大量实验证明。基于中医经典理论和大量的经脉现象，笔者提出了经络的低流阻通道假说，认为经络是一种存在于组织间质中的、具有低流阻性质、能运行组织液、化学物质和物理量的多孔介质通道[5]。先用拟莱维克（Levick）法[6]和改进的盖顿（Guyton）法[7]证明了经脉的低流阻特性，随后用连续流阻测定法发现了低流阻点[8]，再用组织液压波传播法证明了低流阻点之间的连通性[9]，结合同位素和阿尔新蓝示踪技术，在小型猪和人上揭示了循经低流阻通道的存在[10]，随后用阻抗谱方法证明经脉中的组织液含量丰富[11]，又在透明鱼上直接观察到了组织液的经脉样定向流动[12]，证明了经络的低流阻组织液通道实质。

淋巴系统是最重要的外周免疫器官。早期研究发现，较宽的、含胶原束的结缔组织区是初级淋巴管的主要分布位置[13]，而结缔组织也是经脉循行的部位[14]。龚启华的研究发现，淋巴管系的配布与经脉具有高度重合性[15]，最新在透明鱼上用阿尔新蓝示踪的经脉样轨迹与鱼淋巴管的分布也有明显重叠[16]。另外发现，组织液流动对淋巴管的形成有重要影响[17]。由于组织液流动与淋巴管的密切关系，Casley-Smith 将组织液流动的组织通道（tissue channel）称为前淋巴系统（pre-lymphtic system）[18]，说明它与淋巴系统密切相关，具有辅助其发挥作用的生物学功能。

第三节　卫气的卫外功能

从《内经》的论述看，卫气有多种功能，如充皮肤、肥腠理、温分肉等，但它最重要的一个功能就是抵御外邪，保卫生命，这也是卫气使用"卫"字的含义。中医学认为人体的致病因素主要有外感六淫和内伤七情等，七情主要通过五脏六腑致病，六淫则是从外部攻击人体的。

卫气在抵抗外邪侵入时被视为"正气"，有时也称为"真气"，它与外邪斗争的过程称为"正邪相搏"，有时也用"相抟、相干"来描述，如《灵枢·刺节真邪》有："虚邪之中人也，洒淅动形，起毫毛而发腠理……抟于肉，与卫气相抟。""抟"是渗透、作用的意思，邪气渗透到了肌肉间隙中，就会与卫气相互作用。再如《素问·风论》有"风气与太阳俱入，行诸脉俞，散于分肉之间，与卫气相干"，"相干"也是相互作用的意思，当风邪进入分肉之间时，分肉中的卫气就会与邪气发生作用，形成斗争。又如《灵枢·水胀》有："肠覃何如？岐伯曰：寒气客于肠外，与卫气相搏。"前一节讲到卫气也存在于内脏周围的组织中，故当寒邪之气到达肠外时，便与卫气相遇，形成相搏。

风与寒都属于六淫，是外邪，显然这些外邪都是与卫气发生相互作用的，《内经》中没有外邪与营气或其他气相搏、相干的描述，因此，卫气就是人体抵抗外邪的功能系统。

第四节　从免疫学角度看卫气的卫外功能

由于卫气在外周是位于身体浅表部位的组织液，它自然成了人体抵御外邪的主力。卫气与皮肤和黏膜相关淋巴组织共同组成保卫人体的外周屏障，就像城堡周围的护城河。无论病邪是从皮肤缝隙（中医的腠理）进入，还是从口鼻黏膜进入，首先遇到的就是浅表组织中的组织液。组织液含有多种免疫物质，初期以固有免疫细胞和分子为主，当适应性免疫形成后，抗体和 T 淋巴细胞也将进入到组织液中。

卫气卫外的功能系统包括皮肤和人体内空间表面的黏膜上皮，这一层的致密程度及相关物质（分泌液、纤毛等）对防御外邪侵入有重要的作用。腠理是皮肤上的纹理，实为可开合的皮肤间隙，包括汗孔。《内经》反复强调腠理致密对健康的重要性，并常与卫气和皮肤共论。如《灵枢·本脏》有"卫气和则分肉解利，皮肤调柔，腠理致密矣"。这里，"卫气和"是腠理致密的条件，可理解为卫气的正常运行，保证了自主神经对汗孔的有效控制，这个控制就是卫气"司开合"的功能。但如果腠理不恰当地打开，则可能使病邪乘虚而入，正如《素问·疟论》所述："腠理开则邪气入，邪气入则病作。"因此，广义的卫气包括西医免疫学中所说的组织屏障。

中医邪气的概念包括西医讲的病原体，但还有自然物理因素或两者的结合。邪气从腠理进入到皮肤浅层后，通常会引起炎症反应，其炎症因子从血液到达下丘脑调高体温的设定，这时会出现发热恶寒的现象，包括关闭毛孔以减少散热，打寒战以更多地产热，由此增加体温，制造有利于抗病的环境。《灵枢·刺节真邪》对此有明确的描述，"虚邪之中人也，洒淅动形，起毫毛而发腠理"，人体受邪发热的现象在《内经》中称为伤寒，《灵枢·热论》讲："今夫热病者，皆伤寒之类也。"

病原体突破组织黏膜屏障后，首先进入黏膜下的组织液中，即卫气的部位，组织液中有大量固有免疫细胞（吞噬细胞、杀伤细胞、树突状细胞等）和免疫分子（补体、细胞因子、酶类物质等），这些免疫物质主要对病原体实施固有免疫应答。同时病原体以及携带病原体信息的细胞可通过组织液通道和淋巴管到达淋巴结，生成适应性免疫物。在此过程中，病原体随组织液、淋巴液或血液运动而被动运动。在免疫反应中，病原体作为抗原是否能迅速到达淋巴细胞密集的淋巴结产生适应性免疫应答，是适应性免疫成功的关键。另外，抗原提呈细胞（antigen presenting cell，APC）如何在间质中运动并进入淋巴结，也是该免疫成功的重要因素。当组织液增多、压力增大时，间质与淋巴管内皮相连接的锚丝（anchoring filament）可打开淋巴管壁上的瓣膜[19]，组织液进入淋巴管，随后组织液压降低，瓣膜关闭。这一过程就像用气筒打气，它保证了组织液单向性地进入淋巴管，同时将组织中的游离抗原带入淋巴管。抗原信息的一个传授途径是通过 APC 识别的信号传递过程。分布于间质和皮肤的树突状细胞（dendritic cell，DC）是唯一能直接激活初始 T 细胞的专职 APC，正是卫气所在的部位。DC 在识别和摄取了外源性抗原后，向淋巴结部位迁移，其路径与经络重合。经络间质的低流阻特性和丰富的组织液可为 DC 快速迁移到淋巴结提供有利条件，此机制有待深入研究。抗原及 APC 由淋巴液引流至淋巴结，与 B、T 细胞反应，使 T 细胞增殖分化为效应 T 细胞，使 B 细胞大量增殖分化为浆细胞并分泌抗体，再由输出淋巴管、胸导管、血液循环达到骨髓，持续产生高亲和力抗体，这些抗体和效应 T 细胞再经血液循环流回到组织中，对病原体和被感染的细胞实施精准打击，其过程如附图 29 所示。因此，机体的组织液、淋巴液和血液流动正常，特别是组织液的充分流动，对形成适应性免疫十分关键。

整个人体由表皮包裹，与外环境隔离。细胞之间的间隙很小，同类细胞紧密连接构成组织，组织周围的间质和组织液是细胞的直接内环境。间质之外是血液循环，细胞与血液不直接接触，需要通过间质，故血液为细胞的间接内环境。消化道和呼吸道与外界有直接沟通，但仍在人体内，可称为半内环境。胸腔和腹腔是处于组织包裹中的特殊空间，其中有脏器。保持内环境稳态是健康的关键，病菌的侵入是对内环境稳态的严重干扰，病毒在细胞内大量复制后，将细胞破坏，细胞内液流到间质中，导致内环境严重失衡，最终使所有细胞的功能丧失。消除破坏内环境稳态的病毒元凶，是免疫系统的责任。与人体调节血压、体温等内环境指标的机制类似，淋巴结就像下丘脑的体温调节中枢。当感染了病原体抗原后，病原体在体内复制增殖；同时，抗原信息被传递到淋巴结，淋巴结对病毒信息进行迅速分析后交给中枢淋巴系统进行复制，特异性免疫物质开始合成。大概在 96 小时之后，才能在血清中检测出特异抗体，其间为潜伏期，然后抗体量呈指数增长，随后进入平台期和下降区，最后维持一定量的记忆性免疫物质数周到数年。在这一过程中信息收集、分析和产生作用的反馈回路是由组织液、淋巴液和血液联合完成的，并有骨髓、胸腺、脾等器官共同参与，形成负反馈稳态回路，一旦病毒被消灭，抗原刺激信号消失，适应性免疫应答自动停止，特异性淋巴细胞启动自发的细胞凋亡。

固有免疫系统对病原体的识别依赖模式识别或有限多样性抗体识别受体，精准度不高，其活动有时不受控制。当外源性抗原进入人体后，会立刻引起固有免疫反应，大量免疫物质从血液进入组织间质，在杀灭病毒的同时释放细胞因子，产生免疫细胞的募集、体温升高、血管通透性增加等炎症反应。在一定的条件下，细胞因子的释放和炎症反应之间形成正反馈，导致炎症风暴，最终造成多器官衰竭的死亡。而固有免疫应答迅速，可在感染的 0～4 小时内形成即刻免疫，在 4～96 小时内形成早期诱导的固有免疫应答，随后还可配合特异性免疫物质完成对病原体和被感染细胞的清除。

生命在进化中，发展了各种适应外界环境变化的能力。由淋巴系统支持的免疫力是脊椎动物为了能与病毒、细菌等低等生命共存而进化出来的。淋巴是其中的关键结构，也是生物进化中最晚出现的（相比于组织液和血液），它最重要的作用就是对侵入内环境的病毒进行适应性免疫应答，经络组织液通道是完成这一功能的重要辅助结构，经络的通畅和组织液流量决定能否形成适应性免疫应答以及形成的速度。当然，这一过程还涉及淋巴器官如淋巴管的直径和淋巴液量等。考虑到与经脉路线的高度重合，淋巴管也应该包括在经络之中。以往研究已就经络对脏腑功能稳态的调节进行了论述[20]，本章对经络在免疫系统维持内环境稳态中的作用进行论证，该功能与人体抵抗传染病的能力密切相关。

第五节 对当前疫情防控的思考

由于这次的病毒是新变异出来的，人体免疫系统对其没有记忆，不能形成快速高效的再次免疫应答（其速度是初次应答的一倍），产生初次免疫应答不仅需要将抗原信息传递到淋巴结，其中的淋巴细胞还需要高频突变和阳性选择，才能筛选出有高亲和力抗体的细胞，这个过程需要较长时间。因此在感染的初期，只能靠固有免疫应答进行抵抗。但固有免疫的特异性差，其主要的免疫物质吞噬细胞和中性粒细胞，不仅杀灭病毒和被病毒感染的细胞，对自身细胞也有一定的杀伤力，如果病人体质不好，再有一些基础性疾病，没等到适应性免疫形成就死亡了，因此，未能及时建立适应性免疫是导致这次疫情死亡的重要原因。那么，如何才能及时建立这一重要的适应性免疫呢？上节已经论证，经络通畅，组织液在经络中正常流动，就可将抗原的信息及时送到淋巴结，是建立适应性免疫的关键环节。间质组织液还是抑制炎症风暴的重要环境。T细胞中有一类称为辅助性T细胞，其中Th1主要分泌Th1细胞因子，有自增殖的正反馈效应，可加强巨噬细胞的杀伤能力；而Th2分泌的细胞因子除增殖自身外，可抑制Th1的增殖。另有一种存在于外周的诱导性调节性T细胞，可抑制自身损伤性炎症反应。上述两种抑制有赖于免疫细胞的直接接触或细胞因子之间的分子接触，畅通的组织液环境为上述接触提供了良好条件，可阻止过度免疫反应的发生。

组织液的流动服从达西定律，与组织液的压力梯度成正比，与流阻成反比。流阻就是组织对液体流动的阻力。将组织液中的水视为溶剂，病毒视为溶质，溶质的运动服从菲克扩散定律，其运动与组织液的流量和溶质的浓度梯度正相关。另外，作为溶质之一的新冠病毒，其在间质中的运动还与间质分子与病毒的相互作用、病毒颗粒大小及间质空隙大小相关，其运动规律比较复杂。

间质指细胞膜与毛细血管壁之间的空间和物质，属于多孔介质，其中的孔隙称为组织通道（tissue channel），其中有组织液的流动。组织通道最早是在脑组织中被发现和命名的[18]，后来在多种组织中也有所发现，其密度为0.5～1.5个/μm²，直径约为40～100nm[21]。当组织液增多，压力增大时，孔隙的直径会加大，流阻降低，相反，当组织液不足时，孔隙缩小变少，流阻增加，这种效应称为组织液的流变学特性。

根据最新的报道，新冠病毒颗粒尺寸为60～200nm，平均100nm。正常情况下，病毒从其所在的间质进到输入淋巴管前，要通过组织液经低流通道的传输才能到达，而新冠病毒属于体积较大的一种病毒，难以通过尺寸与其差不多的间隙通道，加上现代人不注意锻炼，经络多有瘀堵，使病毒和APC在经络中的移动更加困难，导致抗原信息不能及时到达淋巴结，无法形成适应性免疫应答。

对于新冠肺炎的治疗，由于针对该病毒的特效药物还没研发出来，目前西医主要

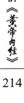

采用对应性支持疗法，以拖延时间，等待适应性免疫的形成，在目前阶段不失为一个策略。中医治病讲究扶正祛邪，在目前的治疗方案中，多以祛邪毒为主，也有少量以扶正为主的方案。中医的扶正用现代的话讲就是加强免疫力，但如何加强？是加强固有免疫还是适应性免疫？其机制有待探讨。最新的信息表明，用含有抗体的康复者血浆可有效杀死新冠病毒，降低炎性因子指标；另外发现儿童感染后恢复得较快，进一步证明适应性免疫才是最有效的"药物"，而它的产生与组织液循经流动密切相关，儿童因后天影响少，经络比较通畅，故容易建立适应性免疫。目前已有医生使用针灸改善新冠肺炎的症状，见效很快，但尚属个例，有待大规模观察。只有搞清中医卫气卫外功能的深层机制，才能更有效地使用中医手段抗击疫情。

《内经》认为经络可以"决死生、处百病"，卫气运行于经络之中，其流动与经络的通畅程度密切相关，是最重要的健康保障系统。从卫气组织液中所含的免疫物质以及传递抗体信息、形成适应性免疫的角度，可以很好地理解中医祛病强身的科学原理，并为这次疫病的治疗提供启发。

此次新冠病毒的传染性和生存力都较强，在门把手和人的粪便中也发现了该病毒；大量人群的感染则增加了病毒变异的概率，目前已发现多种变异体，使正在研发的特效药和疫苗面临失效的可能。另外，目前治愈出院的患者虽然两次核酸检测阴性且症状消失，但有迹象表明部分人仍携带病毒，可能成为隐性传染者，可谓防不胜防。从中医"正气存内，则邪不可干"的思想出发，通过疏通经络，培育真气，加强卫气组织液通过经络传递抗体信息，形成适应性免疫的能力，提高自身免疫力，才是抵抗各种病毒，以不变应万变的上策。

参考文献

［1］张维波.《黄帝内经》气血经络概念解析［J］.中国针灸，2013，33（8）：708–716.

［2］张效霞.三焦真原［J］.山东中医药大学学报，2005，29（5）：342–345.

［3］王燕平，张维波，李宏彦，等.《黄帝内经》"膀胱"概念解析［J］.中医学报，2019，34（1）：9–14.

［4］张维波.经分：一个重要的经络概念［J］.中国针灸，2000，20（4）：219–222.

［5］张维波.经络是什么［M］.北京：中国科学技术出版社，1997：65.

［6］张维波，景向红，李翠红，等.大白鼠经脉线组织体液渗透性的研究［J］.基础医学与临床，1994，14（4）：68.

［7］张维波，庄逢源，李宏，等.一种改进的 Guyton 流导测定法及对动物经脉流导的测量［J］.北京生物医学工程，1997，16（4）：199–204.

［8］张维波，田宇瑛，李宏，等.一种连续测量流阻的方法与皮下低流阻点的研究［J］.生物物理学报，1998，14（2）：373-379.

［9］张维波，景向红，李翠红，等.组织液压波在大白鼠胃经皮下组织传送规律的研究［J］.北京生物医学工程，1995，14（1）：40-43.

［10］Zhang W B，Tian Y Y，Li H，et al. A discovery of low hydraulic resistance channel along meridians［J］. J Acupunct Meridian Stud，2008，1（1）：20-28.

［11］古菲菲，王燕平，王广军，等.小腿段胃经和胆经与经外细胞内外液分布的比较［J］.针刺研究，2018，43（11）：718-721.

［12］Zhang W B，Song X J，Wang Z，et al. Longitudinal directional movement of alcian blue in Gephyrocharax Melanocheir fish：Revealing interstitial flow and related structure［J］. World Journal of Acupuncture Moxibustion，2019，29（2）：127-132.

［13］Grau H. Vergleichende Anatomie des Lymphgefass-systems. Handbuch der Allgemeinen Pathologie，1972，3（6）：39-88.

［14］Langevin H M，Yandow J A. Relationship of acupuncture points and meridians to connective tissue planes［J］. Anat Rec，2002，269（6）：257-265.

［15］龚启华，曹及人.论经脉与淋巴管系的关系［J］.上海中医药杂志，1979，（4）：35-40.

［16］Zhang W B，Wang Z，Jia S Y，et al. Is there volume transmission along extracellular fluid pathways corresponding to the acupuncture meridians［J］. J Acupunct Meridian Stud，2017，10（1）：5-19.

［17］Boardman K C，Swartz M A. Interstitial flow as a guide for lymphangiogenesis［J］. Circ Res，2003，92（7）：801-808.

［18］Casley-Smith J R，Vincent A H. The quantative morphology of interstitial tissue channels in some tissues of the rat and rabbit［J］. Tissue and Cell，1978，10（3）：571-584.

［19］Aukland K，Reed R K. Interstitial-lymphatic mechanisms in the control of extracellular fluid volume［J］. Physiol Rev，1993，73：1-78.

［20］张维波，王燕平，李宏彦.《黄帝内经》经脉脏腑相关解析［J］.针刺研究，2018，43（7）：424-429.

［21］田牛，罗毅.组织通道学概论［M］.北京：军事医学科学出版社，2010：33.

第二十章 "阳气"与"阴平阳秘"解析

阳气是《内经》气概念家族中出现频次最高的词汇，在《内经》中共出现150次，其中《灵枢》47次，《素问》103次，排在第二位的"邪气"只有115次[1]。阳气由"阳"和"气"组合而成，同时涉及中医最核心的两个概念："阴阳"和"气"，是《内经》复杂程度最高的概念之一（另一个是"脉"）。另外，与阳气概念绑定的还有"阴平阳秘"，是阐述中医阴阳平衡的核心观念，解析阳气是理解其思想的关键。

第一节 天之阳气

杨学鹏教授指出，原始的"阳"是阳光照射之意，阳光照不到的地方称为"阴"[2]。后来阴阳与气结合，形成了阴气和阳气，表达两种性质相反又相反相成的作用因素，可理解为现代科学的变量。阴气和阳气的变化规律构成了阴阳学说，杨教授概括为节奏律、稳定律和生老演化律，合称为整体三律[2]。

按照阳气出现的频次排列，排在前三位的分别是《素问·脉解》15次、《素问·厥论》13次和《素问·生气通天论》10次。虽然《素问·生气通天论》仅排名第三，但其中有5次出现"阳气者……"的定义语式。《素问·生气通天论》篇名中的"生气"主要指阳气，阴气在本篇中只出现过一次；另外，现代人最喜欢引用的"阴平阳秘"一词，用以说明中医阴阳平衡的思想，也出于此篇，因此，《素问·生气通天论》可视为阐述阳气的专篇，对理解阳气概念具有重要的意义。

在《内经》中，天和人都存在阳气，天之阳气主要表现为阳光的照射，人的阳气与天之阳气相对应。《素问·生气通天论》讲：

> 阳气者若天与日，失其所则折寿而不彰，故天运当以日光明。是故阳因而上，卫外者也。

这段话是用天上的太阳比喻人体的阳气，"天与日"不应该是天和太阳，而是"日于天"即太阳在天上的意思，天的运行规律是以太阳的光明照射表现出来的。"天与日"还强调了阳气应该在上、在外，阴阳用于人体定位时，阳为表，阴为里，阳代表身体的浅表部位。故后面"阳因而上"中的"上"，按照圣人坐标系"指内外的外[3]，"因"是靠近、接触的意思，整句话强调阳气位于身体的外侧浅层。"卫外"进一步对阳气的部位和功能做出了说明，即保卫人体免受外邪的侵入，与卫气分布于身体浅层、具有卫外的功能完全相同。

《素问·生气通天论》进一步描述了天之阳气在白天一天的运行规律及人之阳气的对应变化：

> 故阳气者，一日而主外，平旦人气生，日中而阳气隆，日西而阳气已虚，气门乃闭。

从语言逻辑上看，"平旦人气生"应该是"平旦阳气生"，即早上太阳从地平线升起来时阳气从无到有的过程（生），到中午太阳光变强（隆），黄昏日落时阳气由强变弱（虚），上述规律显然是太阳光的变化过程。"平旦人气生"可能也非传抄错误，而是某撰写者想表达人的阳气也是同样的变化，"人气"实指"人之阳气"，天之阳气在一天中的变化规律同时也是人之阳气的规律，日西时人的阳气也变虚，故气门关闭，气门即汗孔。气门的开阖与阳气正相关，具有热胀冷缩的特性。

第二节　人之阳气的热量特性

人之阳气与天之阳气有很大的相似性，太阳光最直接的效应就是给大地带来热量。地面被阳光照射后，根据阳光的强度、地面散热及热容量等情况，地面被加热升温，显示出阳光的热量效果，人的阳气也具有类似特性。《内经》中有很多阳（气）与身体寒热关系的描述，如：《素问·调经论》中有：

> 帝曰：经言阳虚则外寒，阴虚则内热，阳盛则外热，阴盛则内寒。

由于阳气在外，故阳虚则外寒，阳盛则外热，显示出与大自然阳气 – 阳光的类似效应。《素问·疟论》也指出：

> ……邪气与汗皆出，此病藏于肾，其气先从内出之于外也。如是者，阴虚而阳盛，阳盛则热矣，衰则气复反入，入则阳虚，阳虚则寒矣，故先热而后寒，名曰温疟。

这里的气指的邪气。上述文本说明阳气具有产热的特性，两者有因果关系。人体体表的热量是身体产热和散热综合作用的结果，50% 以上的基础代谢以热能的形式维持体温。身体内核的温度一般比外周要高几度，血流循环将体核的热量带到体表，再通过体表散热的形式排出，皮肤血流量是这一形式的主要调节途径。人体体表温度通常大于环境温度，在接受体内输入热量的同时，会向环境散发热量，包括辐射、对流、传导和蒸发四种方式，其中汗液蒸发是体温调节的主要手段。体表有时也接受来自环境的热量输入，特别是高温炎热的时候，因此，体表热量的计算式为：

体表热量 = 浅表组织产热 + 机体深部输入的热量 ± 环境输出 / 入的热量

体表热量通常处于稳态，并将体表组织加热到一定的温度，形成稳定的体温，如果这个稳态数值发生了变化，则引起体温的升高或降低。

《内经》不仅描述了阳气的热量属性，还阐明了产生阳盛外热的原因。《素问·调经论》指出：

帝曰：阳盛生外热奈何？岐伯曰：上焦不通利，则皮肤致密，腠理闭塞，玄府不通，卫气不得泄越，故外热。

上焦是卫气组织液产生的源泉[4]，上焦不通，则组织液不能到达浅表组织，无法实现卫气"充皮肤，肥腠理"的功能，导致皮肤过于致密，腠理（包括汗孔和微小的皮缝）堵塞不通，卫气组织液不能正常排出体外进行蒸发散热，使浅表组织中的热量淤积失衡，形成外热。古人清楚地知道体表热量的散失与汗液蒸发有关，发汗是中医退热的主要方式。

第三节　人之阳气的另一个方面——卫气

《素问·生气通天论》首次出现"阳气"一词的地方在第二段：

苍天之气清净，则志意治，顺之则阳气固，虽有贼邪，弗能害也，此因时之序。故圣人抟精神，服天气，而通神明。失之则内闭九窍，外壅肌肉，卫气散解，此谓自伤，气之削也。

"苍天之气"包括天之阳气，但含义可能更广泛。"苍天之气清净"是指天气变化有规律，这时人的精神活动稳定（志意治），顺从天气的规律变化，则人的阳气密固，邪气难入。这里，阳气是因"志意治"而被密固在身体内，阳气是密固的对象。本段随后说出了相反的情况，"失之"是相对于"顺之""通神明"而言，"神明"即天的运行规律[5]。即不符合天的规律，将出现九窍不通，肌肉水肿和卫气散解。"卫气散解"和"阳气固"是相对立的两种情况，由此可知卫气即前面说的阳气，"气之削"即卫气减少，是卫气散解的结果。

卫气之所以被称为阳气，是因为阳代表身体的"表"。我们已对卫气的生物学内涵[4]和卫气的卫外功能[6]进行了解析，结果表明，卫气主要指人体浅表组织的组织液，以气为组织液，阳为表，阳与气组合即为浅表组织液。浅表即皮肤和皮下的组织液中含有大量免疫物质，它和淋巴系统共同构成了卫气卫外的功能，也符合"阳气者……卫外者也"的阳气属性。

"卫气散解"的含义在《灵枢·营卫生会》中有更明确的描述：

黄帝曰：人有热，饮食下胃，其气未定，汗则出，或出于面，或出于背，或出于身半，其不循卫气之道而出何也？岐伯曰：此外伤于风，内开腠理，毛蒸理泄，卫气走之，固不得循其道，此气剽悍滑疾，见开而出，故不得从其道，故命曰潜心泄。

这里明确讲到卫气以汗的形式流到身体之外，是"卫气散解"的具体途径，是阳气不密固的结果，故卫气组织液也是一种阳气。若以体表热量为阳气中的阳（阳中之阳），则卫气组织液可视为阳气中的阴（阳中之阴）。

第四节　阳气与自主神经活动

1. 人体的产热

体表热量只是阳气的表观指标，类似于地表的温度，人体产热与散热的平衡是决定体表热量的深层机制，故涉及产热和散热的所有组织都与人的阳气相关。交感神经是控制汗孔立毛肌、汗腺和皮肤血管的神经，其中交感肾上腺能神经（NA 神经）可使立毛肌兴奋及缩血管，交感胆碱能神经（Ach 神经）可使汗腺兴奋和骨骼肌的血管舒张，两者的受体分别为 α 和 M 受体，另有一种 β 受体，在与去甲肾上腺素结合后，产生的作用与 α 受体相反。

人在遭遇寒冷时，体表的冷感受器兴奋，其信号传入中枢后可引起身体的产热反应。首先，NA 神经兴奋性增加，引起皮肤血管的收缩，皮肤血流量减少，体内通过动脉血传到体表的热量，更多地通过与动脉伴行的静脉返回体内。另外，立毛肌兴奋时形成的"鸡皮疙瘩"，可使皮肤紧收，导致开口于皮肤表面的汗孔导管口径缩小，减少汗液的蒸发，对防止体表的热量散失有一定作用。褐色脂肪组织也参与产热，在NA 神经活动的作用下，褐色脂肪加强燃烧，产生更多的热量以抵抗寒气，该过程是人体抵御外邪的重要机制。因此，NA 神经的活动是阳气的自主神经表现。另外，寒冷导致肌紧张，直至出现节律性收缩，俗称战栗，也是产热的一个途径。

2. 人体的散热

人体的散热主要通过出汗和增加皮肤血流来调节，出汗包含控制汗腺的活动以及对汗孔的开合进行一定的调节。汗腺在有汗毛的部位由 Ach 神经控制，在手掌和足底的无汗毛部位的汗腺由 NA 神经控制。

汗腺分顶汗腺和外泌汗腺，顶汗腺上有汗毛，它与毛囊和立毛肌的关系如附图30a 所示。顶汗腺主要分泌固体物质，包括蛋白质、糖类、脂类等有机物。外泌汗腺分泌水液，是汗液产生的主要途径。外泌汗腺由腺体和导管组成，腺体上有肌上皮细胞，受多重交感神经的支配，但主要受 Ach 神经的控制。导管较为垂直地开口于皮肤表面，汗液经过导管时，其中的钠离子有重吸收，形成低渗的汗液。但如果汗液排出速度太快，钠离子来不及重吸收，则可随汗液排出体外，导致人体缺盐。汗液中还含有少量尿素，排汗与排尿有一定的相似性。

汗腺排汗是主动过程，分泌管中的液体压力有时可高达 250mmHg，其液体主要来自汗腺周围密集分布的毛细血管，但血管中的液体仍需先进入组织间隙中，变成组织液后才能被汗腺上的细胞转移至汗腺管腔内。

体温的控制包括主要由 NA 神经支配的皮肤血管调节和由 Ach 神经支配的汗腺调节。当受到寒冷刺激时，身体的冷感受器将信号传导下丘脑体温中枢，通过反射使 NA 神经兴奋性增加，皮肤血管收缩，血流量减少，进一步可启动寒战、棕色脂肪燃烧等产热反应。当受到温热性刺激时，皮肤的热感受器向下丘脑的体温调节中枢发出信号，通过神经反射，使支配汗腺的 Ach 神经兴奋，汗液分泌增多，该神经同时可分泌血管活性肠肽，通过体液传导至小血管，引起舒血管反应，血流量增加。NA 神经和 Ach 神经的相反作用是阳气的两个方面，前者帮助产生体表热量，后者是形成卫气组织液的内部信息，因此，人体的阳气可拓展至自主神经，用公式可表示为：

阳中之阳 = 体表热量 + NA 神经活动

阳中之阴 = 卫气组织液 + Ach 神经活动

第五节　对《素问·生气通天论》中"阴平阳秘"含义的解析

"阴平阳秘"被很多人引用说明中医的阴阳平衡思想，原文如下：

凡阴阳之要，阳密乃固，两者不和，若春无秋，若冬无夏，因而和之，是谓圣度。故阳强不能密，阴气乃绝，阴平阳秘，精神乃治。阴阳离决，精气乃绝。

"阳强"可以理解为阳气强盛，而"不能密"又是另一种情况，两者同时出现说明它们是两个不同的机制过程。

1. 阳密的含义

"阳密"是体表组织的一种状态。上文讲到，当阴阳调和时（阴阳之要），就会有"阳密乃固"的好状态，这里的"固"是指阳气不外泄，固守在浅表组织中，是阳密的结果。"阳密"中的"密"具有"紧密"的几何含义，人体体表可以变紧密的结构主要是包括汗孔在内的体表缝隙，《内经》用皮腠、腠理、魄门、气门等概念表示，"密固"代表缝隙较小或没有异常扩张，阳气可固守于内。那么，体表什么样的东西可以通过缝隙外泄呢？热是一种可以外泄的能量，当人体体表的热量过盛时，就需要通过散热降温。但热量直接从体表的散失是通过传导和辐射途径，不经过缝隙，散热的效应有限。体表散热的主要途径是汗液蒸发，在人体生理条件下，30℃蒸发 1 克汗液可带走 2426 焦耳的热量，而汗液正是通过汗孔流失的，因此，密固的对象应该是汗液，即体表的卫气组织液。

以阳密代表正常的生理状态，与此相反的两种病理状态一是"阳强而不密"，其结果是"阴气乃绝"，本节一直在谈阳气，为什么突然出现"阴气"一词，阴气代表什么？紧接其后讲到"阴阳离决，精气乃绝"，显然阴气与精气关系密切，精气即营卫组织液，《灵枢·营卫生会》有"营卫者，精气也"，而位于浅表的组织液就是卫气，因此，阴气就是前面正常状态下被密固的卫气组织液，它相对于阳中之阳的体表热量而言为阳中之阴，故称阴气。当出现体表热量过盛的"阳强"时，温热刺激通过中枢使支配汗腺的 Ach 神经兴奋，汗液大量分泌，以利散热。但如果此时阳不密固，腠理汗孔大开，则卫气组织液将以汗液的形式大量流失，出现"阴气乃绝"的情况，快速出汗还使汗液中的钠离子等精微物质来不及在汗管中重吸收，随汗液流失，故同时出现"精气乃绝"。

另一种病理状态是《素问·调经论》中的"上焦不通利，则皮肤致密，腠理闭塞，玄府不通，卫气不得泄越，故外热"。这里的"致密"即过度紧密，汗孔和腠理完全关闭。由于卫气组织液出于上焦，具有"充皮肤，肥腠理"的作用，故上焦通路受阻（不通利）会导致皮肤和皮下卫气组织液的不足。皮肤微小缝隙与其中的组织液具有相互影响的生物流变学关系，皮肤的组织液丰富，则汗孔缝隙被撑开，皮肤也变得饱满有弹性（充皮肤，肥腠理）。若卫气组织液不足，则皮肤内收，汗孔缝隙缩小塌陷（皮肤致密，腠理闭塞），组织液不能通过缝隙越出皮肤蒸发散热（卫气不得泄越），导致热量在体表的聚积（故外热）。有实验表明，缺水可导致出汗的减少，最终限制了散热[7]。

2. "阴平"的含义

在大分类上，阴为五脏六腑，阳为四肢百骸，《素问》进一步将五脏六腑按照五行的思想划分为五藏系统，它与五味、五色等具有对应关系。《素问·生气通天论》主要讲阳气，对阴的描述只有两处，一是：

岐伯曰：阴者，藏精而起亟也；阳者，卫外而为固也。

阴的作用是藏精气，也即阴气，"起亟"为多次扶持、支持之意，即对阳气功能的支持，可理解为组织液给汗腺、立毛肌及支配它们的交感神经活动提供所需的营养物质，使其保持正常的、抵御外邪的作用。以阴为精微物质而言，交感神经、立毛肌、汗腺、褐色脂肪等活动都是阳，它们的整体协调作用称为"卫外"，包括抵御寒气和邪气的侵入。寒气侵袭时，人体可通过产热来抵抗，另外，良好的阳密状态，可使汗孔缝隙保持合适的开放程度，其中的组织液即可散热，同时起到一定的密闭作用，防止冷空气钻入体内。当邪气病菌侵犯时，卫气组织液中的免疫物质可充当前哨，将病菌消灭在皮肤黏膜层中，防止其进一步侵入[6]。故这里的阴阳关系为基本的物质与功能关系。

对阴的另一处描写在本篇的最后一段：

阴之所在，本在五味，阴之五宫，伤在五味。是故味过于酸，肝气以津，脾气乃绝……筋脉沮弛，精神乃央。是故谨和五味，骨正筋柔，气血以流，腠理以密，如是则骨气以精，谨道如法，长有天命。

这里的"五宫"即五藏，是产生阴气的地方，并与所食五味有关，如果食味有偏，则阴气的成分将变得不平衡，因此，五味平和是阴气正常的保障，"阴平阳秘"

中的"阴平"指的是通过五味的平衡（和五味）使五藏产生的阴精达到平衡之意。

3."阳秘"的含义

《素问·生气通天论》中的"阴平阳秘"用的是"秘"，而不是刚使用过的"密"，《内经》各版本无异议，说明不是笔误。但通常的理解认为"阳秘"就是"阳密"，为密固、不宣泄之意[8]。"秘"字在整个《内经》正文中只出现过4次，除了阴平阳秘，一次是《素问·灵兰秘典论》的篇名，另两处为《素问·六节脏象论》中的"此上帝所秘，先师传之也"和《灵枢·阴阳二十五人》中的"悉乎哉问也，此先师之秘也，虽伯高犹不能明之也"。此三处的含义均为隐秘、秘密的意思，跟"密"为"紧密"的几何含义有所不同。

阳秘的含义可从前面所说的"凡阴阳之要，阳密乃固，两者不和，若春无秋，若冬无夏，因而和之，是谓圣度"得到理解。阳密是一种正常的生理状态，实现这一状态需要阴阳的相互协调（因而和之）。前面已经介绍，控制汗液分泌（阳密）涉及两种神经，NA神经和Ach神经，两种神经分别控制体表的产热和散热，可视为阳中的阳（产热）和阴（散热），两者的协调才是"阳秘"。

汗腺受交感Ach和NA神经的双重支配，在发育过程中，其支配神经经历了由NA神经向Ach神经的表型转换。早期研究认为，NA的α和β受体在阻断后影响出汗的效应相对于Ach神经来讲较小。β受体常分布于支气管、血管等管道类组织周围，其兴奋后具有扩张气管和血管的效应。对于汗腺的分泌，据2017年的一研究表明，阻断β受体活动对训练有素的次高强度运动的出汗有明显的减弱，说明NA-β受体在一定条件下也介入了排汗的过程[9]。另有研究发现，立毛肌的分布并不局限于毛囊附近，它存在于更大范围的皮肤组织中[10]（附图30b），立毛肌的兴奋可通过牵拉，使交叉支配的神经和旁开的立毛肌兴奋，导致皮肤紧张度的增加，进而改变汗孔缝隙的大小，影响出汗。β受体是与α受体作用相反的松弛效应，故抑制β受体使出汗减少的结果难以用汗腺兴奋来解释。假设含β受体的效应器不在汗腺上，而是分布在汗管周围，β受体兴奋使其松弛，导致汗管扩张和出汗的增加，抑制其活动则使汗管的扩张减小，故出汗减弱，其机制如图20-1所示。该机制可以解释为什么该效应仅在训练有素的高强度运动时才出现，这是因为一般强度的运动，仅通过增强Ach神经－汗腺活动就足以满足出汗散热的要求，而高强度运动时，仅汗腺兴奋已不足以排出足够多的汗液，还需要扩大汗管口径，故β受体开始起作用，而这种作用又需要一定的训练，产生习惯性的兴奋紧张状态（运动员所称的热身），使NA神经产生一定的活动，再使立毛肌附近释放的NA通过组织液扩散至β受体所在的效应器，产生扩汗管及进一步的出汗。刘里远发现，阻断α受体、M受体及兴奋β受体，均可显著阻断针刺的远端镇痛效应[11]，其机制可能是针刺信息的传输动力与立毛肌和汗腺肌上皮细胞的兴奋正相关，与汗管扩张的作用负相关，汗管扩张使组织液外泄，干扰了循经的横向流动，导致针刺效应的减弱。

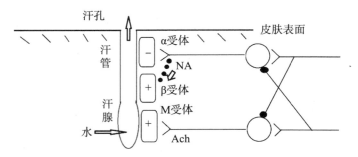

图 20-1　外泌汗腺的神经调控示意图

注：汗管受 NA 神经－立毛肌的缩汗管作用，其释放的去甲肾上腺素（NA）可通过体液途径（↓）作用于汗管上的 β 受体效应器，产生正向的扩汗管作用。NA 神经与 Ach 神经之间存在直接或通过中间神经元的交互抑制

4. 两种相反作用导致的周期性波动

由 α、β 和 M 三种受体介导的出汗机制处于复杂的相互作用之中，除 NA 神经与 Ach 神经之间的相互抑制，神经递质释放到组织液中，还会通过扩散到达不同的受体，产生不同的效应。刘里远的实验表明，针刺镇痛效应存在 28 分钟左右的周期性波动[12]（图 20-2a），提示存在慢时相的信息传递过程。由图 20-1 所示，阴阳两个方面的变化由神经与体液（组织液）两个途径的相互作用叠加而成。两种交感神经之间通过直接或中间神经元的交互抑制是对其中一种因素作用效应的增强，如当感受寒冷时，NA 神经兴奋，立毛肌使皮肤收紧，NA 神经同时抑制 Ach 神经的兴奋，减少汗腺的分泌，加强保护体表热量不随汗液分泌而丧失，两者是协同作用。体液途径则与之相反，在开始的 NA 分泌时相里，皮肤以快速封闭汗液分泌保护热量不散失为主要目的。但汗液蒸发是组织液流动的四种基本途径之一，对排除皮肤组织的代谢废物具有重要作用[13]，长时间阻断汗液分泌，将导致皮肤细胞失去正常的稳态环境，故生命系统还存在一个负反馈的环节，即在 α 受体效应器附近存在着与之效应相反的 β 受体效应器。当 NA 从神经末梢释放后，除作用于突触后膜的 α 受体外，一部分 NA 可从突触间隙中泄露出来，通过间质中的组织液通道传输到邻近或较远的 β 受体效应器上，产生与 α 受体相反的效应，这种通过组织液的神经递质传输称为容积传输[14]，它作用于 β 受体后会产生负反馈的调节，具有保持内环境稳态的重要作用。由于 NA 是通过组织液输运的，速度较慢，等到作用于 β 受体时，α 受体的活动已经适应并减弱，正好使相反的效应上升，但这种效应又会随着 NA 的消耗和 β 受体的适应而减弱，NA 的下一波释放高潮再次影响 α 受体，又回到 NA 的初始效应，如此反复循环，可在宏观上呈现周期性的变化，形成针刺效应的波动。由于皮肤血管上也存在 β 受体，类似的机制还可以解释针刺后皮肤血流量出现的周期性波动（图 20-2b）[15]。

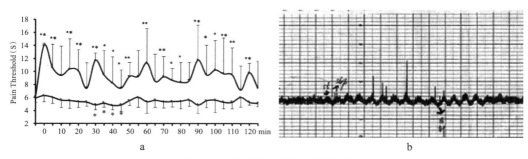

图 20-2　针刺效应的波动性规律

注：a 为痛阈的波动性[12]，b 为皮肤血流量的波动性[15]

可以推测，上述机制在自主神经对各器官的调节上是普遍存在的。如肠蠕动是周期节段性推进的，其机制可能与体表—内脏神经双投射、外周神经递质沿组织液通道的容积传输和肠节段之间的固有神经构成的回路有关[16]。运动系统也存在类似的负反馈调节，肌梭感受器通过 α 运动神经元产生正反馈的肌紧张加强效应，而肌腱处的腱器官则提供负反馈信号，以防肌肉过度紧张，导致痉挛，这种负反馈是通过肌肉和肌腱的力学传递实现的。

神经递质在循经组织液通道中的容积传输是人体功能调节的负反馈回路，如果该通道堵塞不通，就会导致功能活动过高或过低。因此，经络是人体平衡阴阳、保持内环境稳态的物质基础。笔者团队的实验表明，堵塞小型猪胃经低流阻通道，可导致肠胃臌气[17]。由此推论，针刺疏通经络可对脏器功能起到高者调低，低者调高的双向调节作用，这正是针灸临床上所发现的规律。《灵枢·九针十二原》开篇即曰"欲以微针通其经脉"，其原理为对经络组织液通道的疏通，降低其流阻，恢复经络传输神经递质的负反馈调节作用。针刺对经络的疏通作用已通过针刺降低循经流阻的实验所证实[18]。

神经的快速调节是哺乳类动物为了适应环境变化而进化出来的一种功能，其正反馈作用加强了反应的强度，使其能更快地捕食、逃避天敌以及适应突变的环境。通过组织液的慢速负反馈调节则是由软体动物进化出来的一套内环境稳态机制，高级哺乳类动物仍保留了这一调节机制，但它常被快速的神经调节所掩盖。由于神经实时测量技术的应用，学术界热衷于研究神经的快速调节规律，却忽视了这种慢速的、通过组织液容积传输的稳态调节，导致对生命和疾病认识的缺失。

5. 圣度

在温热性刺激引起 Ach 神经主导的排汗散热反应中，可能也存在类似的正反馈和负反馈的双重调节。如体表受热引起的汗腺兴奋和舒血管活动正常进行，汗液大量蓄积，但没有适度抑制 NA 神经—立毛肌的活动，汗管通道不畅，则出现"玄府不通，卫气不得泄越，故外热"的体表升温现象；但若对 NA 神经的抑制过度，汗孔大开，则出现"阴气乃绝"和"精气乃绝"的相反情况。

对于寒冷刺激的产热反应也是如此，人在受到寒冷刺激时，将启动 NA 神经 – 立毛肌活动，出现收紧皮肤、缩血管、打寒战和燃烧棕色脂肪等反应，同时会抑制 Ach 神经的活动。但如果这种抑制过强，且没有 NA-β 受体的慢时相负反馈平衡，则生理性排汗严重受阻，血管收缩导致皮肤血流量减少，总体上使外周组织的营养供应匮乏，代谢废物堆积，能量消耗则显著增加，最终可出现外周组织从阴虚阳亢到阴阳两虚的证候转化。

因此，NA 神经与 Ach 神经之间要有适度的相互抑制，既不能过度，又不能没有。在神经的相互抑制之外，又要有与组织液相关的体液负反馈调节，这种状态被称为"圣度"，是最好的生理状态。"两者不和"指产热和散热两种作用之间的不协调。如果 NA 神经主导的产热活动得不到控制，身体会越来越热，就像春天变热后，不能回到秋天的凉爽（若春无秋）。相反，若 Ach 神经主导的散热活动得不到控制，则体表热量散失，身体变凉，就像没有了夏天（若冬无夏），因此，两类神经需通过神经协同和体液拮抗的双重协调，才能完成既可适应外环境变化，又能保持内环境稳态的双重功能。

由于古人只能观察到出汗、打寒战、体温恒定等效应规律的存在，两类神经之间内在的相互协调是一个隐秘的过程，只能推断，无法直接观察，故《素问》作者使用了"阳秘"一词，可理解为一种隐秘存在的协调作用。"阴平"描述了作为人体之阴的脏腑的健康状态，"阳秘"则描述了作为人体之阳的外周浅表组织的健康状态，其关系如图 20-3 所示。

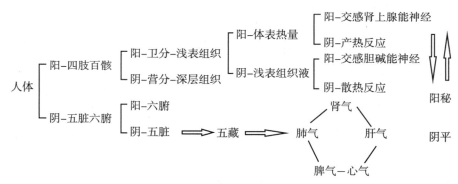

图 20-3　人体阳气结构与阴平阳秘示意图

阴平阳秘的结果是"精神乃治"，其含义并非通常认为的"人的精神才会正常"[8]，而是阳气对精气和神气的良好控制[19]。精气是水谷中的精微物质，存在于血液和组织液中，如果协调不好（阴阳离决），精气就会通过汗液流失（精气乃绝）。神气是血液运动的心脏和脉搏动力[19]，如果 NA 神经和 Ach 神经协调不好，就会影响微血管的舒缩幅度。穆祥等发现，一些行气补气的中药成分可加强微血管的舒缩活动[20]。

第六节　对《素问·生气通天论》中阳气病理状态的解读

《素问·生气通天论》对阳气正常与异常的表现做了集中论述：

因于寒，欲如运枢，起居如惊，神气乃浮。因于暑，汗，烦则喘喝，静则多言，体若燔炭，汗出而散。因于湿，首如裹，湿热不攘，大筋软短，小筋弛长，软短为拘，弛长为痿。因于气，为肿，四维相代，阳气乃竭。

接触了寒气（因于寒），本应产生缩血管反射，使体表血流减少，血液像门轴一样在深层活动（欲如运枢），但由于匆忙起居出门（起居如惊），来不及关闭毛孔，导致皮肤血管先缩后舒，血液浮到体表（神气乃浮），身体的阳气被紧急调动来抵御寒气。接触暑热本应正常排汗（因于暑，汗），但由于紧张烦躁，使 NA 神经过度兴奋，汗孔关闭，热气不得排出，只好通过喘息的方式外排（烦则喘喝），类似无汗腺的动物通过加快呼吸来散热。身体不活动却多语（静则多言）是一种通过说话方式的排热，同时呈现出《素问·调经论》说的阳盛外热的状态（体若燔炭），直到触发了出汗的机制，才可使热量散掉（汗出而散）。如果接触了湿气，水气向外蒸发的湿度梯度不够，使头部的组织液蒸发散热受阻，导致组织液在头部聚积，刺激神经末梢，出现"首如裹"的感觉。如果湿热不除（湿热不攘），则对正常的组织相互作用产生干扰，肌肉间的兴奋抑制不能实现平衡，产生或痉挛或弛纵的肌肉异常状态（大筋缫短，小筋弛长）。最后是因接触到外界邪气，导致经脉堵塞，组织液聚积而水肿（因于气，为肿）。如果上述四种情况交替出现，就会使阳气耗竭（四维相代，阳气乃竭）。

阳气者，烦劳则张，精绝，辟积于夏，使人煎厥。目盲不可以视，耳闭不可以听，溃溃乎若坏都，汩汩乎不可止。

《内经辨言》："张"字之上夺"筋"[8]，即在反复劳作后出现筋肉的纵弛，由于肌肉与皮肤通过筋膜相连，筋肉松弛导致腠理大开，阳气中的阴精随汗液散失（精绝）。如果在夏天多次遭受暑热（辟积于夏），而汗腺与汗孔又没有协调排汗，及时散热，则会出现"煎厥"的病证，即"阳盛消烁煎熬阴液而致昏厥的病症"[8]，与现在所说的中暑比较相似，同时可出现"目盲不可以视，耳闭不可以听"的视听症状，与前面阳气不固出现的"内闭九窍"类似。九窍包括眼、耳、鼻、口和前、后阴，都有平滑肌控制其开合。如瞳孔由瞳孔括约肌和瞳孔放大肌控制，分别受交感和副交感神经支配，若两者活动不协调，无论是过度缩瞳还是散瞳，都将对视力产生影响。暑热还会导致神志昏乱（溃溃乎若坏都），热刺激引起过强的 Ach 神经反射，导致九窍所属各分泌腺流液不止（汩汩乎不可止），与前述汗腺活动旺盛，汗液过度流失的情况类似。

阳气者，大怒则形气绝，而血菀于上，使人薄厥。有伤于筋，纵，其若不容，汗出偏沮，使人偏枯。

"大怒"是下丘脑后半部过度兴奋的结果，该部位为自主神经中枢，此时支配颜面血管的 NA 神经受到抑制，使血管扩张，血液上涌于头（形气绝，指气逆血瘀于上而与身体的其他部分隔绝[8]）。因血气俱乱，甚至形成昏厥（薄厥）。因脑血流异常，可使运动中枢障碍，导致运动不能（有伤于筋，纵，其若不容），甚至出现半身出汗（汗出偏沮）或偏瘫（偏枯）的中风症状。我们知道，中风是脑血管堵塞的缘故，正是"血菀于上"，"菀"是瘀积的意思。

阳气者，精则养神，柔则养筋。开阖不得，寒气从之，乃生大偻。

阳气在精准调控也就是阳密的状态下，交感神经得以休养，立毛肌、汗腺和血管平滑肌保持柔韧，故可随时进行身体热量的调节。但如果不是这样（阳不密），汗孔的开阖调节异常，寒气可乘机进入体内，并沿腠理→络脉→经脉的次序传导，导致寒凝气滞，形成拘偻。

阴不胜其阳，则脉流薄疾，并乃狂。

这里的阴指物质方面的血液，阳是控制动脉管的交感神经和平滑肌活动。当这两者出现不平衡，即代表阳的交感神经活动加强，血管平滑肌的收缩增加，超出了血液内压力对其的平衡（阴不胜其阳），则血管变薄。由于血流量是恒定的，当血管变细薄时，血流的速度将加快，"脉流薄疾"实为"脉薄流疾"，严重时可出现狂症（并乃狂），是交感神经过度兴奋在情绪中枢神经的表现。

总之，使用自主神经—体液调节模型，我们可以理解《内经》描述的诸多阳气病理状态。对阳气的解析涉及中医阴阳理论的应用，《内经》使用阴阳概念并非死板的简单对立，而是不同层次隐含变量且相互作用的多级嵌套结构，图 20-4 是对此结构的一个说明。《素问·阴阳离合论》讲"阴阳者，数之可十，推之可百，数之可千，推之可万"，并非平行关系，而是嵌套结构，并马上用"阴中之阴"和"阴中之阳"加以说明。分解阴阳变量，恰似解方程时的变量替换，如将 x 变量分解为 $f(x_1, x_2)$ 的关系式，再找到它们与现代科学概念的对应，使其关系同时符合《内经》描述、现代科学知识及最新的实验结果，才能理解复杂的中医概念，进而明了《内经》的科学内涵。

参考文献

[1] 张维波，宋晓晶.《黄帝内经》"真气"与气相关概念解析 [J]. 中医学报，2022，37（1）：1-6.

[2] 杨学鹏，张维波，李守力，等. 中医阴阳学导论 [M].1 版. 北京：华龄出版社，2018.

［3］张维波，李宏彦，刘兵《黄帝内经》三阴三阳概念的空间解析［J］.中医杂志，2019，60（6）：455-460.

［4］张维波.《黄帝内经》气血经络概念解析［J］.中国针灸，2013，33（8）：708-716.

［5］张维波，熊枫.《黄帝内经》"神明"与心的"神明出焉"解析［J］.中医学报，2021，36（8）：1595-1599.

［6］张维波，王泽，宋晓晶.《黄帝内经》卫气卫外功能解析［J］.中国针灸，2021，41（3）：343-347.

［7］Gagnon D，Crandall C G．Sweating as a heat loss thermoeffector［J］.Handbook of Clinical Neurology，2018，156：211-232.

［8］山东中医学院，河北医学院.黄帝内经素问校释（上册）［M］.北京：人民卫生出版社，1982.

［9］Amano T，Shitara Y，Fujii N，et al.Evidence for β-adrenergic modulation of sweating during incremental exercise in habitually trained males［J］.Journal of Applied Physiology，2017，123（1）：182-189.

［10］刘里远，潘娟.皮肤交感物质线组织学及毛囊立毛肌在经络实质中的动力靶器官作用［J］.北京师范大学学报（自然科学版），2003，（6）：807-813.

［11］刘里远，张慧，张桂芳.A、B和M受体对经络传导的影响及针刺效应的周期性波动规律［J］.中国中医基础医学杂志，1998（10）：51.

［12］Liu L Y. The Periodicity of Acupuncture Effect and the Mechanism of Vibrating Regulation of Acupuncture［J］.Adaptive Medicine，2014，6（4）：168-177.

［13］张维波.经络是水通道［M］.北京：军事医学科技出版社，2009：17.

［14］Fuxe K，Borroto-Escuela D O，Romero-Fernandez W，et al. Volume transmission and its different forms in the central nervous system［J］.Chin J Integr Med，2013，19（5）：323-329.

［15］赵红，张维波，庄逢源，等.针刺"足三里"对经络线上微循环血流量的影响［J］.微循环杂志，1998，8（1）：41-45.

［16］张维波，王燕平，李宏彦.《黄帝内经》经脉脏腑相关解析［J］.针刺研究，2018，43（7）：424-429.

［17］Zhou W T，Jia S Y，Zhang Y Q，et al. Pathological Changes in Internal Organs after Blocking Low Hydraulic Resistance Channels along the Stomach Meridian in Pigs［J］.Evidence-Based Complementary and Alternative Medicine，2013，ID935687.

［18］Zhang W B，Xu Y H，Tian Y Y，et al. Induction of Hyperalgesia in Pigs through Blocking Low Hydraulic Resistance Channels and Reduction of the Resistance through Acupuncture：A Mechanism of Action of Acupuncture［J］.Evidence-Based Complementary and Alternative Medicine，2013，ID654645.

［19］张维波，李宏彦.《黄帝内经》"神"与"精神"概念解析［J］.中医学报，2021，36（11）：81-87.

［20］李春晓，刘小瑜，王鑫，等.黄芪甲苷对微血管自律性舒缩活动及大鼠心肌微血管内皮细胞NO、ET-1的影响［J］.畜牧兽医学报，2019，50（4）：879-886.

第二十一章 "平人"概念解析

"平人"是《内经》中的一个概念,该概念特指一种无病的状态,《灵枢·终始》指出:"所谓平人者不病。"对于任何疾病的诊断,平人都是一项最重要的参考标准[1],类似西医体检指标中的正常值。在平人之外还有两个状态,即"未病"和"已病",两个概念共同出现在《灵枢·逆顺》:"故曰:上工治未病,不治已病。此之谓也。"和《素问·四时调神大论》"是故圣人不治已病治未病",两概念的并列出现说明"已病"和"未病"是两种不同的状态,而且明确未病也需要治疗,由此可知,平人是指无病且不需要治疗的一种状态,它基本对应现代概念的健康,可称为"平人健康态"。《内经》对该状态有深入的阐述,为我们理解健康与进行健康评估提供了重要的理论指导。

第一节 平人健康态与现代医学健康概念的比较

所谓平人中的"平",指的是人体的阴阳平衡,《灵枢·终始》指出:

终始者,经脉为纪。持其脉口人迎,以知阴阳有余不足,平与不平,天道毕矣。所谓平人者不病,不病者,脉口人迎应四时也,上下相应而俱往来也,六经之脉不结动也,本末之寒温相守司也,形肉血气必相称也,是谓平人。

这段话既点到了该篇"终始"篇名的由来,又根据阴阳的平衡与否(平与不平)定义了平人的概念(是谓平人),同时给出了阴阳平衡平人状态的5条"客观标准",可简化为:应四时、俱往来、不结动、相守司和必相称。因此,中医的平人是明确具体且有客观标准的一个概念。

对比中医的平人概念,我们再看看现代医学对健康的定义。1948年,WHO修改了传统的健康定义:"健康不仅仅是没有疾病和虚弱,而且是身体、心理和社会适应处于完好的状态。"(Health is a state of complete physical,mental and social well-being and not merely the absence of disease or infirmity.)

这个定义首先排除了疾病和虚弱这两种不健康的状态,又用身体、心理和社会适应三个方面的"完好"状态,定义了健康,这里的"complete well-being"可以理解为完全的……好的、正常的……行为和工作。身体、心理和社会适应都是完好的、能正常工作的就是健康,这个定义没有错,但它是从宏观的功能表现来定义健康的,没有具体的定量指标，只给出了难以定量的行为标准，如精力充沛、处事乐观、善于休息等，这些标准难以转化为客观定量的指标来评估一个人的健康水平，平常人们想了解自己的健康状态，只能通过体检。如果体检的生理生化指标以及影像学观察还算正常，就认为这个人是健康的，准确讲是没有西医定义的疾病，而他的健康程度是多少？是否已经处于"未病"的亚健康状态？没有指标能回答，现代体检的这些指标与健康的"功能完好"定义还相距甚远，可以说西方到目前为止，并没有真正的健康标准。

与西方的健康定义相比较，中医的平人健康态是从机制的角度来定义的。平人的标准是阴阳平衡，阴阳虽然是抽象的概念，却有客观的指标来衡量，比起西医的健康定义，平人的定义反而更像一种生物学定义，并且具有可测性和可操作性。

第二节　平人的客观标准

《内经》对平人健康态有着明确的定义，这个定义与人体的经脉和脉诊有密切的关系，"终始者，经脉为纪"，"纪"是纲纪的意思，即要以经脉为纲，指出了经脉在健康评估中的重要性。对经脉的诊察是在经脉出于体表的两个动脉搏动处脉口和人迎进行的，脉口是指手太阴肺经在腕部的寸口脉，人迎是指足阳明胃经在颈部的人迎脉，脉口代表五脏及对应的阴经，人迎代表六腑及对应的阳经，即《灵枢·终始》所讲的"和气之方，必通阴阳，五脏为阴，六腑为阳"，阴阳平衡就是五脏与六腑的平衡，也是阴经与阳经之间的平衡。而两者的平衡是相对的，在春夏的季节，阳气较盛，故人迎的气要稍高于脉口的气，到了秋冬则相反，具有这样的关系就是所谓的"应四时"，是正常健康的脉象。《灵枢·禁服》对平人的脉象给出了具体解释：

雷公曰：愿闻为工。黄帝曰：寸口主中，人迎主外，两者相应，俱往俱来，若引绳大小齐等，春夏人迎微大，秋冬寸口微大，如是者名曰平人。

"六经之脉不结动"一般认为是指脉象，指手足三阳经和三阴经各自的"经之动脉"没有结涩不足，也无动疾有余的病态征象[2]。经脉中的气不足时，其脉象会有结涩，若受到邪气侵扰，处于正邪相争时，则会出现动疾有余的脉象。当然，还可以有另外一种解释。在《灵枢·阴阳二十五人》中有"切循其经络之凝涩，结而不通者，此于身皆为痛痹，甚则不行，故凝涩。凝涩者，致气以温之，血和乃止。其结络者，结不和，决之乃行"。"结"是指血在络脉中结聚的血实状态，而"血实宜决之"（《素问·阴阳应象大论》），采用泻血之法，血气才能正常运行。"动"可能是指脉的"卒然而动"，即"脉之卒然动者，皆邪气居之，留于本末；不动则热，不坚则陷且空，不与众同，是以知其何脉之病也"（《灵枢·经脉》）。因此，这个诊断是针对六条不同的经脉进行的，若每条经脉都没有结涩不足，或结聚不通，或卒然而动，动疾有余，则人就是健康的。

除了脉象，《灵枢·终始》还用本末寒温的相守司和形肉血气的相称来描述平人。"本末"本义指树干和树梢，在《灵枢·终始》篇中指经脉的本与末，本指经脉在四肢肘膝以下的部位，末则当指经脉在头面躯干的部位，即经脉的上下两端，如果是平人，这两个部位的温度就应该是平衡相应的，如果出现寸口脉四倍于人迎脉的"内关"状态（脉口四盛，且大且数者，名曰溢阴，溢阴为内关），则需审查经脉的温度，以了解其所属脏腑的状态，即"必审察其本末之寒温，以验其脏腑之病"，以进一步确定阴是否为"内关"的疾病状态。

形肉血气的相称也是衡量平人的重要标准，形肉血气有时可简化为形气，这一对概念的相互关系在《内经》中有多处阐述，如《灵枢·寿夭刚柔》有："黄帝曰：形气之相胜，以立寿夭奈何？伯高答曰：平人而气胜形者寿。"即在平人的情况下，气多于形的时候，人更为长寿。另外，血可通过色来判断，气可通过脉来判断，因此，"形肉血气必相称"到了《灵枢·邪气脏腑病形》中，变成"色脉形肉不得相失也"，本质仍然是有形的形肉与无形的血气之间需要对应等量的供求关系，形肉多，提供营养润泽的血气也要相应增多，如此才能健康，而血气多于形肉的人就像交通设施的容量超过了城市人口，城市的运转更加有序，作为人来讲则更为长寿，因此，养气血而非养形肉，才是健康养生的正确方向。

第三节　阴阳平衡与阴平阳秘

对于中医的阴阳平衡思想，人们常引用"阴平阳秘"作为依据，但这里的阴平阳秘与《灵枢·终始》里的阴阳脏腑或阴经与阳经的平衡含义不同，其相关内容出自《素问·生气通天论》：

凡阴阳之要，阳密乃固，两者不和，若春无秋，若冬无夏，因而和之，是谓圣度。故阳强不能密，阴气乃绝，阴平阳秘，精神乃治，阴阳离决，精气乃绝。

我们先看看阳气的含义，《素问·生气通天论》讲：

阳气者，精则养神，柔则养筋。开阖不得，寒气从之……故阳气者，一日而主外，平旦人气生，日中而阳气隆，日西而阳气已虚，气门乃闭。

由此可见，阳气涉及气门的开阖，气门即汗孔[3]。根据现代生理学知识，汗孔由竖毛肌控制其开阖，竖毛肌则受交感肾上腺能神经控制。因此，该篇所说的阳气与人的自主神经活动有关，阴气或精气则指身体的体液物质，故阴平阳秘指自主神经—竖毛肌—汗孔与体液之间的正常关系（圣度）。汗液中含有人体水谷精气，如果自主神经不能很好地控制汗液排泄（阴阳离决），则人体的精气将随汗液流失（精气乃绝），阴平阳秘也是一种重要的健康态。

《素问·生气通天论》最后讲："是故谨和五味，骨正筋柔，气血以流，腠理以密，如是则骨气以精，谨道如法，长有天命。"五味入五脏，五味摄取的平衡（谨和五味）决定了五脏的平衡，五脏为阴，故"阴平"是指五脏之间的平衡。"腠理"就是连接汗孔的微小组织间隙，"腠理以密"是阳秘在结构上的表现。

"阴平阳秘"的结果是"精神乃治"。这里的"精神"一般认为是指人的精神活动，根据我们前期对"神"和"精神"的研究，这个"精神"其实是对"精气"和"神气"的合称[4]，因此，"精神乃治"的意思是属于营卫之气的精气和属于血的神气得到控制。与其对应的"精（气）不治"的结果就是精气通过汗孔流失的"阴（精）气乃绝"；而"神（气）不治"的结果则是"脉流薄疾"，神气指血液运动的动力和血管的搏动传导[4]。经常保持阴平阳秘，是身体健康的重要法度。

第四节 《内经》其他篇对平人的论述

除了《灵枢·终始》对平人有专门的定义外，《内经》中还有两篇直接以平人作为了篇名，一篇是《素问·平人气象论》，是阐述平人脉象特征的专篇，该篇首先用脉搏跳动的频率与呼吸频率的比率来定义平人："黄帝问曰：平人何如？岐伯对曰：人一呼脉再动，一吸脉亦再动，呼吸定息脉五动，闰以太息，命曰平人。平人者，不病也。"不符合这个比率，如"人一呼脉一动，一吸脉一动，曰少气"，就是一种病证状态。显然，脉象是反应气的状态的，气本身不可见，但气的状态可通过脉象表现出来，故该篇虽然讨论脉象，却不用"平人脉象"而用"平人气象"作为篇名。但该篇的气不是六经之气，六经之气各不相同，而脉搏的频率是由心脏决定的，全身各处都一样，无法对不同经脉的气分别进行编码。在《素问·平人气象论》中，只提到寸口脉，未提人迎脉，单独用寸口脉也可以对各脏腑的状态进行编码，但不是通过人迎和寸口的比较，而是用寸口脉的脉形进行的。如"平人之常气禀于胃，胃者平人之常气也"所谓"胃"，即脉象中必须体现胃气[5]，胃气就是指健康人脉息的正常之气。有胃气是脉形中的一种健康脉形，从脉形上来看表现为柔和、雍容、和缓[3]。如《素问·玉机真脏论》所说："脉弱以滑，是有胃气"和《灵枢·终始》篇所说："谷气来也徐而和。"《素问·平人气象论》描述完"平人之常气"之后又讲："春胃微弦曰平，弦多胃少曰肝病，但弦无胃曰死，胃而有毛曰秋病，毛甚曰今病。"春天的脉形在胃气脉形的基础上微有弦，是应四时的正常脉形，但弦的太过、无胃气或变成其他脉形，则为有病的信息。纵观全篇，主要是讲寸口脉的各种脉象与脏腑四时的关系，故该篇内容是更接近"独取寸口"的《难经》诊脉法，与《灵枢》诊经脉的思想有所不同。

另一篇以平人为篇名的是《灵枢·平人绝谷》，该篇首先阐述了肠胃各部的水谷容量，紧接着指出："平人则不然，胃满则肠虚，肠满则胃虚，更虚更满，故气得上下，五脏安定，血脉和利，精神乃居。"即作为平人健康态，胃肠并不是同时盛满的，胃肠中的水谷存在着一个顺序下行的消化过程，只有当胃肠消化正常，气才能正常地上下运动，五脏、血脉和精神才能保持健康的状态。该篇从消化角度阐述健康，从现代消化生理学的角度看是合理的，只不过气的上下对应生理学的哪个方面，有待讨论。从文中"更虚更满"的描述来看，存在着消化器官空间大小的转换。由于腹腔内有大量的腹腔液，它们与消化道内的水谷存在着交换[6]，这种空间大小的转换有利于腹腔液在体腔内的运动与代谢，对体腔内各器官维持正常的周围环境是有利的，可以产生"五脏安定"的效果。另外，胃肠不同节段之间功能活动的自主神经调节，可以通过经脉的容积传输形成负反馈的相互抑制，以保证"更虚更满"的正常消化过程[7]，因此，经脉畅通也是平人健康消化生理的保障。

《素问·调经论》中还有一处对平人的论述：

帝曰：实者何道从来？虚者何道从去？虚实之要。愿闻其故。岐伯曰：夫阴与阳皆有俞会。阳注于阴，阴满之外，阴阳均平，以充其形，九候若一，命曰平人。

此段是从阴阳虚实的角度讨论健康的，这里的阴阳可以是阴阳经，也可以从一条经脉中的营卫内外来考虑。由于阴阳经之间有"俞会"贯通，作为平人，这些俞会交通都是通畅运营的，故阴阳经或经脉的阴阳深浅之间的气血能够贯通平衡，阳经的气满了，就通过俞会往阴经灌注，阴经的气满了就反过来向阳经流动。"之"代表交通、传递，在《灵枢·病传》中有"病先发于心，一日而之肺，三日而之肝，五日而之脾"的说法。而"外"指阳，阳在外，阴在内，人体的阴阳经也是这样分布的，阴经都在四肢的内侧面以及躯干的内部行走，阳经则分布于身体的外侧[8]。阴阳经脉的气血平衡（阴阳均平），表现在三部九候的脉象上也是平衡的，这里的九候就是《素问·三部九候论》中的九候，当阴阳经脉之气能够正常地相互灌注平衡，这九个地方的脉象就是一致的。《素问·调经论》中的"九候若一"跟《素问·三部九候论》中"九候之相应也，上下若一，不得相失"的描述类似，具体的上下若一在《灵枢·经脉》中指人迎脉与寸口脉，在这里扩展到九个部位的脉象，但九候（九脉）之间如何若一，没有细述，如果是九个脉都要达到一致，则比人迎与寸口两脉的一致更加复杂。

第五节　平人与阴阳和平之人

除了平人，在《灵枢·通天》中还提到了"阴阳和平之人"：

盖有太阴之人，少阴之人，太阳之人，少阳之人，阴阳和平之人……阴阳和平之人，居处安静，无为惧惧，无为欣欣，婉然从物，或与不争，与时变化，尊则谦谦，谭而不治，是谓至治。

这里的阴阳和平之人在性格及为人处事等方面与贪而不仁的太阴之人、小贪而贼心的少阴之人、好言大事的太阳之人和谛好自责的少阳之人是不一样的，另外，五种人平时的身形姿势也都有所区别，而这些心理和姿态的差异竟然与气血阴阳的比例有关，如太阳之人，多阳而少阴，作针灸时，要"无脱其阴，而泻其阳"。说明阴阳平衡不仅影响人体的健康，还对高级意识有影响，与WHO所讲的心理与社会适应的完好状态相吻合，但又涉及了机制原因，比单纯的健康定义高了一个层次。

由此来看，人的阴阳气血有先天决定的情况，在针灸时要根据人的五态情况来调整阴阳的平衡，而阴阳和平之人，其阴阳气血是平衡的，当其出现病态时，根据当下的盛虚状态调整就可以了，而其他四态人则还要考虑其本身的阴阳不平衡。五态指的是人在健康状态下的体质分类，都属于平人，但也有区别，相对于阴阳和平人，其他四种人可称为阴阳偏颇人。

第六节　贤人、圣人、至人和真人

平人是《内经》作者心目中的健康人、正常人，但还有比健康人更高层次的人，这就是在《素问·上古天真论》中所说的贤人、圣人、至人和真人，这些人或在寿命上大大高于常人，如真人的"寿敝天地，无有终时"，几乎是不死之人，是否真实，无从考证。这几种人的阴阳也是非常和谐的，如至人有"淳德全道，和于阴阳，调于四时"，也有类似阴阳和平之人的心态，如圣人的"适嗜欲于世俗之间，无恚嗔之心"，而这四种人都是按自然"道"规律修行的人，被称为"道者"，他们之所以修行有成，与阴阳平衡的内在机制有关，阴阳是决定人是否健康的关键指标，而在阴阳平衡的背后，是气通过经络俞会的流通，维持着阴阳的平衡。道者的修行讲究贯通经脉，缘督为经，是阴阳更高层次的平衡，这些修道的法门散在于道家的著作里，其原理与医家的阴阳气血经络是一脉相承的。《素问》一书流行最广的版本是宋代王冰的注本，他作为一名道士（道号启玄子），在《素问》的序言中写到："冰弱龄慕道，夙好养生，幸遇真经，式为龟镜。"说明在王冰的眼里，《素问》不仅可以指导医疗，还是指导养生修行的至尊宝典。《内经》对于贤人、圣人、至人、真人的认识虽不尽相同，但纵观全文，其核心思想却一般无二，即追求天人合一、形神合一以及阴阳自和的至上境界[9]，故将这四种人统称为"天人"，真人是天人的最高层次。

第七节 平人与"未病"和"已病"

　　未病和已病是相对于平人健康态的不健康态，或者说两种疾病状态，只不过未病的疾病程度轻一些。根据《灵枢·逆顺》对未病治疗的描述："上工，刺其未生者也。其次，刺其未盛者也。其次，刺其已衰者也。"《内经》认为疾病的未生、未盛和已衰三种状态，都属于未病状态，实为病的非急性期即正邪相争以外、症状表现不明显的状态，此时的人或有不适，但不至于影响工作和生活，比疾病出现的症状要轻，而已病的状态或有持续疼痛，或某器官功能低下以至于影响到正常的工作和生活，不得不去治疗。在未生、未盛和已衰三种状态中，未生最轻，此时虽有阴阳的失衡，但尚未引起不适的症状。其次是未盛，此时已有不适的感觉，但不太强烈，还不到难以忍受、以至于影响工作和生活的程度，这个阶段类似于现代医学所说的亚健康状态。最严重的是已衰的状态，此时虽然过了正邪相争、症状表现最明显的已病阶段，但疾病引起的各种生理失调和器质性病变已经存在，阴阳失衡严重，需要细心地调理，此阶段类似现代医学的疾病康复期。总之，对未病和已病的区分是相对的，都是需要治疗且可以用中医进行调理的异常状态。

　　平人、未病、已病是三个相互衔接的阶段，如果再加上前一节所说的天人阶段以及比可治疗的疾病状态（生候）更严重的、中医称为死候的阶段，人类的健康总谱可用图 21-1 来表示：

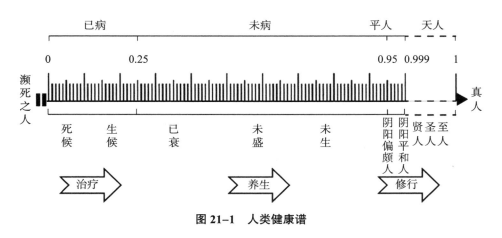

图 21-1　人类健康谱

　　人类健康谱的范围是活人，死人及传说中成仙成佛之人不在其列。人类健康谱中健康程度最差的就是左端的濒死之人，这种人不仅病治不好，连生命都需要靠医疗设备才能维持。右端是健康的最高境界即《素问·上古天真论》中所说的真人，真人不仅无病，而且有超常的寿命和能力。历史上被称为真人的道教武当派祖师、太极拳创始人张三丰真人（1247—明初），其卒年不详，《大明统一志》记载张三丰1393年（洪武二十六年）以前居宝鸡县东三里金台观，由此推论他至少活到了146岁。药王孙思邈真人（541—682）有具体的生卒年代，也活了141岁。《素问·上古天真论》说的上古真人"寿敝天地，无有终时"可能是因其踪迹不定，寿命长到难以考察之意。在濒死之人和真人形成的两极之间有四个区间：已病、未病、平人和天人，它们又分别有一些亚区。医生的任务是将处于已病状态的人拉出这个区间，至于此人是处于未病区间，还是到了平人健康态，不是医生可以决定的事情。由未病上升到平人健康态在中医称为养生，即把生命养的更好，类似于现代概念的保健。至于向天人境界的进军，可称为修行或修真，是道家等一类特殊人群的追求。

人体的健康状态能否用一个单一定量指标的不同数值来表示？这个值可称为健康度或健康指数。假设濒死之人的健康度为0，真人为1，在0～0.250之间为已病（25%的病人），0.251～0.950为未病（70%的亚健康），0.951～0.999为平人（5%的健康人），真正修行有成达到天人水平的估计不到千分之一。从目前的西医中我们还找不到能够扮演这一角色的指标，若以西医的形态功能为指标，不同的病有不同的形态功能缺陷，其情况千差万别，可分出无数种疾病，它们之间难以区分谁病得更严重些。但若从中医的平人健康思想来看，阴阳平衡是疾病和健康的共同量度。如《内经》对疾病程度的描述"人迎一盛病在少阳，二盛病在太阳，三盛病在阳明"，到了"人迎与寸口俱盛四倍已上为关格，关格之脉赢，不能极于天地之精气，则死矣"（《素问·六节脏象论》），人的状态就进入了"死候"。因此，从中医阴阳失衡的角度看，可能会存在一个从健康到疾病甚至到死亡的连续单一的生命指标，可对疾病的深浅乃至死亡进行判断，用现代的语言可称该指标为健康指数或健康度，如果从中医的角度定义健康，则可称之为阴阳平衡度或阴阳失衡度。

在养生的方向上，平人主要指人体内在阴阳的平衡，特别是五脏的平衡（阴平）及五脏和六腑或阴经与阳经的平衡。到了更高级的天人阶段，人追求的是"天人合一，形神合一"，是自然与人体的平衡、心灵与肉体的平衡。阴阳是相对的、多层级的，体现的方式也是多样的，但平衡的思想贯彻始终。

有了这样的平衡思想，治病也会变得简单许多：阴阳平衡是健康的机制，我们根据阴阳虚实的不平衡，补虚泻实就可以了，这正是《灵枢》以针灸作为各种疾病的统一治疗手段的理论依据。养生也是如此，我们可以通过更复杂的测量和算法，获得人们在养生保健中阴阳平衡的变化，以确定养生的方式是否恰当，对大健康产业进行指导。

第八节　平人与健康评估

健康评估是当代新兴的健康管理行业的一个重要环节，通常指用各种医疗技术手段和方法对受检者的健康状况和疾病风险进行评估，其评估结果直接影响到健康管理方案的制定和有效干预的进行[10]。健康产业健康发展的关键就是要形成客观统一的健康评估标准和具体的、可实施的评估方法。如果没有健康的客观标准，所有的企业都会宣传自己的产品或方法是"最好的"，企业间的竞争没有共同标准，用户也将无所适从，目前的情况大致如此。

西医的健康评估基本上是围绕疾病进行的，即评估这个人有多大的风险得某种病，导致这个风险的主要因素是什么以及如何进行防范。中医没有健康评估的概念，但却有对健康状态不同层次的深刻认识，包括健康的表现、机制以及实现健康的途径。依托平人健康思想，从健康阴阳平衡机制的角度评估人的健康状态，《内经》丰富的健康理论已经为我们指明了方向。通过脉象、皮肤的寒温与滑涩等客观指标的测量，对阴经和阳经、上下经脉、深浅经脉的气的平衡进行计算，可知人体是否处于平人的健康态。古人由于没有先进的仪器，只能通过脉象、温寒等可感知的方式观察和比较经脉之气，其准确性受到限制，一些曾经有效的诊断方法，已失传，仅留下文字描述。

由于西方传入中国的健康管理体系是在西医生化解剖等学科的基础上实施的，检查的项目繁多却分属不同的门类，难以有效综合，导致西医的检测不能直观、系统地给出受检个体的健康状况。很多时候，受检者已处于自觉身体不适的"未病"状态，各项医学检验的指标却是"正常"。西医只重视器质性病变，却忽略了属于形而上的经络气血状态，故只能在"病已成"的阶段发现和处理疾病。另外，西医检测也难以向与"未病"状态对接的中医调理方案提供指导。

使用中医理论进行健康评估可秉承中医的整体观，弥补西医重视局部病灶而忽略生命整体的不足。在技术层面，一旦我们认识到气血的现代生物学内涵，则可利用专门设计的科学仪器代替人的感知进行经脉气血的测量，再以阴阳平衡为目标，寻找合理的健康指数和算法，对人体的健康做出评估，指导中医养生保健技术的运用，推进中医的现代化，造福人类健康。

参考文献

[1] 郑清珍，李奕祺.论《黄帝内经》平人思想[J].辽宁中医药大学学报，2016，18（3）：94-96.

［2］河北医学院.灵枢经校释（上）［M］.北京：人民卫生出版社，1982：188.

［3］山东中医学院，河北医学院.黄帝内经素问校释（上册）［M］.北京：人民卫生出版社，1982：41，244.

［4］张维波，李宏彦.《黄帝内经》"神"与"精神"概念解析［J］.中医学报，2021，36（11）：2261-2267.

［5］谭思媛，齐向华.浅析"平脉"［J］.光明中医，2013，28（12）：2466-2468.

［6］王燕平，张维波，李宏彦，等.《黄帝内经》"膀胱"概念解析［J］.中医学报，2019，34，（1）：9-14.

［7］张维波，王燕平，李宏彦.《黄帝内经》经脉脏腑相关解析［J］.针刺研究，2018，43（7）：424-429.

［8］张维波，李宏彦，刘兵.《黄帝内经》三阴三阳概念的空间解析［J］.中医杂志，2019，60（6）：455-460.

［9］郑清珍.《黄帝内经》"平人"思想研究［D］.福建中医药大学，2017.

［10］赵朋娜，张维波，魏玉龙，等.中医药技术应用于健康评估的分析与展望［J］.世界中医药，2017，12（s）：110-114.

第二十二章 针刺补泻手法解析

《灵枢》又称《针经》，是对汉代以前的经络理论和针刺技术的全面总结。文中多处提及针刺的补泻手法，其卷首的《灵枢·九针十二原》提出了"虚则实之，满则泄之"的针刺治疗原则。随后详述了补泻手法的操作规范，即"补曰随之……"与"泻曰必持内之……"，因为该补泻手法记载于《灵枢》篇首，故笔者将其称为《灵枢》第一针刺补泻法。因描述该法的词句简洁，特别是补法，语意晦涩，较难理解，渐渐被后世弃用，仅保留其出针急按针孔的操作。然而该法的操作记述详实，甚至有"如蚊虻止"的比喻，这是否真如后人理解，将冗杂部分略去，仅取其"令左属右"和"排阳得针"的开阖补泻之说？当然不是。那么此补泻的原意究竟是什么？其调气的差异如何体现？

第一节 《灵枢》第一针刺补泻法的语义解析

文中泻法描述如下："泻曰必持内之，放而出之，排阳得针，邪气得泄。"强调医者应通过针刺泻法将邪气放出，河北医学院校释的《灵枢》将"放而出之"释为退针时摇大针孔[1]，与"以排邪气"共同构成开阖补泻中开法的原型。然后排出邪气出针，使"邪气得泄"。文中的补法描述如下："补曰随之，随之意，若妄之，若行若按，如蚊虻止，如留如还，去如弦绝，令左属右，其气故止，外门已闭，中气乃实。"其中，"妄"字，"乱"也[2]（《说文解字》），是指漫不经心，随意而为，其本意在于所持之针不与机体组织相抵抗，既要向深刺入又非真刺入，似是以针尖轻抵机体组织，好像蚊喙刺入皮肤，并保留力度停留其中，保持停而未深入的状态，虽有出针的趋势但未出针，恰如悬而未出的犹豫状态，随后快速出针，果断得犹如箭离弓弦，同时，用左手急按针孔，将气关闭于针孔内，以达到增加气的补虚效果。《灵枢》首篇的补泻手法描述得如此具体，足以说明其重要性。但正如经言"小针之要，易陈而难入"，针刺的妙法易于描述却难以深入，绝非仅仅摇大针孔和急按针孔之"易入"的开阖补泻。

《灵枢·九针十二原》中"欲以微针通其经脉，调其血气"，明确指出针刺的对象是经脉和其中的血气。目前，有学者认为神经、体液和能量传输系统等构成了现代经络实质研究的框架[3]，其中属于体液论的组织液通道学说指出，人体存在循经低流阻组织液通道，是经脉的核心结构[4, 5]，该通道位于人体组织间隙中，即《内经》所说的"分肉之间"[6]，经络中的气与间隙的组织间液（组织液）高度相关[7]。针刺调节经脉中的气可能与经脉中的组织液有密切关系，那么针刺的补泻手法对组织液又有何影响？

组织液压（interstitial fluid pressure，IFP）是组织液量变化的生理学指标，可进行实时测量，组织液增多时 IFP 升高，反之则减小。研究表明，经脉与经外区域之间存在 1.44 ～ 2.88 mmHg/cm（1 mmHg=0.133 kPa）压力梯度，为组织液的向经脉流动提供了动力学条件[8]。笔者以"放而出之"，即摇大针孔出针作为泻法，以补法中"若行若按"即刺入皮下使针尖抵于皮下组织为按法，"如留如还"即欲出而未出针为提法，通过测量皮下 IFP，观察不同手法对组织液产生的影响，从生物力学角度探讨《灵枢》第一针刺补泻法调节组织液的机制。

第二节　补泻手法的实验验证

为了观察《灵枢·九针十二原》中的补泻手法对组织液的影响，我们以小型猪为研究对象进行了以下实验工作。

1. 实验方法

使用浓度为 3% 戊巴比妥钠溶液（0.5 mL/kg）和速眠新 Ⅱ（0.1 mL/kg）分别肌注小型猪两侧臀部进行麻醉，每次实验结束 2 d 后进行下一次实验。备皮后在小型猪腹部柔软区域随机取点进行测试（图 22-1），已测试的点不再参与其他任何手法测试，每次实验左右各选 1 点，每只单侧取 6 ～ 7 点。局部消毒后，标定测试点，将连续流阻测定仪的单侧孔测试针头刺入标定点皮下后，注入少量生理盐水，静置 5 min，观察 IFP 压力曲线是否稳定；若不稳定则继续等待，直至压力稳定（一般为 2 min）。在针灸针的针体距针尖 6 mm 处标记宽约 1 mm 的记号，侧孔旁开 5 mm 处刺入针灸针，深约 5 mm，使皮肤与针体记号相接触。

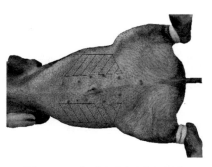

图 22-1　小型猪腹部测试区域

1.1 正常状态下的补法操作

提 / 按毫针，保持针体记号与皮肤相接，勿使毫针与皮肤之间有相对位移，记录针刺过程中 IFP，记为提法 / 按法（图 22-2）。随机选取 20 点，每点完成 2 次，每次间隔 2 min，分别为提法组（补提组）和按法组（补按组）。正常状态（normal state，NS）补法对照组（补对组）保持毫针刺入状态，不做任何手法，余法同补提组。

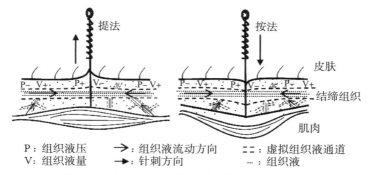

P：组织液压　　→：组织液流动方向　　⸬⸬：虚拟组织液通道
V：组织液量　　➡：针刺方向　　⸬⸬：组织液

图 22-2　皮下间隙行《灵枢》第一补泻法示意图

1.2 正常状态下泻法操作

持针勿使毫针与皮肤之间有相对位移，顺时针缓慢摇大针孔 1 min，出针后测量出针即刻和针后 5 min 的 IFP，记为泻法组。随机选取 10 点进行测试。泻法对照组（泻对组）保持毫针刺入状态，1 min 后拔针，余法同泻法组。

1.3 低组织液量状态补法操作

将经络罐通仪并联 2 个双侧孔抽气针头（侧孔间距 1 cm），平行刺入 IFP 测试针头与针灸针两侧（图 22-3）。打开仪器，压力恒定在 50 kPa，抽取组织液 20 min，随后静待 20 min，每 5 min 测试 1 次。之后行补法操作，保持提 / 按持续 5 min（图 22-2），停止手法后测量 10 min 内 IFP，余法同补提（按）组。提法和按法分别记为低组织液量（low volume，LV）提法组（低提组）和低组织液量按法组（低按组）。各组随机选取腹部 10 点进行测试。低组织液量对照组（低对组）保持毫针刺入状态，不做任何手法，余法同低提组。

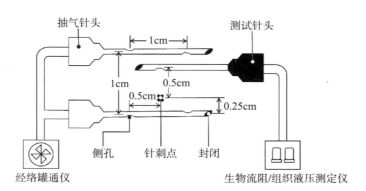

图 22-3　抽取组织液方法示意图

1.4 高组织液量状态泻法操作

将兰格注射泵连接 IFP 测试针头，缓慢注入 0.9% 的氯化钠溶液 2 mL（速度：5 μL/min，内径 1 mm）。随后静待 20 min，每 5 min 测试 1 次。持针行摇大针孔手法，法同泻法组，出针后测量出针即刻和针后 5 min 的 IFP，记为高组织液量（high volume，HV）泻法组（高泻组）。各组随机选取腹部 10 点进行测试。高组织液量对照组（高对组）保持毫针刺入状态，不做任何手法，余法同高泻组。

1.5 统计学方法

所有数值用均值 ± 标准差表示，用 SPSS 23.0 统计学软件进行分析，计量资料单位均已换算成 mmHg，数据用配对 t 检验或非参数检验进行分析，以 $P<0.05$ 表示差异有统计学意义。因手法操作结束后，IFP 处于动态逐步升高或降低中，故对针刺后的 IFP 连续数据进行回归分析，用独立样本 t 检验比较回归系数（斜率）。

2. 实验结果

2.1 NS 补法和泻法后局部 IFP 变化

表 22-1 显示，NS 补提组和补按组在操作过程中局部 IFP 分别上升 1.06 mmHg 和 0.62 mmHg，与补对组比较差异有统计学意义（ $P < 0.01$ ）。泻法组在行摇大针孔后局部 IFP 下降 1.61 mmHg，与泻对组比较差异有统计学意义（ $P < 0.01$ ）。NS 泻法能降低局部 IFP，与泻对组比较幅度差异较大。对手法后 1 ～ 5 min 数据进行回归分析，发现泻法组回归系数（ $B_{泻法}$ =-0.18）的绝对值大于泻对组（ $B_{泻对}$ =-0.04），表明随时间的推移，泻法组 IFP 下降速率大于泻对组，摇大针孔的泻法能够加速局部 IFP 的降低。

表 22-1 补法和泻法对正常状态下 IFP 的影响

分组	N	针前 IFP/mmHg	针后 IFP/mmHg	与对照组比较 P 值	与补提组比较 P 值	针后回归系数，B
补对组	20	0.06 ± 0.74	-0.00 ± 0.74	—	—	—
补提组	20	-0.07 ± 1.76	$1.00\pm2.26^{**}$	0.000	—	—
补按组	20	-0.11 ± 2.43	$0.51\pm2.82^{**}$	0.001	0.018^{Δ}	—
泻对组	10	2.73 ± 1.12	2.71 ± 1.11	—	—	-0.04
泻法组	10	3.02 ± 1.08	$1.41\pm2.20^{\#\#}$	0.004	—	-0.18

注：与补对组比较，** 表示 $P < 0.01$ ；与泻对组比较，## 表示 $P < 0.01$ ；与补提组比较，Δ 表示 $P < 0.05$

2.2 LV 和 HV 状态分别行补泻手法后局部 IFP 的变化

在抽取和停抽期间，IFP 呈持续下降状态，说明所抽区域的组织液量在持续减少。局部注入 0.9% 氯化钠溶液后，IFP 迅速升高，在注后 15 min 内，IFP 增加速率有所减缓，直至平稳，但未回到注水前状态，说明局部有液体聚积（图 22-4）。

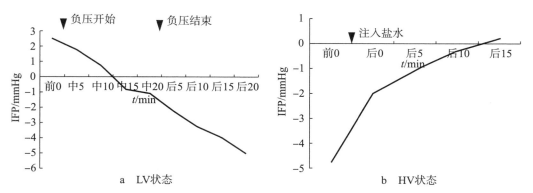

图 22-4　不同液量状态下抽取组织液 / 注入生理盐水对 IFP 的影响

表 22-2 显示，LV 状态行补法后，低提组和低按组局部 IFP 均有所升高，低提组手法后即刻 IFP 升高 4.14 mmHg，低按组手法后即刻 IFP 升高 0.76 mmHg，但二者与低对组比较均无统计学差异（$P > 0.05$）。出针后 5 ～ 10 min，低提组和低按组 IFP 的回归系数与低对组比较均有统计学差异，说明该补法能够减缓局部 IFP 的下降速率。HV 状态下，与高对组相比，泻法能够降低局部 IFP，差异具有统计学意义（$P < 0.05$）。针刺后 5 min 内局部 IFP 的变化回归系数结果显示，高对组 IFP 继续下降（$B_{高对}=-0.08$），而高泻组局部 IFP 呈上升趋势（$B_{高泻}=0.02$）。

表 22-2　补法和泻法分别对不同组织液量状态下 IFP 的影响

组别	N	IFP/mmHg				回归系数	
		针前	针后	针后 5 min	针后 10 min	针后 5 min	针后 5 ～ 10 min
低对组	10	0.51±2.63	0.39±2.21	-0.11±2.61	-1.41±3.36	-0.17	-0.26
低提组	10	-8.75±14.30	-4.61±13.24（P=0.131）	-6.88±11.12	-6.95±11.08	-0.12（P=0.85）	-0.02**（P=0.009）
低按组	10	-8.03±8.52	-7.27±7.78（P=0.123）	-7.51±7.79	-7.84±8.67	-0.05（P=0.63）	-0.07*（P=0.028）
高对组	10	-0.19±2.68	-0.30±2.73	-0.87±2.62	——	-0.08	——
高泻组	10	0.98±1.36	-0.25±1.34##（P=0.002）	0.40±0.69	——	0.02#（P=0.019）	——

注：与低对组比较，** 表示 $P < 0.01$；与高对组比较，## 表示 $P < 0.01$；与高对组比较，# 表示 $P < 0.05$。

2.3 不同状态 IFP 比较

图 22-5 显示，不同组织液量状态下行补法、泻法对局部 IFP 的影响趋势基本一致，差异无统计学意义（$P > 0.05$）。正常状态泻法所降低的 IFP 高于 HV 状态，但差异无统计学意义（$P > 0.05$）。

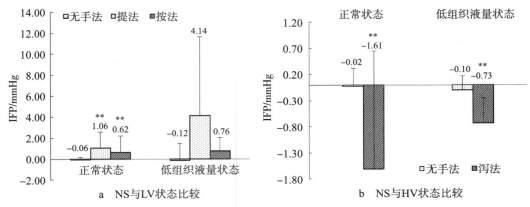

图 22-5　不同组织液量状态下补/泻法对 IFP 的影响

注：** 表示 P < 0.01

第三节　讨　论

《灵枢》是针灸的纲领性著作，其"排阳得针"泻法和"若行若按"补法作为篇首的补泻法，具有重要意义。从神经兴奋和化学反应的角度，很难理解为什么要进行这样的操作，补法的"若行若按"和"如留如还"仅涉及一种力的细微差别，而摇大针孔和急按针孔似在释放或保留什么，对于补泻法的理解是揭示气本质的重要线索。从组织液角度理解经络和气的本质已取得一些成果[4, 5, 7, 9]。最新研究使用生物阻抗谱方法，证明了经脉上的细胞外液更为丰富[10]，再次验证了经络与组织液的密切关系。有学者曾对针刺手法对机体应力的作用及能量传播进行过研究[11]，但针刺手法与组织液的相关研究尚无报道。小型猪是常用的实验动物之一，体型较大，皮肤结构与人十分相似，能够较真实地还原毫针与人体的比例情况，是针灸经络研究的理想模式生物[12]。本研究在经络组织液通道学说的理论和实验基础上，利用生物流阻/组织液压测定仪对小型猪皮下 IFP 进行监测，探索《灵枢》第一补泻法对组织液的影响与调节机制。

IFP 与组织液量有密切关系，组织液聚积时，IFP 增加，反之则减小。实验结果显示，NS 行补法能升高局部 IFP 达 1.06 mmHg（提法）和 0.62 mmHg（按法），说明"如留如还"和"若行若按"均能使局部的 IFP 升高，组织液量增多，实现补气（组织液）的作用。上述手法的生物力学机制如图 22-6 所示。肌筋膜层与皮肤之间构成皮下筋膜间隙，是组织液富集的主要空间。当行"如留如还"的手法时，设操作者向上的提拉力为 F_1，此时针体与皮肤之间通过摩擦产生向上的切应力 f_1 和应变 Δh_1，由于针尖并未深入肌筋膜层，针体向上的力对肌筋膜层基本无影响，不产生形变，$\Delta L_1 \approx 0$，此时 $f_1 \approx F_1$，皮下间隙因皮肤上边界向上的应变 Δh_1 而向上方扩大。当针体抵压（按法）肌筋膜，行"若行若按"手法时，皮下筋膜受到由针体传导的施术者的按压力 F_2，此时针尖完全抵住肌筋膜层，筋膜与针尖无相对位移，故 F_2 以法向应力 T_2 作用于皮下间隙的下边界，产生向下的应变 ΔL_2；而针体的力通过与皮肤之间的摩擦力传导到皮肤，形成切应力 f_2 及皮肤层向下的应变 Δh_2，$F_2=T_2+f_2$。通常 T_2 会大大高于 f_2，且皮肤与针体之间可以有微小的相对位移，故肌筋膜层向下 ΔL_2 将大于皮肤向下 Δh_2，使皮下间隙向下方扩大。由于提法是将针体的力全部作用于皮肤，使皮肤产生较大的向上位移，而肌筋膜层几乎无形变，造成皮下间隙的扩充较为明显，组织液的流入更多，故 IFP 的升高幅度也较大；按法在肌筋膜向下位移的同时，皮肤也有一定的向下形变，其皮下间隙的扩大不如提法明显，故 IFP 的升高也小于提法。但要反复进行上述补法操作，按法与提法的交替施加是必须的，最后的"去如弦绝"手法，可快速封闭针孔，将组织液全部保留在皮下间隙中，实现"补气"的效果。总之，这两种针灸针的力学作用都可导致筋膜间隙空间的扩大，使周围的组织液更多地向针尖所在的皮下筋膜间隙汇聚，出现上述实验结果。

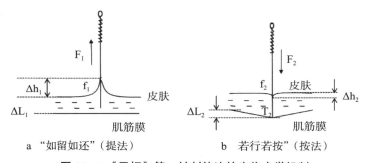

a "如留如还"（提法）　　　b 若行若按"（按法）

图 22-6　《灵枢》第一针刺补法的生物力学机制

生理学指出，淋巴液的流动与组织间隙内液体的压力有密切关系。在正常生理状态下，组织液压处于比大气压略低的负压状态，为 $-2 \sim 0$ mmHg，不同组织的压力有所差异[13]。当局部组织液增多，IFP 超过正常水平时，会加速组织液进入淋巴管，并使淋巴液流速加快。当 IFP 超过 0 mmHg 时，淋巴液的流速可以加快到正常情况的 $10 \sim 50$ 倍[14]。本研究发现，针刺补法能极显著升高局部 IFP 达 1 mmHg 左右，能使淋巴液流量增加数倍，可改善局部微循环，补充营养物质，加快清除代谢废物，加强体液免疫的作用，这可能是针刺发挥补虚作用的机理之一。

NS 行泻法操作可使局部 IFP 下降 1.61 mmHg，说明此时的组织液量减少。其机制可能是摇大针孔的针体旋转，使针孔变大，针道变粗，组织间隙中的组织液可由针孔部分渗出，导致局部组织液量减少，组织液压降低。HV 的泻法操作，IFP 也有显著降低，却比 NS 降低幅度小，且在针刺后的 5 min 内，IFP 有所回升，与泻对组的变化趋势相反。这可能是由于本实验所用的针灸针较细，摇大针孔后所出的组织液量较少，针刺手法前注入的生理盐水可流向针孔处，补充被泻掉的组织液，使针尖所在局部的 IFP 有一定程度的恢复，但周围的总组织液量已经减少。《黄帝内经》时代的针灸针较粗，进行"摇大针孔"的排组织液手法效果可能更好。

与中国哲学中的虚无概念"气"相比，针灸理论中的气更偏于实在[15]。有学者指出，古人最初将针刺补泻的对象"正气"和"邪气"视为一种有形物质[16, 17]，并且可随针具补泻的不同操作，达到引入正气和放出邪气的目的[18]。针刺能够调气，又对组织液有一定的影响，为了更真实地还原临床中针刺补虚泻实的情况，本研究使用抽取组织液和注入生理盐水的方法模拟制造了类似气虚证的 LV 状态和类似气瘀证的 HV 状态。经络气血不足时，脉道空虚，其中的组织液含量减少，组织液压必然下降，这与本实验在抽取组织液的过程中，IFP 呈现持续下降的结果相吻合，为气虚模型的建立提供了参考。如组织损伤初期，主要表现为出血凝固，炎性反应明显，故疼痛剧烈[19]，若用摇大针孔的泻法，将组织液（包括血液）泄出，则可加快组织修复。

根据《灵枢》第一补泻法，使用毫针刺入皮下结缔组织，补法能够促进局部 IFP 升高，减缓 IFP 下降的速度，LV 状态下更能体现按法提高 IFP 的优势，使局部组织液增加，达到补虚的作用；泻法能够降低局部 IFP，表明摇大针孔有助于组织液溢出针孔，初步证明了《灵枢》第一补泻法对组织液的调整作用，为理解该经典手法提供了现代科学思路。

参考文献

［1］河北医学院.灵枢经校释［M］.北京：人民卫生出版社，2013：10.

［2］李恩江，贾玉民.说文解字译述［M］.郑州：中原农民出版社，2000：1171.

［3］张维波.现代经络研究中的三个主要思路：兼论循经感传现象的机理［J］.中国中医基础医学杂志，2001，（6）：46–48.

［4］Zhang W B，Tian Y Y，Li H，et al. A discovery of low hydraulic resistance channel along meridians［J］.J Acupunct Meridian Stud，2008，1（1）：20–28.

［5］Zhang W B，Wang G J，Fuxe K. Classic and modern meridian studies：A review of low hydraulic resistance channels along meridians and their relevance for therapeutic effects in Traditional Chinese Medicine［J］. Evid Based Complement Alternat Med，2015，410979.

［6］张维波.《黄帝内经》气血经络概念解析［J］.中国针灸，2013，33（8）：708–716.

［7］Zhang W B，Jia D X，Li H Y，et al. Understanding qi running in the meridians as interstitial fluid flowing via interstitial space of low hydraulic resistance［J］. Chin J Integr Med，2018，24（4）：304–307.

［8］张维波，田宇瑛，李宏.循经低流阻通道组织液压的初步观察［J］.医用生物力学，2011，26（1）：29–33.

［9］李宏彦，王燕平，佘锐萍，等.小型猪胃经与肾经经脉不通病理模型的比较观

察［J］.中国中医基础医学杂志，2018，24（2）：176-179.

［10］古菲菲，王燕平，王广军，等.小腿段胃经和胆经与经外细胞内外液分布的比较［J］.针刺研究，2018，43（11）：718-721.

［11］王凌，陶明德，丁光宏.中医针刺两种不同手法对机体应力作用及其能量传播［J］.医用生物力学，2003，（4）：195-201.

［12］张维波，王广军，田宇瑛，等.论针灸经络研究的模式生物："疾病动物模型学术及战略研讨会"参后［J］.针刺研究，2014，39（6）：512-514.

［13］Aukland K，Reed R K. Interstitial-lymphatic mechanisms in the control of extracellular fluid volume［J］.Physiol Rev，1993，73：1-78.

［14］Guyton C. Textbook of medical physiology［M］. 6th. USA：W.B. Saunders Company，1981：371-372.

［15］姜姗，赵京生.从模型理论视角看针灸之气［J］.南京中医药大学学报（社会科学版），2016，17（1）：1-5.

［16］赵京生.论《内经》补泻针法的立意及其演变［J］.南京中医学院学报，1994（6）：35-36.

［17］李素云，赵京生.传统补泻刺法蕴含的思想观念探讨［J］.中国针灸，2017，37（11）：1141-1145.

［18］李素云，赵京生.《内经》针刺补泻两种候气进出针方法探讨［J］.中国针灸，2017，37（4）：448-452.

［19］李宗明，王慧聪，胡流源.韧带和肌腱的生物力学和力学生物学研究（英文）［J］.医用生物力学，2016，31（4）：301-307.

第二十三章　脉象解析

脉象不仅是中医非常重要的概念和认识对象，也是医生诊断疾病的手段之一。脉象本身的浮、沉、缓、紧等其直接的含义可通过实际的切诊实践来获得，它们只是脉动的不同形式，重要的是为什么会有各种不同的脉象，是什么原因导致了脉浮或脉沉，什么情况出现紧脉，什么时候是缓脉，不同的脉象反映的到底是人体的什么本质，这些问题关系到中医理论的根本。历代医家对比有着不同的理解和诠释，现代脉象的研究从力学、运动学等角度对脉象进行了解析，但到目前为止，我们仍未对脉象的本质形成共识性的认识，原因在于《内经》认为脉象是对气状态和经络状态的反映，在解开气和经络概念之前，任何对脉象的现代解释都有可能背离中医脉象的原意。现在，我们已经得到了气和经络的一组解，就像解方程组已经解开了其中的两个未知数，我们能否顺着这一线索进一步解开中医脉象这个中医的一大未知数呢？

第一节　经气与脉动

在第三章里，我们对气和经络概念进行了解析，发现它对应现代生理学概念中的组织液和组织间隙，进而将"气运行于经络之中"这一最重要的关系解析为"组织液流动于组织间隙之中"。这里所说的气主要指狭义的气，即在《灵枢·决气》中被具体定义的"上焦开发，宣五谷味，熏肤充身泽毛，若雾露之溉"的气。现代研究表明，组织液在人体中的一种存在状态就是分离形式的小水颗粒，由谢浩然首次命名为组织液气，即气样（雾露）的组织液。而这种形式的组织液主要存在于各种组织的间隙中，其基本结构类似一个三明治，相当于面包片的两边为实体性组织，如肌肉与肌肉或肌肉与骨骼，三明治中间的"肉片"就是疏松结缔组织构成的筋膜，而组织液就像沙拉酱面包中间的沙拉酱。筋膜中有很多微小的孔隙，称为组织通道，是澳大利亚人 Casley-Smith 在 1978 年才发现的，西方的这些最新研究成果为理解中医的气和经络提供了极大的帮助，将组织液和组织间隙这两个已知概念带入中医理论的"方程组"中，很多关系都变得清晰起来，其中一对重要的关系就是气与脉象。

《灵枢·动输》开篇讲到："黄帝曰：经脉十二，而手太阴，足少阴、阳明独动不休，何也？"指的是手太阴肺经在寸口桡动脉搏动、足阳明胃经在人迎处的颈动脉搏动，这两处脉都是由胃气产生的。即"胃为五脏六腑之海，其清气上注于肺，肺气从太阴而行之……"胃气由水谷生成，进入肺经就变成肺气，寸口的脉动就是肺气的反映。"胃气上注于肺，其悍气上冲头者，循咽，上走空窍，循眼系，入络脑，出颃，下客主人，循牙车，合阳明，并下人迎，此胃气别走于阳明者也"，人迎的脉动则是胃经经气的反映。由于寸口和人迎之气均来自胃气，故两者的活动是相互联系的同相运动，即"故阴阳上下，其动也若一……故阴阳俱静俱动若引绳，相倾者病。"足少阴之脉的搏动则被归因于冲脉之气灌注足胫的缘故（冲脉者，十二经之海也……注诸络，以温足胫，此脉之常动者也）。因此，足少阴的脉动（太溪脉）可反映冲脉之经气。

除了上面的三个动脉，黄龙祥认为十二经皆有动脉，这些"经之动脉"的部位就是十二经原穴的所在，即"经脉穴"的地方。只不过一般人除上述三个动脉之外的其他动脉难以摸到，一旦突然变强，说明有邪气存在，即"脉之卒然动者，皆邪气居之，留于本末；不动则热"，邪气或导致脉动加大，或产生更多的热量。因此，脉动可以反映经脉之气的状态。

第二节 《伤寒论》与《内经》

利用脉象诊病早在《内经》之前的马王堆帛书《脉法》和《阴阳脉死候》中就有记载，《内经》中也有很多论述，但将脉象与中医处方用药密切结合的始于张仲景的《伤寒论》。

《伤寒论》与《内经》的关系有着不同的观点。张仲景《伤寒论》原序有"撰用《素问》《九卷》《八十一难》《阴阳大论》……"，说明《内经》是《伤寒论》的理论基础之一。纵观《伤寒论》文本，其所用概念术语绝大多数都可见于《内经》，《伤寒论》是运用《内经》思想的典范。由于《伤寒论》基本没有自创的理论范畴，称"论"不称"经"是合理的。但《伤寒论》中的某些概念内涵与《内经》是有出入的，比如，三阴三阳之名代表的是六大类证候群，其中又分为很多小类。它与三阴三阳命名的经脉病候仅有部分重合，并不完全相同。相比《内经》，《伤寒论》对脉的描述和脉诊更加细致入微，除了症候群的差异，对脉象的描述，如脉浮沉，紧缓等，《伤寒论》与《内经》并无明显差异。因此，我们的分析就从《伤寒论》开始。

《伤寒论》开篇第一句话就是"太阳之为病，脉浮……"指出了太阳表证的共同脉象特征——"浮"，浮脉是表证的指征。但为什么会出现脉浮的现象呢？《伤寒论诠解》指出"邪犯体表，营卫气血必抗邪于表而充盈于外"，为了抵抗邪气，营卫之气被调动起来抵抗外邪，此时因外邪在表，增加的营卫之气也位于表层，而根据营气和卫气的定义，表层的经气主要是卫气。现在的关键是：为什么卫气充盈在表层可导致脉浮的现象？

第三节 脉浮与脉沉

脉浮是指轻按桡动脉即可感到脉的搏动，如果我们只考虑有形的软组织和脉管本身的弹性，则这两部分发生瞬变的可能性很小，脉管弹性变差是经年累月形成的，而软组织的力学特性也不会轻易改变，那么，是什么能在一场病的时间周期内改变脉搏的动态特性，使之出现浮或沉的变化呢？如果我们将营卫之气当做可以流动的组织液，这个现象就容易理解了。图 23-1 显示了脉所在的上下两层，上半层为表层，下半层为里层，V_s 和 V_d 分别为表层和里层的组织液量。在正常情况下，脉搏波到达桡动脉时，其口径在各个方向上均匀增大，特别是向上的表层与向下的里层，其脉管边缘距体表的距离即管上组织厚度 h_0 大小适中，此为平脉的情况。当表层有邪气（西医的病理因子）侵入时，免疫系统产生应答，出现轻度炎症反应，使表层组织出现充血、充组织液的状态（充盈于外），即 V_s 增加了。由于组织液是可流动的，这时的组织就不能用简单的拟弹性体代表了，而需要引进柔度（compliance）的概念。组织的柔度定义为当组织受到一定的压力 ΔIFP 后，组织液在局部的变化量 ΔIFV 与压力变化量之比，即 $C=\Delta IFV/\Delta IFP$ 为柔度。当组织液 V_s 较多时，组织受到脉管的挤压后，组织液向周围的位移量 ΔIFV 也随之增大较大，在感觉上就是组织更柔软，这时，在同样的动脉扩张力作用下，向表层的体积增量（虚线椭圆）将大于向里的扩张，动态扩张的脉管距体表的距离 h_1 将变小，或者说脉搏的边缘距体表更近了，即 $h_1 < h_0$，同时脉管扩张后的整个脉体和轴心位置将上移，这时轻压（医生指压使皮肤下陷的距离小）即能接触到脉搏扩张后的边缘及整个脉体，感觉到的脉象就是浮脉；同样的道理，若正邪相争不在表层，而在里层，则脉搏的边缘将进入组织的深层部位，$h_2>h_0$，故浮取不可得，只能沉取才能触到脉搏的变化，感觉上就是脉沉。当然，在实际情况中，组织液量的变化不会那样准确地分布在脉的上半部或下半部。

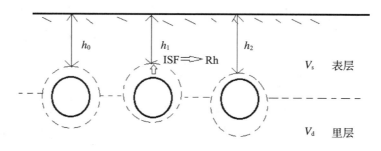

图 23-1 浮脉与沉脉形成的原理

第四节　脉缓与脉紧

在太阳表证的基础上，《伤寒论》又对表证中的表实证和表虚证的脉象进行了描述"太阳病，发热，汗出，恶风，脉缓者，名为中风"和"太阳病，或已发热，或未发热，必恶寒，体痛，呕逆，脉阴阳俱紧者，名为伤寒"。脉缓和脉紧是脉管扩张时振幅随时间的动态变化特征。根据李时珍频湖脉学中缓脉为"应指和缓"的描述，其特征为脉搏波的振幅随时间缓慢增加，其升高曲线坡度较缓，如图23-2a所示，这时表现在切脉上就是"缓"的感觉；相反，紧脉的脉搏波振幅上升得较快，即主波升枝陡峭，宽度增大，其波型好像是直上直下的（图23-2b），这种脉象跟弦脉的形式相近，其主波升枝都表现为陡峭，故用弦脉的波形代替紧脉[1]。脉弦紧常常相提并论，其差异仅在一些细节上[2]。

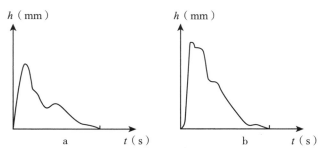

图 23-2　缓脉和紧脉的脉搏波形示意图
注：a 为缓脉波形，b 为紧脉（弦）波形

脉缓和脉紧是两个截然相反的脉象，它们分别对应中风和伤寒两种证候，为什么两种证候会出现脉缓或脉紧呢？让我们看看中风和伤寒的区别。

《伤寒论诠解》指出"卫不固营，又因风性开泄，使营阴不能内守，于是营阴外泄而为汗"，另外还出现"汗出肌疏"的变化。这里卫不固营，是指汗孔的开阖失调，不能控制汗液的外流，反映在物理指标上就是组织液向体表方向流动的阻力较小。在出汗的过程中，肌肉中的组织液也同时向体表运动，其流变特性使得肌肉的间隙变得疏松，阻力减小，导致肌间隙中动脉搏动的外周阻力随之变化。脉搏波是行波，脉管的扩张是血液的空间位移，它遇到的阻力是连续的，可通过组织液传递给周围的组织，然后反作用于血管，构成血管脉动的外周阻力。当一个脉搏波行进到桡动脉的寸口脉部位时，脉管向上和向前扩张，局部的组织液受到脉管的挤压，向各个方向上流动。对于《伤寒论》中风的情况，汗孔处于打开的状态，组织液向外流动的阻力较小；另外由于皮肤肌肉的腠理间隙较大，流阻较小，被推动的组织液向前流动的阻力也随之变小，故形成的脉搏波波型平缓。

根据《伤寒论》的分析，脉缓还有一个影响因素就是血液总量的变化，由于出汗较多，"汗出营弱"，血液中的营气量（与血浆量相关）减少，故脉搏的总波动幅度也随之减小，故脉缓的波形在总的血液变化量上少于紧脉。

　　总之，脉搏在振幅维度上随时间变化的同时与脉外的阻力（外周阻力）和脉内的波动液量两者相关，而外周阻力又与组织液流动状态和血管平滑肌的紧张度有关，由于平滑肌有专门的神经控制系统，比较复杂，暂时忽略，此处我们主要考虑组织液流动的阻力，即经络低流阻通道的状态。在正邪相争于表的情况下，"中风"是经络较通的低阻状态，表现出脉缓的脉象，而"伤寒"为汗孔闭塞、经络不通的高阻状态，表现出脉紧的脉象。

第五节　讨　　论

　　中医脉象是对气血经络状态的反映，通过诊脉获得人体气血状态的信息，进而为处方开药的治疗提供指导，是中医治病的基本模式。脉象是中医四诊之首，在《伤寒论》中，脉象具有决定性的诊断价值，因为它是对气血最客观、最直接的反映。现代脉象研究多局限于对脉象本身的特征如位、数、势、形的研究[3]，而对脉象所反映的对象重视不够，主要是因为对中医气血经络本质未形成正确的认识。决定脉象除了心脏和血液的状态外，外周阻力是影响脉象的重要因素，但人们认识外周阻力时，多从软组织的固体物理特性入手，如血管壁的顺应性[4]，显然这样的特性不是朝夕可变的，不会因一次受寒而变大，又因服了一剂药而恢复，但组织液就不同了。组织液是高度变化的人体成分，它随着毛细血管开通的数量而不同，也受到组织中氧、二氧化碳含量的调控，组织液的流动是十分隐秘的过程，西方生理学对此认识不够，对于组织液流动的速度、流量、路线等研究甚少，从一定程度上影响了对中医气概念的认识，进而使脉象的本质也处于未解的状态。就好比在一个方程组中，一个重要的未知数没解开，其他的未知数也很难解开，反过来，解开了一个关键的未知数后，其他的未知数也将纷纷得解，这个关键的未知数就是"气"。

　　由经络和气的本质可以理解若干脉象形成的原因，本章仅对浮、沉、缓、紧四种情况进行了分析，更多的脉象有待探讨。

参考文献

［1］焦琪玉.脉象信号的特征提取与分类识别［D］.长春理工大学，2014.

［2］赵悦，齐向.华酌古斟今论弦紧［J］.四川中医，2014，32（12）：40-41.

［3］敖艺洲.脉诊的客观化现代研究［J］.实用中西医结合临床，2021，21（11）：158-159.

［4］陈冬志，牛欣，董晓英.紧脉与弦脉脉图比较［J］.时珍国医国药，2008（3）：541-542.

第二十四章 《黄帝内经》生命观解析

西医是建立在西方科学生命观基础之上的，从早期的解剖学、细胞学到现代的分子生物学，这些被称作基础医学的研究为西医的发展提供了营养，同时也带来了局限。反观中医，《内经》作为中医理论的奠基之作，已经形成了独特的生命观，2000年来有效指导临床，未曾改动，这一事实提示了《内经》生命观的真理性，只有抓住了生命的本质规律，才能有效地指导临床。那么，《内经》抓住的生命本质到底是什么？

第一节 《灵枢·本神》对生命的论述

《灵枢·本神》篇在今本《灵枢》中排在第八篇，在皇甫谧的《针灸甲乙经》中，《灵枢·本神》的内容被置于卷一之首，其重视程度可见一斑。

《灵枢·本神》开篇写到：

黄帝问于岐伯曰：凡刺之法，先必本于神。血、脉、营、气、精神，此五脏之所藏也，至其淫泆离藏则精失，魂魄飞扬，志意恍乱，智虑去身者，何因而然乎？天之罪与？人之过乎？何谓德、气、生、精、神、魂、魄、心、意、志、思、智、虑？请问其故。

这里先对"本神"的含义进行了说明，即针刺的方法是以神为根本的，然后提出"五脏之所藏"的几个方面（血、脉、营、气、精神），然后讲五脏所藏之精失去后导致的一系列问题，如"魂魄飞扬"，黄帝在询问出现上述问题的原因时，先对一系列概念的含义进行了追问，这些概念共13个，均由单字组成，其中就有"生"字，另外还有气、精、神等重要的中医概念，而它们之间存在着相互关系，即：

天之在我者德也，地之在我者气也，德流气薄而生者也，故生之来谓之精，两精相搏谓之神，随神往来者谓之魂，并精而出入者谓之魄，所以任物者谓之心，心有所忆谓之意，意之所存谓之志，因志而存变谓之思，因思而远慕谓之虑，因虑而处物谓之智。

天给予人的称为德，地给予人的称为气，德气共同作用化生万物，"生"可以理解为包括人的各种生命，狭义可指人。后面的"故生"应理解为前一个生命，"故"是故旧而非因果关系，即由前一个生命而来的称为精，因此这里的精当指生殖之精。"两精相搏"代表男女生殖之精相互作用，这种状态被称为神，用生物学语言可翻译

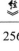

为开始了生命的基因复制程序。这里代表生命的"生"与大地提供的气、父母提供的精和由精的相互作用形成的神均有密切关系。后面"随神往来"的魂和"并精出入"的魄描述了生命的两种运动：往来和出入，是生命存在的必备条件。

《内经》作为组合的"生命"一词仅在《灵枢·寿夭刚柔》中使用过一次："形充而大肉坚而有分者肉坚，肉坚则寿矣；形充而大肉无分理不坚者肉脆，肉脆则夭矣。此天之生命，所以立形定气而视寿夭者。"此处的"天之生命"可理解为由基因决定的人之寿命，这个寿命与肉组织中的分肉间隙（分者、分理）关系密切。显然，这里的"生命"即现代"寿命"的含义。

相当于生命的概念通常用一个单字"生"来表示。"生"字在《内经》中有名词和动词、形容词之分，作为生命的"生"为名词，如《灵枢·营卫生会》中"此所受气者，泌糟粕，蒸津液，化其精微，上注于肺脉，乃化而为血，以奉生身，莫贵于此，故独得行于经隧，命曰营气"。"生身"用现代语言可翻译为"生命体"。在《灵枢·本脏》中有"人之血气精神者，所以奉生而周于性命者也"，这里的"生"代表生命，"性命"是对生命活的本质的具体描述。另外《素问·生气通天论》"黄帝曰：夫自古通天者生之本，本于阴阳"中的"生"也可作生命解。

第二节 《内经》中构成生命的三个层次：精、气、神

在第十七章中已经讲到，《内经》认为人的生命的基本构成有精、气、神三个层次，它们与构成物质世界的能量物质、运动和动力有着大致的对应关系，三者处于动态的相互作用之中。魂和魄是广义的神概念，神、魂、魄三个概念可单列一类，称为生命力概念（见第十七章）。

所有活着的生命，其中的生命物质都处于一刻不停的运动变化之中，所有细胞都有新陈代谢、变异或增殖，心脏持续跳动、肺脏呼吸不止，消化道接受食物，同时排出废物。《素问·六微旨大论》对此有精辟的论述：

帝曰：不生化乎？岐伯曰：出入废则神机化灭，升降息则气立孤危。故非出入，则无以生长壮老已；非升降，则无以生长化收藏。

升降出入是变化的根本，升降出入停止，事物就失去了变化的动力（神机化灭），而气失去神机的推动，将停止循环，变得瘀滞孤立，生命濒临死亡。因此，"神"是生命存在的根本，可用"生命力"这一通俗的语言代表。神作为一种生命力，是支持一切生命活动的内在动力，没有生命力，一切生命活动都将停止，符合"得神者昌，失神者亡"的神与生命的关系。

命或寿命是生命个体存在的时间，《内经》对寿和命有很多论述，其中"寿"字

的出现多达 42 次。《灵枢·天年》和《素问·上古天真论》可视为阐述寿命的专篇。《灵枢·天年》指出：

> 黄帝曰：人之寿百岁而死，何以致之？岐伯曰：使道隧以长，基墙高以方，通调营卫，三部三里起，骨高肉满，百岁乃得终。

使道指人中处的间隙通道，沟通任督二脉（见第六章），基墙为地阁的部位，是六阳经之气从头部下到躯干四肢的必经之路。使道长、基墙高的结果是可以通调营卫，即经络气血通畅。"三部三里起"指面部的上、中、下三部，三部各起 1 寸，总为 3 寸，三里即 3 寸。《灵枢·天年》强调了气和气通道在长寿中的作用。

《素问·上古天真论》一方面强调了神的重要性，即"上古之人……故能形与神俱，而尽终其天年，度百岁乃去"（"天年"一词与《灵枢·天年》相呼应）。还强调了"精"的重要性，"今时之人不然也，以酒为浆，以妄为常，醉以入房，以欲竭其精，以好散其真，不知持满"。真是指真气，也可以视为精气的一部分（见第十八章），而精是狭义的生殖之精。在后面的内容里，《素问·上古天真论》又使用了"天癸"的概念，论述了天癸在生命中的重要性："女子七岁，肾气盛，齿更发长。二七而天癸至，任脉通，太冲脉盛，月事以时下，故有子……天癸竭；精少，肾脏衰，形体皆极。"天癸与生殖和生长都有关系，对应生理学中的性激素，整部《内经》中的 5 个天癸都在《素问·上古天真论》中。总之，精、气、神对生命的重要性远大于形。

第三节　西方从物理学、系统科学角度对生命的探索

实际上，西方学界对生命的探索正在越来越接近中医对生命的认识。早期的西方生命活力论学派认为，生命中存在着一种活力，支配着生命的生存与活动，但未能确定这个活力到底是什么。量子力学创始人之一、奥地利的薛定谔从物理学角度出发，对生命问题进行了深入探索，指出有信息储存能力的超稳定生物大分子是生命存在的基础，出版了著名的《生命是什么》一书。薛定谔眼里的生物大分子可对应中医的"精"，但生命仅有精是远远不够的。比利时的普利高津对生命问题有更深入的认识，他从热力学第二定律的熵原理出发，指出生命是远离平衡态的开放系统，生命的有序结构需要通过不断补充能量即负熵才能维持，称为耗散结构，这一能量就是动物每天必须摄取的食物和氧气。能量的摄入对应《素问·六微旨大论》中升降出入的"入"。力的产生需要能量，没有能量的摄入（出入废），就不能产生动力（神机化灭），气的循环运动也就无法维持（升降息则气立孤危）。

摄入能量是必须的，但生命系统还必须排出代谢废物，包括能量代谢形成的二氧化碳和食物消化后的糟粕，肝脏对血液进行过滤后形成的胆汁也通过消化道排出。吸

收和排泄二者缺一不可，但普利高津并没有明确论述生命系统排出废物的重要性。代谢废物通常会干扰生命系统的有序性，如果不能及时排除，就会慢慢堆积在气血运行的通道上，妨碍气血流动，使生命能量不能均匀分布，生命动力无法推动气血，阴阳则失去平衡，生命的有序结构最终解体。因此相对于负熵的生命系统而言，代谢废物可视为一种"正熵"，要维持生命的负熵特性，除了摄入负熵能量，积极排出"正熵"也是一个重要方面。相对于有益生命的精华物质，代谢废物被称为糟粕，糟粕主要通过肠道排出体外。除此之外，被免疫系统消灭的病菌和免疫细胞碎片等因对人体有害被称为毒。中医很重视排毒，中医八法中的前三法汗、吐、下都是排毒，现在西医也兴起了清肠、饮水等排毒的方法。笔者则发明了"3+2经络锻炼法"，通过跳、排、饮三部曲排出体内垃圾，疏通经络，对增进健康效果显著[1]。上述过程都是《素问·六微旨大论》"升降出入"的"出"，是维持生命良好状态的重要方面。

普氏理论已经涉及到系统内部的物质信息交换，即《素问·六微旨大论》中的升降。在他的收关之作《从存在到演化》一书中，论述了一种称为"布鲁塞尔器"的系统模型，由两个存在物质交换的盒子1，2组成，分别有两种物质 X 和 Y（图24-1），它们在盒子1和2中的浓度由以下4个方程构成的方程组决定[2]：

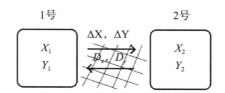

图 24-1 普利高津的布鲁塞尔器示意图

$$\frac{\mathrm{d}X_1}{\mathrm{d}t} = A + X_1^2 Y_1 - BX_1 - X_1 + D_X(X_2 - X_1),$$

$$\frac{\mathrm{d}Y_1}{\mathrm{d}t} = BX_1 - X_1^2 Y_1 + D_Y(Y_2 - Y_1),$$

$$\frac{\mathrm{d}X_2}{\mathrm{d}t} = A + X_2^2 Y_2 - BX_2 - X_2 + D_X(X_1 - X_2),$$

$$\frac{\mathrm{d}Y_2}{\mathrm{d}t} = BX_2 - X_2^2 Y_2 + D_Y(Y_1 - Y_2).$$

该系统具有典型的非线性自催化（$X \sim X_2$）和在浓度梯度驱使下的扩散 [$X \sim Dx$（$X_2 - X_1$）]，D_x 和 D_y 为 X 和 Y 在两个盒子之间的扩散系数。假设系统一开始是均匀分布的，即两种物质 X 和 Y 在两个盒子中的浓度相等（$X_1 = X_2 = A$，$Y_1 = Y_2 = B/A$），对应图24-2中的初始时刻（$t=0$）；在超过临界值的适当条件以及随机涨落的影响下，两种物质的浓度开始发生不对称的变化，最后在一个不对称的数值状态下（$X_2 > X_1$，$Y_2 < Y_1$）

形成新的稳态：一个对称破缺的耗散结构（非均匀定态）。图 24-2 是计算机的模拟结果，它形成了 X、Y 完全向两个相反方向发展的情况，是布鲁塞尔器行为的一个结果。形成何种结构，取决于扩散系数 D 的值，非均匀定态只能出现在 D/L^2 足够大的时候（L 是一个边界参数）[2] 67。

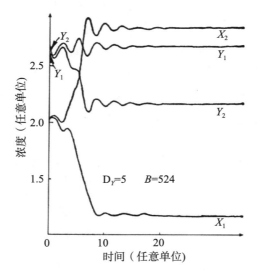

图 24-2　布鲁塞尔器的计算机模拟结果[2]

这里的扩散系数 D 在生命体中可代表经络的通畅度，经络越通畅，物质扩散得越快，系统就越容易达到有序，因此经络就是生命内部升降运动的结构基础。普氏对布鲁塞尔器的分析与中医的思想已十分接近，若把 X、Y 分别视为阳性物质和阴性物质，则系统达到有序稳态时，盒子 1 中的阴性物质（Y_1）较多，阳性物质（X_1）较少，而盒子 2 正好相反，形成阴阳脏腑的配对模式。遗憾的是，普氏的分析停留于两元模型，也没能与医学有机地结合。

西方科学的最大特点就是数学工具的运用，对规律的描述极为精准，但这也限制了西方科学的认识范围，因为当系统变复杂、变量增多时，数学方程的解析变得非常困难，因此，经典物理学只能处理简单系统。自从有了计算机，对数学规律的推算可使用计算机数值模拟，无需解析，就像上面的布鲁塞尔器模型分析，这使得西方科学终于可以进入复杂系统。中医的认识多从整体入手，通过大量的宏观观察，并利用易学阴阳的原理将复杂系统简化，阐明系统的规律，它与通过解析数学方程阐明的规律总体上是一致的，只是描述方式不同罢了。随着科学的进步，东西方的认识正走向统一。

第四节　中西医学在治病思路上的差异

疾病是中西医学共同面对的挑战，然而，中西医学在治疗疾病的思路上存在着巨大差异。西医往往针对一个具体症状的直接病因进行纠正，如高血压与血管平滑肌的收缩有关，西医就给予平滑肌的受体阻断剂，让平滑肌松弛，这样确实可降低血压，但引起血压升高的内在生理机制往往被忽略，强制性的调整会使原来的某种平衡，如血压与脑供血不足被打破，产生新的疾病。

中医治病强调治神，如《素问·宝命全形论》有："一曰治神，二曰知养身，三曰知毒药为真，四曰制砭石小大，五曰知府脏血气之诊……凡刺之真，必先治神。"但这里的治神被现代人理解为医者要精神专一，与神的本义相距甚远，《内经》讲的治神是指解决疾病表象背后的深层动力学问题。精气是生命形态的基础，而决定精气布输的是气血在经络中的运行，神又是控制经络气血运行的动力学机制，是形态学变化的深层原因。找到了表面症状和病理形态变化背后的原因，加以纠正，才有可能根治疾病。阻力是动力的反面，我们使用阻断经脉的方法，证明经脉不通可导致痛阈的下降[3]，还在小型猪和大鼠上成功复制了胃经和肾经的经脉病候[4]，同时观察到相应的形态病理变化[5]，证明气的运行是决定疾病与健康的内在机制。

治病必求于本，即抓住产生疾病症状的内在因素加以消除。以疼痛为例，西医治疗疼痛多从痛觉的感知入手，如采用阻断痛神经传入的"封闭"疗法，或者吃一些作用于中枢神经的镇痛药，而对产生疼痛的致痛原因不予考虑。西医虽然有时也使用消炎痛类的药物，但仍以减少炎性物质为目标。中医治痛是针对产生疼痛的内在原因，如通过疏通经络，清除致痛物质及产生致痛物质的物质。更深层的治疗是消除产生致痛物质的原因，如风寒湿是导致气滞的物理因素，由于气滞才有"沫"的炎性物质产生，进而形成疼痛。这一系列的因果关系在《灵枢·周痹》里有着精彩的描述："风寒湿气，客于外分肉之间，迫切而为沫，沫得寒则聚，聚则排分肉而分裂也，分裂则痛。"上述中西医治疗疼痛的差异可以概括为："西医镇痛，中医治痛；西医治标，中医治本；西医治下游，中医治上游。"

张仲景的《伤寒论》是指导中药治疗的宝典。《伤寒论》强调对病机的把握，这个病机就是病邪与正气相互作用形成的综合矢量，是神—动力学层面的指标，医者若能把握病机的发展方向，借助自身正气和药物的帮助，将邪气通过最佳途径赶出体外，就可迅速彻底地治愈疾病。

西医治疗在早期是以解剖学为基础的，属于中医"形"的层次，后来发展到分子生物学，接近中医"精"的水平。由于西医手术和西药在形和精的层面上高度精准，故对疾病形成的器质性变化（解剖形态、生化指标等）可准确予以纠正，在控制症状方面重复性好，但难以根治，疾病可反复发作。中医在比形、精更高的气和神的层面上下功夫，努力寻找疾病的根源予以纠正，故能治愈疾病，但没有客观的诊断数据和分析，仅凭主观感觉的四诊和经验判断，准确把握病机的难度很大。

第五节 《内经》生命观与未来医学

科学是为医学服务的，对生命的认识将指导医学向着正确的方向发展。生命是一种远离平衡态的耗散结构，该结构的诞生可视为"生"，其维持的时间长度相当于"命"，两者合为生命，它准确描述了生命在空间维度的结构特征和时间维度上的动态变化。《内经》的治疗和养生围绕着这两个维度展开，比西方仅从结构出发的医学更接近生命本质。

中医重视生命物质的升降出入运动，经络是人体生命物质即气血运行的通道，维持着生命系统的有序，保持经络通畅，是中医治疗特别是针灸治疗的主要目的。经络有两个循环，一是由十二经脉为主导的内循环，负责生命整体即上下、左右、内外的平衡以及各脏器系统功能水平的平衡；二是由六腑和浮络腠理组成的内外循环，负责能量物质的摄入和代谢废物的排出。

中医的不足在于虽然知道经络系统的存在，但难以客观精确地把握人体经气以及其他形而上的信息，《内经》曾记载的通过遍体脉诊获得经气信息的技术早已失传。随着现代经络研究的不断深入，运用科技手段客观检测经气运行状态已有可能，配合计算机的大规模数据处理能力，可从微观和整体两个方面把握人体，再辅以先进的物理医学干预手段，有可能实现既微观精确、又宏观准确地调控人体，从根本上改善健康，是未来医学的发展方向。

参考文献

［1］张维波.3+2 经络锻炼法［M］.1 版，北京：人民卫生出版社，2015.

［2］［比利时］普里戈金著，沈小峰等译.从存在到演化［M］.1 版.北京：北京大学出版社，2007.

［3］Zhang W B, Xu Y H, Tian Y Y, et al. Induction of Hyperalgesia in Pigs through Blocking Low Hydraulic Resistance Channels and Reduction of the Resistance through Acupuncture: A Mechanism of Action of Acupuncture［J］. Evidence–Based Complementary and Alternative Medicine, 2013, ID654645.

［4］李宏彦，王燕平，佘锐萍，等．小型猪胃经与肾经经脉不通病理模型的比较观察［J］．中国中医基础医学杂志，2018，24（2）：176-231.

［5］李宏彦，贾术永，佘锐萍，等．小型猪胃经与肾经不通模型的病理学比较（英文）［J］．生物化学与生物物理进展，2020，47（8）：900-912.

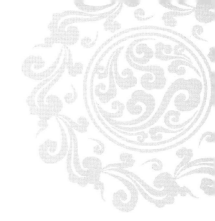

下篇 《黄帝内经》其书

　　《内经》非一人一时之作，这是中医教科书的普遍观点。就像现代人编一部某学科的教科书，其内容一般都是该领域内多位学者研究成果的总结，医学作为一门超复杂的学科，也不例外。《黄帝内经》由《灵枢》《素问》两部分组成，每部分81篇，共162篇，包含了阴阳五行、脉象、藏象、经络、病因、病机、病症、诊法、论治及养生、运气等理论，如此庞大的知识体系很难想象是由一个人完成的，因此，《内经》为多人多时之作的观点符合逻辑。但《内经》又不像一本论文集式的文献汇编，其内容多有前后呼应，环环相扣的情况。因此，《内经》可能存在一个集中编纂与理论升华的步骤，该过程可视为《内经》的正式诞生。如果是这样，那么《内经》是在什么时候、由什么人、在什么背景以及依据哪些材料完成的？本篇通过分析原文的蛛丝马迹，结合同时期历史背景，探寻《内经》其书之谜。

第二十五章 《黄帝内经》何时及因何而成？

史学界对《内经》的成书年代有各种说法，多数学者认为成书于西汉[1-3]，一个重要依据就是《史记》记载西汉初年（公元前176年）淳于意向汉景帝献书时还未提到《黄帝内经》，直到班固的《汉书·艺文志》中，才有了《黄帝内经》的书名，而《汉书》是对《别录》和《七略》的再版，故推测《黄帝内经》是在淳于意献书的公元前176年至《别录》出版的公元前6年间的一百多年中编纂出来的。另一派观点认为，《黄帝内经》的主体内容完成于战国末期，主要理由是其使用的语言文字多来自春秋战国，而秦国的统一为《黄帝内经》的编纂提供了条件[4, 5]。也有人提出不同的观点，认为构成《黄帝内经》的两部书——《灵枢》和《素问》，是在东汉的第二次皇家校书时才形成的[6, 7]。那么，《黄帝内经》究竟形成于何时？到底是什么因素促成了《黄帝内经》的诞生？作为我国医学理论的奠基著作，对其成书年代的判断和成书缘由的分析，是准确认识《黄帝内经》学术思想的重要途径。

第一节 《汉志·内经》与《灵素·内经》

《黄帝内经》书名首见于班固（32—92）主编的《汉书·艺文志》（以下简称《汉志》），其中记载了以《黄帝内经》18卷为首的医经七家，为了讨论方便，本章将使用《汉志·内经》作为该书的名称；而现行的由宋代史崧校释的《灵枢》和唐代王冰次注的《素问》组成的传世本《黄帝内经》，用《灵素·内经》予以标识。由于《黄帝内经》一书的记载首见于《汉志》，而《汉志》的编写时间不会超过公元92年，是否可以认为《黄帝内经》的最后形成时间以此为下限呢？

《汉书》是一部皇家图书编目，其编撰活动早在西汉时期就开始了，汉成帝命经学家兼目录学家刘向（公元前77—前6）主编了《别录》，成为我国第一部公共图书目录，后其子刘歆（公元前50—23）在《别录》的基础上，撰成《七略》，但这两部书都已佚亡。《汉志》以上述两书为基础写成，因此《汉志·内经》形成的时间下限有可能是从《别录》成书的公元前6年，到《汉志》完成的公元92年，前后跨度约一百年，后世学者认为《黄帝内经》成书于两汉时期，这是一个主要原因[8, 9]。

我们现在看到的传世本《黄帝内经》是由两部书组成的，一部是《灵枢》，另一部是《素问》，但在《汉志》的医书目录中并无《灵枢》和《素问》之名，只提到《黄帝内经》18卷，与之并列的还有《黄帝外经》37卷、《扁鹊内经》9卷、《扁鹊外经》12卷、《白氏内经》36卷、《白氏外经》38卷和《旁篇》25卷，总共有175卷之多（《汉志》原文记载医经七家为216卷，实际相加为175卷，可能记载有传抄之误），而后世的多数学者认为，由《灵枢》和《素问》组成的《灵素·内经》就是《汉志》医经七家中的《黄帝内经》18卷。最早提出这一观点的是西晋的医史学家皇甫谧（215—282），他在《针灸甲乙经》的序中写到："按《七略》《艺文志》，《黄帝内经》十八卷，今有《针经》九卷，《素问》九卷，二九十八卷，即《黄帝内经》也。"这里的《针经》指《灵枢》。皇甫谧仅由《灵枢》加《素问》也为18卷，就判断两者与《汉志·内经》是同一本书，证据似有不足。

　　《灵枢》《素问》两书名最早见于张仲景的《伤寒杂病论》（公元196年），其序中记载："感往昔之沦丧，伤横夭之莫救，乃勤求古训，博采众方，撰用《素问》《九卷》《八十一难》《阴阳大论》《胎胪药录》，并《平脉辨证》，为《伤寒杂病论》合十六卷。"其中的《九卷》即《灵枢》，也称《针经》，但在张仲景所列的书目中并无《黄帝内经》一名，张仲景的《伤寒杂病论》比皇甫谧的《针灸甲乙经》在成书时间上更接近《汉志》，为什么不提《黄帝内经》？也许由于某种原因，《汉志·内经》已被拆成了《灵枢》和《素问》两部书，所以没有了《黄帝内经》，但跟《汉志·内经》并列的其他六家医经又到哪儿去了？这些书在卷数上远超18卷的《汉志·内经》，它们的内容又是什么？也许身为长沙太守的张仲景远离都城洛阳，没有机会看到这些医书，但为什么比《伤寒杂病论》更早一些的《难经》（在《伤寒杂病论》里称为《八十一难》）也没有提及《黄帝内经》，《灵枢》和《素问》的书名也未见其中。一般认为，《难经》是针对《黄帝内经》内容的问难，从逻辑上应该形成于《黄帝内经》之后，但文中只有"经言""经曰"等词，并未明确提到《黄帝内经》，或《灵枢》和《素问》，而《难经》中又有部分内容与《黄帝内经》不一样，如奇经八脉概念的提出，因此，有学者认为《难经》与《黄帝内经》是并列的关系[10, 11]。

第二节　俞世伟等人的质疑

　　对于源自皇甫谧的当今主流观点，俞世伟撰文提出了大胆的否定观点，他认为东汉时期的医经七家曾经历了一次改纂过程，由此形成了《灵枢》和《素问》[6]。俞文的论据是在班固的《汉志》中还有医经七家，到了张仲景的《伤寒杂病论》，仅仅一百多年的时间，就不见了医经七家，却冒出了《素问》《九卷》《八十一难》等《汉志》中完全没有提到的新书目。《九卷》被认为是《灵枢》，故此时《素问》和《灵枢》已经诞生，只不过没有被冠以《黄帝内经》之名罢了，如果当时张仲景认为《素问》和《九卷》就是《黄帝内经》的两个组成部分，为什么张仲景在《伤寒杂病论》中只字未提"黄帝内经"？甚至连"内经"二字也未见到？《伤寒杂病论》中仅有一次提到黄帝和岐伯："是故黄帝兴四方之问，岐伯举四治之能……"证明当时张仲景已获得"黄帝问，岐伯答"形式的书稿，《内经》实质内容在其手中已无疑，但此时该内容还未与《黄帝内经》这一书名产生任何联系。

《素问》与《黄帝内经》的紧密结合是在《针灸甲乙经》之后，如由唐代王冰次注的 24 卷《素问》被命名为《黄帝内经素问》，这种将《素问》与《黄帝内经》相联系可能也是受到皇甫谧的影响。俞氏认为《黄帝内经》为医经七家改篡的另一个证据就是古代以竹简和缣帛作为文字的载体，前者用"篇"为单位，后者用"卷"为单位，二者都是图书的一级计量，是平行的关系，可以互用，因此，《汉志·内经》的 18 卷很可能只有 18 篇，它与其他六家医书被重新编篡，共同组成了今天我们看到的 162 篇《灵素·内经》[7]。俞氏的这个分析有一定道理，在《汉志》以后的诸多医书中，只有《灵枢》和《素问》的内容被反复提及并用于指导临床，最终成为唯一的中医理论，换句话说，现行的中医理论已基本被《灵枢》和《素问》所囊括，如果它们就是当时的《汉志·内经》18 卷的话，那比该书卷数多 8 倍多（157 卷）的其他六家医经讲的又是什么？能称为"医经"的都是理论，这些理论在一百年之内就被消灭的干干净净，在后世未留一点痕迹，这不太符合逻辑。因此，俞氏认为《灵枢》和《素问》就是医经七家学术思想的总和，曹东义等[12]也提出了类似的猜测。

第三节　医史研究的最新发现

最近，医史研究的一个重大进展就是黄龙祥撰写的《经脉理论还原与重构大纲》（人民卫生出版社，2016），该书四十余万字，主要使用文本学的方法论证了传世本《黄帝内经》中包含了大量的扁鹊医学内容，而扁鹊医学是比《黄帝内经》更早建立的、以血脉理论与色脉诊为主的医学体系（扁鹊医学）[13]。《黄帝内经》中部分篇章的内容来自扁鹊医籍，如《素问》中的"刺疟"篇、"大奇论"篇、"四时刺逆从论"篇、"金匮真言论"篇、"五脏生成"篇、"脉要精微论"篇、"三部九候论"篇、"玉机真脏论"篇、"阴阳别论"篇、"五脏别论"篇、"经脉别论"篇和《灵枢》中的"五十营"篇、"五色"篇、"根结"篇、"癫狂"篇、"寒热病"篇、"论疾诊尺"篇等 15 篇，或者整篇或者主体来自扁鹊医学[13]，而《扁鹊脉书》中的部分内容被晋代王叔和的《脉经》所收录，其中有"扁鹊曰""襄公问扁鹊"等完全不同于《黄帝内经》的对话人物；另外，《难经》虽似晚于《黄帝内经》，但它以秦越人为作者，暗示其内容更多来自扁鹊医学。

黄龙祥的这一发现与俞氏的推断不谋而合，说明在形成《灵枢》《素问》的时候，扁鹊医学的内容已被编入其中，这些内容很可能就是《扁鹊内经》9 卷和《扁鹊外经》

12 卷的全部或部分内容，上述涉及扁鹊医学的 15 篇，也跟《扁鹊内经》和《扁鹊外经》的总数 21 卷接近，有力地支持了俞氏的"医经七家改纂说"。《脉经》中的扁鹊医学内容则进一步说明扁鹊医书在《灵枢》《素问》出现后并未完全消失，在距东汉时期不远的晋朝仍有流传。

第四节　造纸术与《灵素·内经》的形成

如果俞氏的假说成立，那么进一步的问题就是：是什么原因促使了当时的人们将这七家医经合并成两部高度统一，又各有侧重的两部书？《灵枢》以讲经脉针灸为主，《素问》则偏重疾病问题。这个问题的更深一层含义就是：一部完整的中医理论是如何形成的？

根据俞氏的考证，从《汉志》到《伤寒杂病论》的 104 年间，有过两次由当时朝廷发起的校书活动。据《后汉书·蔡伦传》记载，第一次校书（108 年）的范围只是"汉家法"，直到第二次校书（110—120 年），才涉及到医书，其主要负责人叫刘珍。《后汉书·刘珍》载："刘珍字秋孙……永初中，为谒者仆射，邓太后诏使与校书刘騊駼、马融及五经博士，定东观五经、诸子传记、百家艺术，整齐脱误，是正文字。"其中"百家艺术"就包括了医术，而这两次校书活动是紧接在蔡伦发明造纸术之后的。元兴元年（105 年）蔡伦向汉和帝献纸，标志着轻薄柔韧的"蔡伦纸"的诞生，那么，蔡伦造纸与医经七家合成《灵素·内经》之间到底有什么关系呢？

《后汉书·蔡伦》写道："自古书契多编以竹简，其用缣帛者谓之为纸，缣贵而简重，并不便于人。伦乃造意，用树肤、麻头及敝布、鱼网以为纸。"这段文字告诉我们，在蔡伦发明纸之前，竹简和缣帛仍是文字的主要载体，因此，诞生于公元 92 年以前的医经七家所撰医书应该是用竹简或缣帛写成的，其书的文字容量有限。西汉桓宽在《盐铁论》中讲，当时一匹帛大约值 720 斤大米，因此在纸广泛使用之前，竹简和缣帛是共存的（《中国图书史》网上资料）。另一个证据来自最新出土的老官山汉墓，在出土的文物中，有一具经穴髹漆人像，其上有经脉样的纵行细线和类似穴位的圆点，说明此时的经脉与穴位开始融合，但经脉的形式与《灵素·内经》的差别较大，同时还出土了 920 支医简，这就给了我们一个时间指针，即在经脉与穴位开始融合但尚未成熟的阶段，还在使用竹简为载体著书，该汉墓据考证形成于在汉景、武帝时期（公元前 188—前 156 年）[14]，《灵素·内经》的形成应在其之后。

《灵枢》和《素问》的字数分别为 7.8 万和 10.9 万，总计约 20 万字，字数如此之多的书籍若撰写在简帛上，所占体积一定很大，阅读和携带都非常不便。根据这一分析，《灵枢》和《素问》诞生的原因就初露端倪了：由于蔡伦造出了又轻又薄的纸，以其为载体的书籍容量大增，故皇家产生了将医经七家的医书合并统编，成为指导医生并便于阅读的官方教材（"必明为之法……易用难忘"《灵枢·九针十二原》以下同），并分为两部（"别其表里"），先写比较基础的、与针灸关系更为密切的《灵枢》（"先立针经"，为里），再写治病养生、天人合一理论内容较多的《素问》（为表），用这两部书代替原来写在简帛上的七部175卷医书，并根据内容，在纸介质上重新划分成了卷和篇（"异其篇章"），形成了有"部、卷、篇"三级书目的《灵枢》和《素问》。

另据《史记·外戚世家》记载："窦太后（汉文帝妻）好黄帝老子言，帝（景帝）及太子诸窦不得不读黄帝老子，尊其术。"可以想象，刘珍等二次校书时，黄老之学正值盛行，故将早期文献中的各种称谓，如在《脉经》中发现的"扁鹊曰""襄公问"等称谓，统一改为"黄帝曰"或"岐伯曰"，是对当时风气的一个呼应。

第五节　微针制造技术促成了《灵枢》的诞生

在《灵枢》带有绪论性质的篇首——《灵枢·九针十二原》（简称"九针"）中，作者就以皇帝的口吻说："黄帝问于岐伯曰：余子万民，养百姓，而收其租税。余哀其不给，而属有疾病。余欲勿使被毒药，无用砭石，欲以微针通其经脉，调其血气，营其逆顺出入之会。令可传于后世，必明为之法。令终而不灭，久而不绝，易用难忘，为之经纪。异其篇章，别其表里，为之终始。令各有形，先立针经。"这段话将该书的写作动机暴露得一览无余。首先，本书是由"养万民，收租税"的皇家组织编写的，由于皇家的财政由租税支撑，如果百姓多病，也影响到皇家的收入，故撰写一部能够指导整个医疗行业，让百姓少生病、多干活、多交租的医书，成为编纂《黄帝内经》的一个合理动机；其次，导致《灵枢》（《针经》）诞生的直接原因就是微针的发明。

针具的发展经历了砭石、铜针和铁针三个阶段[15]。在扁鹊时代，针灸的治疗以砭石为主，其针体较粗，针法比较简单，多为泻血疗法。金属针具的诞生，为制作更细、更坚固的针具奠定了基础。1985年广西马头乡西周古墓中出土了两枚青铜针，通长27mm，其中手柄长22mm，针身长5mm，粗1mm，由于有较长的手柄，推测是用于浅刺[16]，不是用于长时间留针的补法。铜对人体有毒，其柔韧性远低于钢铁制针，若制成细长的针，则较易折断。九针中部分针体如长针的长度用汉尺换算可达十几厘米，这样长的针仅可能是由钢铁材料制成的[17]。西汉中期发明了百炼钢或铸铁脱碳钢的冶炼技术，其韧性比生熟铁要好很多，是制造长针和毫针的理想材料，但从最初的技术发明到应用于医疗器械的制作是需要一段时间的，特别是精细化的铸形技术，而发明造纸术的蔡伦恰好具备了这一条件。《后汉书·蔡伦传》中记载，蔡伦在汉和帝期间任尚方令，主管皇廷制造业，在永元九年（公元97年），"监作秘剑及诸器械，莫不精工坚密，为后世法"。蔡伦负责给皇室制造陪葬的兵器，这些陪葬物一般造得比实物小，而九针的形状与兵器十分相似[18]。九针中最重要的当属毫针，因为它可以实施针刺的补法，补法的创立使运用补泻调节人体阴阳平衡成为可能，在这样的科技背景下，当时朝廷看到了推广微针技术治愈疾病的可行性，故认为系统撰写一部指导微针调通经脉的书籍成为当务之急。

微针的补法（手法、留针等）是扁鹊医学之后，甚至可能是医经七家之后最新出现的医疗技术，在黄龙祥确认的、《黄帝内经》收录的扁鹊医籍中，我们看不到任何关于微针补法乃至各种细致的针灸手法的描述，谈及针刺，仅有刺血脉的泻法，如"若扁鹊者，镵血脉，投毒药"（《鹖冠子·世贤第十六》）。镵针是九针之一，与砭石功能类似，有"镵石"一词，用于启脉放血，此时腧穴的作用并不重要，而是"见而泻之，无问所会"（《素问·气穴》）。由于这种割破血管的方法存在一定的危险性，估计当时的医疗事故也不在少数，《黄帝内经》的作者才有了用微针替代砭石（"无用砭石"）的想法。另一个原因也可能是能磨制精细砭具的石料不足。扁鹊来自山东一带，那里正是产砭石的地方[19]，但作为全国性使用的医疗工具，这些砭石原料显然不够，而铁制针具的制造工艺日趋完善，故东汉学者服虔说："季世复无佳石（砭石），故以铁代之耳。"服虔的卒年据考证是在汉献帝时期（180—220年），正好是刘珍校书（110—120年）之后不久，证明铁针在此后全面替代石针，与《灵枢》序中"无用砭石"的目标相呼应。

毫针的特点是可以"微以久留，正气因之"，是一种典型的补法，该法需要将很细的针长时间地插在组织中，对针具的要求极高，因此推测它是随着冶炼技术的进步最晚诞生的，故被放在《灵枢》的最开始，给予重点介绍，并在后世迅速得到了普及。《灵枢·九针》中使用的"微针"一词未见于《灵枢》其他篇，也说明"九针"篇的写作晚于《灵枢》其他篇，即《灵枢》一书是先有了主体内容，由编纂者整理时增加了"九针"篇作为"绪论"而成。

第六节 《黄帝内经》的主体内容集结于何时何处

虽然我们大体分析出《灵枢》《素问》的出现年代可能就是东汉第二次校书的公元110—120年，但《灵素·内经》的素材——医经七家是在什么时候集结完成的？如果认为《灵枢》和《素问》就是将医经七家进行了一次编纂，由七变二，那么就等于承认《黄帝内经》在医经七家时就差不多全部存在了。由于《灵素·内经》为162篇，如果认为医经七家的"卷"就是《灵素·内经》中的"篇"，则医经七家的175卷已经非常接近《黄帝内经》162篇这个数字了，再考虑《灵素·内经》中至少15篇涉及扁鹊医学的数目，与《扁鹊内经》《扁鹊外经》总和21卷的数目相接近，说明《灵素·内经》的主体内容甚至构架很可能在医经七家时就已经足俱了。另一个疑问是，当时参与校书的几个人：刘珍、刘驹骄、马融及五经博士，除刘驹骄外，其他人的情况都有记载，均非医学人士，而且他们还有校其他非医书的工作，可见他们只是史学、文字方面的专家，不足以编写出如此高水平的医学巨著。综上所述，集结《灵素·内经》主体内容的应该另有他人。

根据多方考察，作为《黄帝内经》主体内容的"医经七家"，其集结的年代和地点很可能是战国末期的秦国首都咸阳，证据如下。

《灵枢》有四篇记载了古人的解剖数据。"肠胃"和"平人绝谷"记载了内脏的解剖数据，用的是商代的尺度；"脉度"和"骨度"记载了人的体表长度，用的是先秦的尺度，至少说明该四篇所在的朝代早于秦朝[20]。《素问》中至少引用了 17 部书名，而这些书在之后的历史中，都再未出现，说明已被整合。《黄帝内经》中提到的上古名医僦贷季，不但发明了传统中医最重要的诊断方法——色脉，并且"合之金木水火土四时八风六合"，由此知五行也是出自僦贷季，四时八风，可见于《灵枢·九宫八风》，安徽含山凌家滩出土的玉版所示的八荒四维，可以说明 5500 多年前，就有了"九宫八风"的雏形。而这一雏形，很可能在其后世演绎出伏羲八卦和洛书九宫，说明《黄帝内经》的理论及篇章在很早的时间，就已经形成书籍流传于世了。

班固在《汉志·方技略》论医："太古有岐伯、俞拊，中世有扁鹊、秦和，盖论病以及国，原诊以知政。汉兴有仓公。"岐伯的故乡为当今成都平原附近的盐亭，而俞拊之名根据考古发现，直指三星堆文明的古蜀国鱼凫[21]。史学家认为，公元前 316 年，秦国灭古蜀国后，成都平原为秦灭六国奠定了丰绕的后方储备，包括将原为古蜀国的俞拊代表的医学据为己有，而扁鹊在秦国被刺发生在公元前 310 年，两者仅差 6 年，提示其中可能有某种联系。秦国本多名医，《左传》就记载了两位著名的医家，来自秦国的医和与医缓，而战国时秦国位于西北，黄帝问道广成子的崆峒山距秦国最近，使得早期道家思想对秦国影响深厚，而《黄帝内经》的理论与道家思想有着密切联系，秦国传承神仙养生理论的机会最多，秦相国吕不韦（？—前 235）的《吕氏春秋》，就是以养生为主导，以四季为提纲编写的，其中的一年有十二月的编历，与《黄帝内经》完全相同。

春秋战国时期，各种思想活跃，形成了诸子百家，也为各家医学观点的形成创造了社会条件，陈子杰指出，《黄帝内经》中包含了各家学说[22]。但在当时的交通和通讯条件下，能将这些医学资料收集起来的唯一条件就是战争，而秦国正是这场战争的赢家。当然，还有一个最重要的因素就是要将当时最著名的医生扁鹊请来。在当时的历史条件下，医生是医学理论的第一载体，扁鹊死于秦太医令之手，最后葬于秦都咸阳以西的临潼县东北处，此处现有扁鹊墓及临潼县志的记载："扁鹊墓在临潼县东北三十里。"佐证扁鹊死于秦都附近，故秦国最有可能成为扁鹊医书的存留地。秦太医令相当于现在的卫生部长，而且会医术，只是不如扁鹊罢了。但秦太医令作为第一强国的卫生部长，因为嫉妒而杀一位年逾 97 岁的老人（前 407—前 310），不合逻辑。秦太医令杀害扁鹊的可能原因是获得长桑君传给扁鹊的禁方书，因为只要扁鹊死在秦国，他的医书就不会被带走。另外，97 岁高龄的扁鹊为什么要不远万里跑到秦国？扁鹊治疗过无数王公贵族，赵简子曾"赐扁鹊田四万亩"，故扁鹊到秦国应无经济上的原因，留在咸阳的目的可能是与秦国医师讨论医理，或许还得到了秦太医令的邀请。《黄帝内经》基本内容的定稿可能就在扁鹊逗留于秦国的这段时间，后因某种原因，双方无法继续合作，为不使扁鹊手中的医书流出秦国，秦太医令冒天下之大不韪，刺杀了扁鹊，占有其医书[23]。战国时期的医书多以竹简刻之，体积庞大，不易携带，一旦扁鹊去世，他国就很难从强秦手里拿走扁鹊的医书了。此时秦国已拥有了俞跗氏医学、扁鹊医学和秦国自己的医学，成为医学理论（医经）的最大拥有者。

但为什么秦太医令费尽心机编纂的医书在当时没有广泛流传呢？我们知道，秦一统后的历史仅有短短的 15 年，当时的书籍刊印非常困难，而当时的秦始皇对救民疾苦的医术并不重视，故书虽编成，但未及公开，就因秦朝末年的农民起义而耽搁了，淳于意从他老师公乘阳庆手里得到的《黄帝脉书》和《扁鹊脉书》有可能就是秦太医令遗留医书的一部分。由于汉朝在秦朝之后迅速统治了中国，这批书陆续被汉室皇家所收集，而蔡伦造纸和针具制作技术的两大科技进步，促成了《黄帝内经》的第二次编纂，形成了以《灵枢》和《素问》为构架的《黄帝内经》。

刘珍等第二次校书中的"正文字"可能还包括对《黄帝内经》语言方式的修改，以适应当世的习惯。蒋重母等通过对《素问》疑问句和常用词汇使用方式的考证，发现与汉代的语言风格相同，故认为《素问》形成于两汉[24, 25]；而李今庸对《黄帝内经》中一些重要名词进行考证，发现与战国特别是秦人的习惯相同，故认为《黄帝内经》形成于战国晚期[26]，这一矛盾可从本文将《黄帝内经》的形成分为两个阶段而得到圆满地解决。当然，《黄帝内经》在第二次编纂之后，又几经校勘，其中《素问》由王冰次注后，再由宋官方校勘印刷，形成传世的宋本《素问》；《灵枢》曾一度失传（"灵枢不传久矣"《灵枢》叙），公元 1092 年高丽国献《黄帝针经》，史崧在此基础上再行校勘，形成了传世的史崧本《灵枢》，其间又增添了部分篇章，如"经脉篇""运气七篇"等，最终形成了今天我们看到的《黄帝内经》，整个过程如图 25-1 所示。

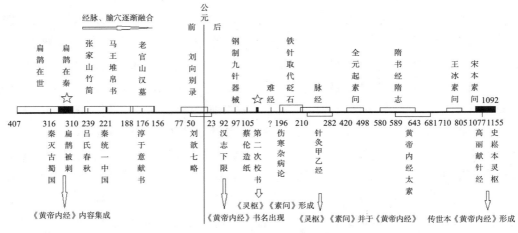

图 25-1 《黄帝内经》成书年代时序图

第七节　结　　语

对以上文献进行整理与分析后，我们认为：

（1）以《灵枢》《素问》两部形式构成的《黄帝内经》可能完成于东汉的皇室第二次校书活动（110—120 年），其物质条件是蔡伦造纸术的发明（105 年），其学术动机是九针特别是毫针制造技术的成熟。

（2）《黄帝内经》的基本内容已经存在于医经七家中，这些内容的集结可能是由秦太医令主持，有扁鹊等名医参加完成，地点就在秦国的都城咸阳。

（3）《黄帝内经》的第一次集成因有扁鹊、秦太医令等医学专家的参加，其内容以学术为主，主要使用战国时期的语言写成，奠定了《黄帝内经》的基本框架；第二次编纂主要是文字整理和进一步集成，将医经的七部书包括扁鹊医学等内容合成为《灵枢》《素问》两大部，并增加了绪论性质的"九针"篇等新内容。

参考文献：

［1］张登本.《黄帝内经》成书的西汉文化背景［J］.山西中医学院学报，2013，14（6）：2–11.

［2］夏小军，谢君国，张士卿.《黄帝内经》成书年代考［J］.甘肃中医，2009，22（5）：4–5.

［3］吴文鼎.《黄帝内经》与"黄老学派"：《内经》成书年代别考［J］.上海中医药杂志，1982，（9）：36–38.

［4］达美君，张宁.《黄帝内经》成书年代述考［J］.上海中医药杂志，1994，23（7）：34–36.

［5］冯文林.情景语境下的黄帝内经成书研究［J］.中国中医基础医学杂志，2016，12（8）：1013–1014.

［6］俞世伟.《黄帝内经》与《灵枢》《素问》关系考析［J］.安徽中医学院学报，1993，12（3）：58–60.

［7］俞世伟.《灵枢》成书新识：《黄帝内经》等医经合编成《灵枢》的考证［J］.中医文献杂志，1994，（4）：21–23.

［8］傅海燕，李君.今本《黄帝内经》成编于东汉的一条佐证［J］.中华中医药学刊，2014，32（1）：15–17.

［9］翟双庆.《黄帝内经》的成书与流传［N］.中国中医药报，2011–12–29（005）.

［10］丁元力.《难经》并非解答今本《内经》疑义之作［J］.中医文献杂志，

2010，（3）：25-29.

［11］阎珂，孙鲁，李静.《难经》非解《内经》之作［J］.山东中医药大学学报，2002，26（2）：134-137.

［12］曹东义，王生茂，郭双庚，等.《素问》《灵枢》热病成就分析［J］.湖北民族学院学报（医学版），2008，25（4）：1-4.

［13］黄龙祥.经脉学说与扁鹊脉法的血缘［J］.中国针灸，2015，35（5）：517-523.

［14］梁繁荣，曾芳，周兴兰，等.成都老官山出土经穴髹漆人像初探［J］.中国针灸，2015，35（1）：91-93.

［15］马继兴.针灸学通史［M］.湖南：湖南科学技术出版社，2011：34.

［16］钟以林，班秀文，黄瑾明.九针从南方来的实物例证：广西武鸣出土青铜针灸针初探［J］.广西中医药，1987，10（3）：33-36.

［17］沅汀.从出土文物看《黄帝内经》的成书年代［J］.河南中医，1983，（2）：18-20.

［18］白兴华.《内经》之"微针"释义［J］.中国针灸，2014，34（2）：203.

［19］张维波.《山海经》砭石地理考证［C］.北京：第二届全国砭石疗法学术研讨会论文集.2004，15-16.

［20］高也陶.《黄帝内经》的成书年代新议［J］.江西中医学院学报，2009，21（2）：27-30.

［21］吴丽莉，潘亚敏，高也陶.上古名医僦贷季和俞跗与《黄帝内经》思想源头［J］.医学与哲学，2016，37（12A）：83-87.

［22］陈子杰.《内经》有关脏腑认识不同理论与观点的研究［D］.北京：北京中医药大学，2009.

［23］高也陶.《黄帝内经》人体解剖学［M］.北京：中医古籍出版社，2009：50-54.

［24］蒋重母.《黄帝内经·素问》汉代成书说补正［J］.湖北科技学院学报，2014，34（2）：60-62.

［25］蒋重母，邓海霞.《黄帝内经·素问》成书年代考证［J］.求索，2011，11（3）：131-133.

［26］李今庸.《黄帝内经》的成书年代和成书地点考［J］.河南中医，1981（3）：25-28.

第二十六章 《灵枢》是谁编撰的？黄帝、岐伯等有原型吗？

今本《内经》分为《灵枢》和《素问》两部。东晋皇甫谧（215—282）认为此两部书为《汉书·艺文志》（以下简称《汉志》，成书在58—82年）医经七家中的"黄帝内经18卷"，后成为主流观点。近年来，一些学者提出《灵枢》和《素问》并非医经七家之一的《黄帝内经》，而是医经七家的总和[1-4]。廖育群先生指出，《灵枢》和《素问》的成书上限在刘歆《七略》（前6—前5年）之后，下限为张仲景《伤寒杂病论》（200—210年）成书之前[1]。我们根据造纸术和金属针具技术的产生时间以及东汉皇室校书的记载，将《内经》的成书年代进一步锁定在110—120年东汉皇室的校书时期。在造纸和针具技术的推动下，皇室对在西汉时就收集完成的医经七家著作进行了重新编撰，由此诞生了《灵枢》和《素问》[4]。那么，这一重大的医学理论编撰活动是由哪些人完成的？《内经》中托名黄帝、岐伯的对话人物有无原型？《内经》成书年代的精确定位为回答上述问题提供了时间坐标。本章通过分析《内经》文字中的情景语境，结合《后汉书》和地方志等史料的记载，试对上述问题进行探讨。

第一节 《内经》中的对话是真实的吗

情景语境是研究《内经》成书的重要依据[5]，《内经》以黄帝与几位臣子问答对话的形式阐释了中医理论，这种对话只是一种文体的表述方式，还是对真实情景的记录？黄帝和臣子只是托名，还是具有真实关系的皇帝和臣子之间的对话？在《内经》的对话中，有大量与中医理论无直接关系的描述，如"善乎哉问也""悉乎哉问也"[6]等，这样的溢美之词竟出现了40余次。另外，岐伯和雷公都曾"避席再拜"，然后才开始对黄帝说话，这种礼仪性过程的描述对呈现一个理论似乎没有必要。《灵枢·口问》中还有"黄帝闲居，辟左右而问于岐伯曰"[6]，如果只是以"黄帝问于岐伯曰"作为一段理论描述的开头，尚可以理解，但完全没必要加上"黄帝闲居，辟左右"这种与医学内容毫无关系的描述，类似的地方还有不少。在刻字印刷成本很高的东汉时期，如此奢侈地对君臣之间的礼仪性过程进行记录，只有皇家才能做到，而最有可能的形式就是起居注。

277

起居注是专门记载皇帝言行举止的笔录，由皇帝的侍从官撰记，是编修历史的重要依据之一[7]。从汉朝以后，几乎历代帝王都有起居注，但流传下来的很少。东汉距今两千年，我们已经很难看到东汉时期记录皇帝言行的起居注了，但仍可对《内经》的文体与现存起居注的文字形式进行一番比较。《大唐创业起居注》是现存较早的一本起居注，其中的皇帝——隋炀帝在其起居录中有时称"炀帝"，更多的时候简称为"帝"，这与《内经》有时称"黄帝"，有时则简称"帝"的情况非常类似。由于起居注是由皇帝的侍从对其言行举止进行记录的，故只有皇帝与其臣子或御医之间的对话和举止才有可能以被记录下来，由此可解释为什么黄帝始终是对话的主角，却没有几位臣子御医之间的对话。医经七家的编写文体是否为对话体不得而知，根据《内经》中对话语境的描述，我们推测《内经》中皇帝与岐伯等人之间的对话是皇帝与御医之间的谈话记录，而不仅仅是一种书籍的编写文体。另外，相比于《论语》和《孟子》以语录体和简单问答体为主的写作方式，《内经》中的对话反复问答更多，更贴近实际的对话记录。

　　《内经》对话中引用其他古文献的写作方式也是一个重要线索。虽然前文指出《内经》是对医经七家内容的集成[4]，但撰写该书的体例主要为对话问答，并多次引用了与《内经》各篇名不同的古经内容，如"《刺法》曰：无损不足，益有余，以成其疹，然后调之"（《素问·奇病论》)[8]。《内经》中可以辨识出书名的古经有21部之多，引用古经的地方达100余处；有些内容虽然没有明确注明引自哪部古经，但其内容显然是从其他地方得来，这些内容均由黄帝之口转述，以"余闻……"的形式出现，有68次之多；还有用"经言……"的引用方式，出现过8次。如果《内经》仅为早期资料的简单汇编，就像现代的论文集，则只将古经名称及内容直接记录即可，无需采用引用的形式，并对古经内容加以讨论分析；如果《内经》的对话仅作为一种写作体例，则对话的形式应贯穿全书，但在有些篇中没有任何对话人物，直接就是医学论述，这种情况在《灵枢》中有12篇，《素问》有12篇，这种直接论述，可能是对通过讨论后已有明确结论内容的记录或对古医籍中不需要讨论内容的直接记录。这种混杂的情况正好说明《内经》中的对话是对古医籍（相对《内经》而言）内容的真实讨论。《内经》对很多概念进行了定义和说明，还对它们之间的关系进行了深入阐明。如《灵枢·决气》对精、气、津、液、血、脉六个概念分别进行了定义，《灵枢·五癃津液别》则对水谷转化成气、尿、汗等进行了阐明。这样的内容很多，常以黄帝提出"何谓……"岐伯等回答"……是谓……"的形式表述，这种大规模的概念界定与现代教科书建立学科名词术语的形式非常相似，是理论形成的标志。

　　总体上看，《内经》有问答形式的讨论以及直接论述两种写作方式，从内容来看既有直接引述前人医论，也有综述前人论点和解释古代医论[6]，由此诞生了前后统一、逻辑自洽的中医理论。由于没有医经七家的原始资料，其写作方式和具体内容不得而知，我们暂将《内经》视为"编撰"之作。

第二节 《内经》中黄帝的原型是谁

　　黄帝是《内经》对话的主角，在整部著作中共出现了515次，那么他到底是谁？以《内经》成书于110—120年为限，此前出土的各类医学著作包括马王堆帛书、张家山竹简、天回医简等，均未见有黄帝、岐伯、伯高等对话人物共同出场的情况，因此《内经》的对话人物为《内经》独有，我们只能从人物的关系对其进行分析。假设《内经》是一系列的小型皇家研讨会（少则2人，多不过3人），则黄帝肯定是其中地位最高的，那么他的地位到底有多高？《灵枢》开篇黄帝就首先发言："余子万民，养百姓，而收其租税……"[6]是什么样的人可以拥有万民并收其租税呢？显然只有皇帝。

　　《内经》成书年代除前文提供的证据外[4]，又有最新出土的《天回医简·刺数》中，使用"落"字代替"络"[9]，与《汉志》医经序中"经落"一词的用法相同，提示《天回医简》的内容可能被收录于医经七家之中，而在《汉志》成书的公元1世纪仍未产生《内经》中的"经络"一词，《内经》成书于110—120年已有多重证据。这个时期的皇帝是安帝刘祜（107—125年在位），但当时安帝年纪幼小，继位时才13岁，这段时间主持朝政的实际上是邓太后——邓绥（81—121年）（以下简称邓后）。《后汉书·刘珍》载："刘珍字秋孙……邓太后诏使与校书刘騊駼、马融及五经博士，定东观五经、诸子传记、百家艺术……"[10]其中的"百家艺术"就包括医术。正是邓后下诏让刘珍等人主持举办了东汉规模最大的校书活动，那么，邓后与《内经》有着怎样的关系，她会不会就是《内经》中"黄帝"的原型呢？

　　《后汉书·卷十·邓后传第十》是关于邓后生平的传记（以下简称《邓后传》）记载，邓后少年时就"志在典籍，不问居家之事"，而且"六岁能《史书》，十二通《诗》《论语》"[10]，是位女神童。邓后不仅聪明，而且德孝才貌俱佳，当政期间，体恤民情，节俭度日。《邓后传》载："太后定策迎安帝，犹临朝政，以连遭大忧，百姓苦役，殇帝殉器及诸丧礼，事事减约，十分居一。"[10]这与《灵枢》开篇的"余子万民，养百姓，而收其租税。余哀其不给，而属有疾病……"的大悲之心何其相似！而且，《后汉书·孝安帝纪》直接记载了邓后的话"皇太后（邓后）曰：咨长安侯祜……一人有庆，<u>万民</u>赖之……"[10]其所用"万民"一词，与《灵枢》开篇"余子万民"的口吻完全相同。另一个重要的证据是，确有邓后参与臣子研读经书的记载。《邓后传》："太后自入宫掖，从曹大家受经书……又诏<u>中官近臣</u>于东观受读经传，以<u>教授宫人</u>，左右习诵，朝夕济济。"[10]并且"六年，太后诏徵和帝弟济北、河闲王子男女五岁以上四十余人……教学经书，<u>躬自监试</u>。"[10]这里明确提到邓后与王公子弟进行经书的教与学，并参与监试。《内经》中的雷公既是黄帝的晚辈，又与黄帝关系密

第二十六章 《灵枢》是谁编撰的？黄帝、岐伯等有原型吗？

切，常在黄帝面前自称"小子""细子"。《素问·示从容论》篇记载："黄帝燕坐，召雷公而问之曰：汝受术诵书者，若能览观杂学，及于比类，通合道理，为余言子所长。"[8]这里雷公被黄帝"检查作业"的场景与《邓后传》"躬自监试"的描述十分吻合。而且，邓后所从的"曹大家"正是主修《汉志》的班固的妹妹班昭，因此，邓后能看到《汉志》中医经七家原文的可能性极大。除此之外，邓后即位皇后以来，下令禁绝了各方进贡的奇珍异宝，只要求进贡纸墨，即"自后即位，悉令禁绝，岁时但供纸墨而已"[10]，说明当时的纸墨惜贵，由于撰写经书需要大量的纸墨，故需向地方征集。这也映证了笔者前文的推断，即纸张的出现为《内经》成书提供了技术支持[4]。

另一条重要的证据来自《灵枢·大惑论》中的两处地名。"黄帝问于岐伯曰：余尝上于<u>清冷之台</u>，中阶而顾，匍匐而前，则惑……黄帝曰：余疑其然。余每之东苑，未曾不惑，去之则复，余唯独为<u>东苑</u>劳神乎？何其异也"[6]。黄帝就登"清冷之台"以及去"东苑"时出现的晕眩向岐伯请教。这两个地方是虚构的，还是确有其处？在东汉都城洛阳以东的商丘，有一座高台遗址，台上有寺院建筑群，现为清凉寺。根据《商丘县志》的记载，清凉寺之高台原名"清冷台"，因其高旷清冷而得名，是西汉梁孝王的行宫（梁园），宋太祖在此避暑时将其更名为"清凉台"[11]。"东苑"，同样是梁孝王所筑，其"于是孝王筑东苑，方三百余里。广睢阳城七十里。大治宫室，为复道，自宫连属于平台三十余里"[12]。此处的"平台"很可能是上文提到的清冷台，这与《太素》所注《内经》中"清冷之台在东苑"[13]的说法一致。两处真实汉代地名出现在《内经》中，首先说明《内经》这次编撰的上限不早于西汉梁孝王时期（？—前144年），其次提示了《内经》中的对话可能是在汉代真实人物之间进行的，且与汉室有密切关系。考虑到古代交通不便，而"黄帝"却能常去东苑（余每之东苑），说明《内经》的编撰地距此不远，应该位于河南一带，这正是东汉都城洛阳之所在。如果黄帝不是亲临两处，体验了眩晕感，对实景有感而问，仅为阐释医学理论，则根本没有必要使用真实的地名，它证明《内经》对话的真实性。《邓后传》还记载了邓后的一段诏文："朕以无德，托母天下……顷以废病沉滞，久不得侍祠，自力上原陵，加咳逆唾血，遂至不解，存亡大分，无可奈何。"[10]这里的"原陵"是东汉开国皇帝刘秀的陵园（葬光武皇帝于原陵），距洛阳十五里，虽然跟清冷台不在一个地方，但相距不远，证明邓后确曾因登陵台而生病，可能在登清冷台时还只是晕眩（惑），最后一次带病登原陵祭祖，导致病情加重，她因熟悉医学，知"咳逆"和"唾血"已"不解"，便提前准备了遗诏。

邓后是东汉时期成绩卓越的女政治家和一代君主，实际掌权16年。从她的地位和对经典的重视来看，正是主持《内经》编撰的最佳人选，史书也证明了邓后诏使刘珍等校包括医术在内的"百家艺术"，而邓后亲自参与医书内容的讨论，可通过《内经》对话中大量的礼仪细节及所载地名与汉室的密切关系等得到证明。

第三节 《内经》中岐伯的原型是谁

　　解析出黄帝的原型后，再推测岐伯的身份就容易了。虽然邓后组织了校书，但仅靠她还无法编撰《内经》这样伟大的医学著作，在邓后的身边应该还有一位御医，即岐伯的原型，他与岐伯的身份一样，应该既是医学大家，又是邓后的近臣，而在邓后的时代，同时拥有这双重身份的人只有一个——郭玉。郭玉是继仓公之后载入史册的又一位名医，《后汉书·郭玉传》（以下简称《郭玉传》）记载："郭玉者，广汉雒人也……和帝时，为太医丞……年老卒官。"[10]他在汉和帝时任太医丞，而邓后正是汉和帝的妻子，汉和帝于105年去世，此后一直是邓后执掌大权。太医丞是太医令的助手，地位仅次于太医令，是主管医药行政的高级长官，接触皇帝的机会很多。郭玉的生卒年代不详，据推测为1世纪到2世纪，但由于他是在任时离世的，故他在和帝去世邓后执政时期仍出任太医丞一职，与邓后一起研讨医学问题的可能性很大。

　　郭玉精通针灸和脉诊，最早提出了"医者意也"的著名论点，《郭玉传》载："郭玉，和帝（89—105年在位）时为太医丞，多有效应。而医疗贵人，时或不愈。帝乃令贵人羸服变处，一针即差。召玉诘问其状。对曰：医之为言意也。腠理至微，随气用巧，针石之间，毫芒即乖。神存于心手之际，可得解而不可得言也。"[10]上述内容与《灵枢》中的一些描述很相似，如《灵枢·终始》有："专意一神，精气不分，毋闻人声，以收其精，必一其神，令志在针。"[6]《郭玉传》中的"腠理"和紧随之后的"针石"概念在《灵枢·论痛》中也先后出现："腠理之疏密，各不同，其于针石火焫之痛何如？"[6]但这些只是间接的证明，最直接的证据就是：郭玉的师祖涪翁著有《针经》和《诊脉法》（东汉初期，25年左右）[14]。《郭玉传》记载："初，有老父不知何出，常渔钓于涪水（即涪江，在今四川省境内绵阳），因号涪翁。乞食人间，见有疾者，时下针石，辄应时而效。乃著《针经》《诊脉法》传于世。弟子程高寻求积年，翁乃授之。高亦隐迹不仕。玉少师事高，学方诊六微之技、阴阳隐侧之术。"[10]此著作很可能由程高传到郭玉手中，而《灵枢》恰恰也称作《针经》。《郭玉传》中的涪翁确有其人，地方志记载："涪翁避王莽乱隐居于涪，以渔钓老，工医，亡姓氏。"（《直隶绵州志隐逸》卷41）[15]，涪翁"所居处为渔父村""在涪城东四里"（《三台县志·方技》卷9）[16]。此处跟出土针灸经脉漆木人形的绵阳双包山汉墓相距不到20公里；在绵阳以南约百公里的成都天回汉墓中出土了另一具经穴髹漆人模型和大量的医简，两地之间则是郭玉的故乡广汉，精于针灸的三代医家的活动处与出土针灸经脉模型的地点高度重合，说明四川乃至出土过马王堆两部脉书和张家山脉书的湖南、湖北一带可能是针灸经络疗法的发源地。如果从东汉都城洛阳的角度看，这个地方与《素问·异法方宜论》中所讲的"故九针者，亦从南方来"的定位亦相吻合。针灸经

第二十六章 《灵枢》是谁编撰的？黄帝、岐伯等有原型吗？

络是《内经》特别是《灵枢》的核心内容，郭玉很可能是传承这一学术思想的关键人物。有学者认为，避王莽之乱的涪翁与曾主持校医书、为《七略》编辑者之一的侍医李柱国是同一个人[17]。从年龄上看，如果李柱国在校医书时（前6—前5年）正值壮年，则在避王莽之乱（9—23年）时已为老年，与"老父"的称谓相吻合。涪翁为工医，李柱国为侍医，职业相同；最重要的是涪翁著有《针经》和《诊脉法》，如果没有看过医经七家的原始资料，一个普通的医生是很难写出这样专业的学术著作的。另外，涪翁为什么要避王莽之乱，还要隐姓埋名，说明他跟前朝（西汉末）有密切的关系，因此涪翁与李柱国是同一人的说法有一定根据。

第四节 《针经》的诞生

如果涪翁就是李柱国的话，整个事情的逻辑性就更强了。李柱国作为侍医，主持整理了《汉书·艺文志》中的"医经七家"资料。西汉末年出现了王莽之乱，为保护这批重要的医书，他隐姓埋名，将资料带到四川绵阳三台县，又做了一番整理，著成《针经》祖本，连同"医经七家"的其他内容经由程高传给了郭玉，这些资料是《灵枢》成书的基础。此时，轻薄的蔡伦纸和精细的针具已被发明出来，邓后为了尽量解除百姓的疾苦，包括淘汰痛苦较大、手法较为局限的砭石，甚至不再使用有一定毒性的草药（"勿使被毒药，无用砭石"），于是嘱咐郭玉先将他手中的《针经》进一步完善后出版（"先立针经"），成为官方的医学教科书（"令可传于后世，必明为之法"）。涪翁的《针经》仍是针石并用["因号涪翁……时下针石"（《郭玉传》）]的阶段[10]，直到《灵枢》开始撰写的东汉时期（110—120年），由于冶铁技术的提高，金属针具逐渐成为医疗的主导工具，才有了邓后主持的"无用砭石"的医疗技术革新和"必明之为法"的理论构建，《灵枢》是中国古代技术革命促进理论构建的典范。

《灵枢》中曾多次提到的"九针九篇"可能就是涪翁手中的《针经》。在《素问·离合真邪论》中，黄帝对岐伯说："余闻九针九篇，夫子乃因而九之，九九八十一篇，余尽通其意矣。"[8]意思是岐伯将"九针九篇"扩充成了八十一篇，这个说法出现在《素问》中，说明此时《灵枢》八十一篇已经完成，佐证了先立《针经》，后立《素问》的顺序，同时也交待了"九针九篇"与《灵枢》版针经的传承关系，说明"九针九篇"即古本《针经》，而邓后的身份也在讨论"九针九篇"时可以窥探一二。《灵枢·外揣》写到："黄帝曰：余闻九针九篇，余亲受其调，颇得其意……然余愿杂之毫毛，浑束为一，可乎？岐伯曰：明乎哉问也！非独针道焉，夫治国亦然。黄帝曰：余愿闻针道，非国事也。"[6]这里，岐伯将医学的道理引申到治国，黄帝却说，他想听针灸的道理，而不是国事，显然，这位化名"黄帝"的人物是一位正在治国的君王；此篇还说明邓后曾接受过九针的治疗（"余亲受其调"），也了解了九针的道理（"颇得其意"），因此才会希望郭玉等人进一步完善此书，使之成为当世医生所用的教科书，并亲临一线，与他们"左右习诵，朝夕济济"，进行了多次讨论。由于邓后此时一边处理国事，一边诵读经典（"昼省王政，夜则诵读"），所以在与郭玉讨论医学时难免涉及政治，比如在《灵枢·师传》中，"黄帝曰：余闻先师有所心藏，弗著于方。余愿闻而藏之，则而行之，上以治民，下以治身，使百姓无病，上下和亲，德泽下流，子孙无忧，传于后世，无有终时，可得闻乎？岐伯曰：远乎哉问也。夫治民与自治，治彼与治此，治小与治大，治国与治家，未有逆而能治之也，夫惟顺而已矣。顺者，非独阴阳脉论气之逆顺也，百姓人民，皆欲顺其志也。"[5]这里的先师可能指郭玉的师傅程高或师祖涪翁，邓后知道郭玉的师门中有很多学问还没写下来，希望他能整理出来，使百姓少得疾病，岐伯说治国治家和治病的道理是一样的，不仅阴阳脉气要顺，治国也要顺应民心，如此非医学的内容竟被原封不动地写入《内经》，足证黄帝实乃一国之君，而当时的东汉天下归一，如果《内经》的成书是在110—120年，则这个化名黄帝的人非邓后莫属。

那么，邓后是否也精通医术呢？《内经》中的黄帝不仅善于向岐伯、伯高等医生提出深刻的医学问题，还曾教授年轻的雷公，是雷公的授业老师。但在史书中，我们很难找到这方面的记载，可能邓后作为一代国君，有很多大事需要记录，通医术的事情不值一提，但仍可找到蛛丝马迹。《邓后传》中有"及新野君薨，太后自侍疾病，至乎终尽"[10]，说明邓后曾亲自护理过病人，懂医术。另一个证明是她自拟的遗诏中使用了《内经》中的专业术语"咳逆"和"唾血"[10]。另外，确有邓后读过医书的描述，《临朝太后大传》中有"她（邓后）读书的兴趣很广，除了经史传纪，诸子百家以及诗赋之外，天文、历法、医学、算术等自然科学方面的书籍，她也多有批阅，堪称是博览群书"[18]。邓后还是阴阳学说的忠实拥护者，《邓后传》中有"太后以阴阳不和，军旅数兴，诏飨会勿设戏作乐，减逐疫子之半"[10]，而"阴阳不和"正是《黄帝内经》的核心思想。邓后还懂得四时节律与生命的关系，曾下诏说："凡供荐新味，多非其节，或郁养强熟，或穿掘萌牙，味无所至而夭折生长，岂所以顺时育物乎！传曰：非其时不食。"[10]这些思想在《内经》中也多有展现，印证《内经》实乃邓后主导所创。在《内经》中，黄帝经常使用"余闻"的字样，说明邓后虽读过不少医书，但对其内容并不完全理解，故虚心向身边的职业医生们请教。

总之，如果以现代文章的署名方式，郭玉可作为《灵枢》的第一作者，因为很多理论内容都是经他之口说出的，邓后在大多数场合只是一个提问者，但由于整个活动由她提议，并作为一国之君提供了所有的活动经费和场地，故她是《灵枢》当之无愧的通讯作者。第二作者应该是《针经》祖本（即九针九篇）的作者涪翁，可能即李柱国。无论李柱国是否就是涪翁，他作为史载校勘医经七家之人，与《灵枢》有着千丝万缕的联系，第二作者实至名归。程高作为涪翁的徒弟和郭玉的师傅，很可能在传授郭玉的过程中，加入了他对中医理论的认识，故可视为第三作者，另外还有借名为伯高、少师、少俞、雷公等当朝的宫廷御医。

《灵枢》的编撰者们为什么要用化名呢？原因之一可能是想借黄帝、岐伯等上古人物的名气来增加此书的权威性。《史记正义》载岐伯为黄帝太医，伯高为黄帝臣，少俞则为中古名医俞跗之弟，鬼臾区和雷公也是传说中的黄帝之臣[19]。其实，托名古人的风气在《灵枢》形成之前就有了，《内经》前身的医经七家中就有《黄帝内经》和《黄帝外经》，已假托黄帝之名，邓后等不过是延续此举罢了。

《素问》从内容到体例，与《灵枢》都有一定的差异，可能不完全是同一批编撰者，将另文探讨，本文仅涉及《灵枢》的编撰者。

最后，将本章内容的逻辑链总结如下：

（1）《内经》中的对话是真实情景的记录。

（2）能够获得这一记录的只有当朝最高统治者。

（3）由《灵枢》成书于110—120年，推出此时的统治者为邓后。

（4）邓后发起了东汉的两次校书，其言行与《内经》中的黄帝有许多相似之处。

（5）郭玉的师祖是涪翁，著有《针经》，而《灵枢》也称"针经"，其中又提到有疑似古本《针经》的"九针九篇"。

（6）史载郭玉为汉和帝的太医丞，精通针灸，而邓后为汉和帝之妻，105年执政，与郭玉在时间和空间上高度重合，邓后与郭玉的关系也符合黄帝与岐伯的君臣关系。

参考文献

［1］廖育群.今本黄帝内经研究［J］.自然科学史研究，1988，7（4）：367–374.

［2］俞世伟.《灵枢》成书新识：《黄帝内经》等医经合编成《灵枢》的考证［J］.中医文献杂志，1994，（4）：21–23.

［3］曹东义，王生茂，郭双庚等.《素问》《灵枢》热病成就分析［J］.湖北民族学院学报，医学版，2008，25（4）：1–4.

［4］张维波，高也陶，李宏彦.《黄帝内经》成书年代解析［J］.中华医史杂志，2017；47（3）：162–166.

［5］冯文林.情景语境下的《黄帝内经》成书研究［J］.中国中医基础医学杂志，2016，22（8）：1013–1014.

［6］河北医学院.灵枢经校释［M］.第2版.北京：人民卫生出版社，2013.

［7］朱子南.中国文体学辞典［M］.长沙：湖南教育出版社，1988：121.

［8］山东中医学院，河北医学院.黄帝内经素问校释［M］.2版.北京：人民卫生出版社，2013.

［9］顾漫，周琦，柳长华.天回汉墓医简中的刺法［J］.中国针灸，2018，38（10）：1073–1079.

［10］［宋］范晔.后汉书［M］.北京：中华书局，1965.

［11］商丘县人民政府地名办公室.河南省商丘县地名词条选编［M］.商丘：商丘

县人民政府地名办公室，1987：144.

［12］［汉］司马迁.史记全本［M］.沈阳：万卷出版公司，2009：349-353.

［13］北京中医学院.内经释义［M］.上海：上海科学技术出版社，1964：351.

［14］陈希宝.中国古代医学伦理道德思想史［M］.西安：三泰出版社，2002：356.

［15］［清］文棨著，董贻清厘正.直隶绵州志隐逸［M］.1873：1.

［16］辛夫.历代蜀医考（一）：涪翁及其弟子程高、郭玉［J］.成都中医学院学报，1980（1）：53-54，65.

［17］王庶.伤寒论临证六要素［M］.北京：人民卫生出版社，2020：119-130.

［18］戴逸，柳春藩.临朝太后大传（第1卷）［M］.哈尔滨：黑龙江人民出版社，1995：441.

［19］赵爱秋，赵明山.论《黄帝内经》中的人物与中国古代医学［J］.辽宁中医杂志，1997，24（9）：396-397.

第二十七章 《灵枢》与《素问》
是什么关系？

今本《内经》由《灵枢》和《素问》组成。关于《内经》的成书年代和《灵枢》的编撰者，笔者等已做探讨[1,2]。我们认为，《内经》的主要内容已存在于《汉书·艺文志》中提到的"医经七家"资料中，由于微针制造技术和造纸术的诞生，在东汉的第二次校书时，由皇家主持将医经七家的资料进行了重新整理编辑，形成了《内经》原本，其中的《灵枢》由东汉实际掌权的皇太后邓绥（81—121 年）主持编撰，主要编撰人为太医丞郭玉，是《灵枢》中岐伯的原型。那么，《素问》与《灵枢》的编撰者是否为同一批人？《素问》与《灵枢》是什么关系？是否有不同的侧重？本文试对其做出分析。

第一节 《灵枢》与《素问》的编撰者

如果《内经》是由实景对话编辑而成，则每个对话人物的化名也应相对固定，化名的出现频次反映了该人物参加讨论的情况，在《灵枢》中，除了黄帝和岐伯，还有伯高、少师、少俞和雷公四个人物，伯高在《灵枢》的 10 篇中出现过 52 次，少师在 3 篇中出现 19 次，少俞在 4 篇中出现 36 次。这三位通常都是分别与黄帝单独讨论，即每篇只有 2 人，3 人同时在一篇中出现的有 6 篇，但基本都是黄帝分别跟其中 1 人对话，仅在《灵枢·阴阳二十五人》中，黄帝先问伯高："余问阴阳之人何如？"伯高回答："天地之间，六合之内，不离于五，人亦应之。故五五二十五人之政，而阴阳之人不与焉。"黄帝继续问："其态又不合于众者五，余已知之矣。愿闻二十五人之形，血气之所生，别而以候，从外知内何如？"这时却是岐伯做出了回答："悉乎哉问也，此先师之秘也，虽伯高犹不能明之也。"岐伯不仅抢了伯高的话茬，还说这是他师父的秘密，连伯高都不知道，显然当时这三人是在一起的，但这样明显的三人情景在讨论《灵枢》中仅此一篇，分布极不均衡，反而佐证了《内经》对话场景的真实性。

到了《素问》，伯高、少师和少俞三人完全消失，只剩黄帝、岐伯和雷公，而雷公在《灵枢》和《素问》中出现的次数基本相同，另有化名鬼臾区的人物仅在《素问》的 2 篇中出现过 12 次，其中一次在《素问·五运行大论》中跟岐伯一起出现，而且（黄）帝和岐伯都提到了鬼臾区，说明是三人的对话，他们很可能都是参与《内经》讨论的现实人物，而在《内经》所引文献中出现的人则会使用"上古"一词加以说明，如"上古使僦贷季"（《素问·移精变气》），"上古黄帝"（《灵枢·阴阳二十五人》）。总体上看，《灵枢》中除了黄帝、岐伯以外的人物出现频次较多，到了《素问》却变得很少，而岐伯的出现率却在《素问》中有较大的增加，比较这两类人物在《灵枢》和《素问》中出现的频次，使用卡方检验有极显著性差异（表27-1）。假设《素问》成书于《灵枢》之后，则该差异与雷公较为年轻的描述相吻合，即伯高、少师和少俞都是资深年长的宫廷医生，雷公则是年轻的徒弟，前者参加了《灵枢》部分篇章的讨论后就去世或离任了，故在《素问》中不再出现，只剩下年轻的雷公和化名鬼臾区的新来医生。那么，化名黄帝和岐伯的邓后与郭玉是否仍是《素问》的对话人物？

　　《灵枢》与《素问》的差异除了上面所提到的对话人物，还有对黄帝的称谓。在《灵枢》中，基本都用"黄帝"，只有很少的地方用了"帝"，而在《素问》中则正好相反，用卡方统计两者有极显著性差异（表27-1）。

表 27-1　《灵枢》和《素问》对话人物出现频次统计

	黄帝	帝	伯高	少师	少俞	鬼臾区	僦贷季	合计	岐伯	雷公
《灵枢》	424	17	52	19	36	0	0	107	331	23
《素问》	92	548	0	0	0	12	1	13	557	25
统计	$P<0.001$							$P<0.001$		

　　从《灵枢》的开场白看，当时就已经计划分成两部分来写（别其表里，先立针经），但《灵枢》与《素问》的写作风格有很大不同。《灵枢》和《素问》虽然都是"黄帝问，岐伯答"，但表达方式已经改变，在《灵枢》里常用的"黄帝问于岐伯曰"，在《素问》中变成了"黄帝问曰"，"岐伯答曰"变成了"岐伯对曰"，"黄帝曰"则变成了"帝曰"，3对用语的使用频次统计如表27-2：

表 27-2　《灵枢》和《素问》对话用语出现频次统计

	黄帝问于岐伯曰	黄帝问曰	岐伯答曰	岐伯对曰	黄帝曰	帝曰
《灵枢》	32	0	42	10	369	9
《素问》	0	64	0	51	17	535
统计	$P<0.001$		$P<0.001$		$P<0.001$	

　　表27-2结果提示邓后的起居注史官或者整理小组可能已经换人，甚至邓后本人可能也已不在其中了，故《素问》作者将"黄帝"改为"帝"，以示区分。邓后卒于121年，第二次校书活动结束于120年，可能跟邓后的去世有关。《史记·邓后传》记载邓后因带病登原陵而导致病情加重，随后去世，与此相关的《灵枢·大惑》也成为《灵枢》的倒数第2篇，佐证了这一过程。但由于来自医经七家的基本资料已经掌握

在东汉皇室手里，使相关人员有条件继续研讨编纂。岐伯在《素问》中的高频出现提示郭玉还在其中，此推测可通过查询郭玉的生卒年代得到证明。

第二节 《素问》是对《灵枢》内容的补充和延展

比较《素问》与《灵枢》各81篇的篇名，发现二者很多篇之间有关联，兹举三例如表27-3所示。

表 27-3 《灵枢》和《素问》相关联篇章举例

《素问》	《灵枢》	相关内容（《素问》）	相关内容（《灵枢》）
四气调神大论	本神	天气，清静光明者也，藏德不止。 神2、心1、志5、怒1 春5、夏5、秋7、冬6	天之在我者德也。 神6、心8、志7、怒4 春1、夏2、秋1、冬1
生气通天论	通天	黄帝曰：夫自古通天者生之本，本于阴阳。天地之间，六合之内，其气九州九窍、五脏、十二节，皆通乎天气。其生五，其气三。	黄帝问于少师曰：余尝闻人有阴阳，何谓阴人？何谓阳人？少师曰：天地之间，六合之内，不离于五，人亦应之。
玉版论要	玉版	至数之要，迫近以微，著之玉版，命曰合玉机。 死5、逆7	请著之玉版，以为重宝，传之后世，以为刺禁。 死8、逆19

注：术语后面的数字为该术语在本篇中出现频次

《灵枢·本神》主要讲精神活动，涉及"神、魂、魄、心、意、志、思、智、虑"多种精神要素，也谈到了四时（春、夏、秋、冬）对精神的影响。《素问·四气调神大论》则更具体地讲了春气、夏气、秋气、冬气四种天气（四气）对精神的影响，可视为对《灵枢·本神》内容的扩展。

《灵枢·通天》主要讲天生的阴阳体质差异，这个天是指先天，其体质类型以五分类，《素问·生气通天论》主要是讲天气对人体阳气的影响，借用了《灵枢·通天》的篇名和部分专业词汇，也可视为对其思想的发展。

《灵枢·玉版》主要讲针刺操作不当，导致气逆死亡，《素问·玉版论要》继承了这一思想，涉及的治疗不限针刺，强调色脉的判断作用，可认为是对《灵枢·玉版》内容的一个补充（论要）。

另外，像《素问》与《灵枢》中的《素问·经脉别论》与《灵枢·经脉》，《素问·气穴论》与《灵枢·本输》，《素问·长刺节论》与《灵枢·刺节真邪》，《素问·标本病传论》与《灵枢·病传》，《素问·评热病论》与《灵枢·热病》等，仅从篇名就能看出它们之间的关系。还有一些篇，篇名完全不同，但内容高度相关，如《素问·疟论》与《灵枢·岁露论》，两篇都是讲卫气与邪气相遇后出现间歇发作的规律，其中几个关键词"卫气、疟、邪气、风府"在《灵枢·岁露论》中分别出现7、5、6、7次，在《素问·疟论》中出现12、27、12、6次，甚至有整句的相同，如《素问·疟论》有"卫气一日一夜大会于风府"，在《灵枢·岁露论》中为"卫气一日一夜，常大会于风府"，表现出高度相关。而《素问·疟论》中高频出现的"疟"字，说明它是对疟病的更深入讨论。总之，《素问》有很多篇是对《灵枢》相关内容的延展，此处不再赘述。

《素问》与《灵枢》的编排也有一定的类似。《灵枢》中有连续六篇围绕经络系统及其相关内容进行阐述，即《灵枢·经脉》《灵枢·经别》《灵枢·经水》《灵枢·经筋》《灵枢·骨度》和《灵枢·脉度》，《素问》里也有连续的六篇：《素问·皮部论》《素问·经络论》《素问·气穴论》《素问·气府论》《素问·骨空论》和《素问·水热穴论》，其内容为皮部、浮络和更广泛的腧穴内容，恰好补充了《灵枢》主要讨论符合经数的经脉、络脉、经别和经筋的局限，而且涉及更多的腧穴，弥补了《灵枢·本输》和《灵枢·背腧》仅有五输穴和背俞穴的不足。

第三节 《素问》与《灵枢》的差异

3.1《灵枢》侧重针灸理论，《素问》强调针灸临床

因有《针经》的别名，一般认为《灵枢》以针灸理论为主。其实《素问》中的针灸内容并不比《灵枢》少，仅篇名中带"刺"的就有11篇，《灵枢》反而只有1篇，另有5篇篇名有"针"，两书正文中代表针灸的几个关键字的分布如表27-4。

表27-4 《灵枢》和《素问》针灸关键字的比较

频次 关键字 出处	刺	灸	补	泻	针	艾	合计
素问	454	39	67	104	115	1	780
灵枢	442	37	129	151	266	4	1029

从表27-4可以看出，作为针灸治疗的关键词"刺"与"灸"，《素问》和《灵枢》几乎旗鼓相当；而作为针灸手法的"补"和"泻"以及器具"针"和"艾"，《灵枢》要明显多于《素问》。其原因可能与之前讨论的《内经》的成书有关。《内经》的成书与汉朝冶炼技术的进步有关，由于细且有韧性的毫针或称小针的制造技术的成功，使得"久而留之"的针刺补法得以实施，用补泻调节虚实的法则得以建立，皇家于是组

织编写了以针具和针法为主要内容的《灵枢》，其中代表补法的"补"字，比《素问》多出近一倍。

《素问》比《灵枢》成书稍晚[3]，此时，使用针刺治疗临床各科的经验已经积累较多，故《素问》有了针刺治疗疾病的专篇，如《素问·刺热论》《素问·刺疟》和《素问·刺腰痛》，以及对针刺疗法的总结，即《素问·刺要论》《素问·刺齐论》《素问·刺禁论》和《素问·刺志论》，但这几篇的篇幅都较小。

《素问》对疾病的总结较多，如《素问·热论》《素问·评热病论》《素问·疟论》《素问·气厥论》《素问·咳论》和《素问·举痛论》等，统计两书跟疾病有关的若干关键字，如表 27-5 所示。

表 27-5 《灵枢》和《素问》疾病关键字的比较

频次 出处 关键字	疾	病	疟	厥	喘	痹	痛	痈	痿	合计
素问	77	1041	78	261	89	102	392	29	41	2110
灵枢	122	545	9	120	20	100	292	53	17	1278

由表 27-5 可以看出，《灵枢》除了"疾"和"痈"字多于《素问》，其余 7 字《素问》都多于《灵枢》，特别是代表性的"病"字，《素问》几乎是《灵枢》的一倍。

3.2 《灵枢》侧重经脉，《素问》强调络脉

针灸理论是围绕经络系统展开的，并以十二经脉为纲，《灵枢》是阐述该理论的专著，皇甫谧在《针灸甲乙经》序中写到："比按仓公传，其学皆出于《素问》，《素问》论病精微，《九卷》是原本经脉，其义深奥，不易览也。"

对经络系统的主要概念进行统计，如表 27-6 所示：

表 27-6 《灵枢》和《素问》经络概念的比较

关键词	灵枢	素问	关键词	灵枢	素问
经脉系统			络脉系统		
经脉	47	34	经络	21	22
十二经	25	6	络脉	20	29
手太阴	28	21	孙脉	3	5
手少阴	20	10	孙络	4	11
手厥阴	1	2	浮络	0	6
（手）心主	18	6	皮部	0	3
手阳明	37	12	三百六十五络	1	1
手少阳	22	6	三百六十五脉	0	1

关键词	灵枢	素问	关键词	灵枢	素问
手太阳	37	4	合计	49	78
足太阴	34	16			
足少阴	43	22	奇经八脉		
足厥阴	21	15	任脉	7	5
足阳明	46	17	督脉	5	6
足少阳	37	13	冲脉	6	8
足太阳	46	16	带脉	2	2
十五络	2	1	阴跷	0	0
大络	12	3	阳跷	0	0
之别	19	1	阴维	0	1
之正	13	4	阳维	0	2
合计	508	209	合计	20	24

经络是经脉和络脉的总称，《内经》中的经脉概念包括十二正经、以"正经名＋之别"的十五络脉和以"正经名＋之正"的十二经别。统计结果表明，经脉类概念出现在《灵枢》的频次为 508 次，是《素问》209 次的 2 倍多。在络脉系统中，除了十五络脉，还有浮络、孙脉、孙络以及与浮络密切相关的皮部等概念。由表 27-6 可见，包括了经脉和络脉的"经络"一词，《灵枢》与《素问》不相上下，而作为细小络脉的孙络、孙脉、络脉和由浮络组成的皮部，《素问》明显多于《灵枢》，而有类称特点的络脉一词，《素问》也多于《灵枢》。比如《素问》中的《素问·经络论》，名曰经络，而主要讲络脉中的浮络，同时也提到了经脉，作为与浮络的比较。关于奇经八脉的论述，《灵枢》《素问》基本相当。总之，《素问》比较侧重对细小络脉的阐述，是对《灵枢》经络理论的补充。

有趣的是，"手厥阴"作为十二正经名之一，在整部《灵枢》中只出现过一次（《灵枢·经脉》），在《素问》中反而出现了 2 次；而手厥阴的早期名称"手心主"和代表经脉的"心主"两词在《灵枢》中的使用多达 18 次，在《素问》中仅为 6 次，说明"手厥阴"作为经脉名可能是在《素问》成书时才开始被采用的，同时《灵枢·经脉》篇十二正经中的手心主之脉被强加上"厥阴"二字，并与心包络相配，变成"心主手厥阴心包络之脉"的古怪名称。以上修改痕迹也说明，《灵枢·经脉》篇的至少部分内容是在《素问》成书时才完成的，印证了《灵枢·经脉》篇晚出的观点[4]。

3.3《素问》中的天人合一思想

《素问》的重要思想体现在中医的天人合一观念上，其中王冰后加的七篇大论是对五运六气的集中阐述[5]，称为运气七篇，涉及大量的天人合一知识。笔者对天（自然）的概念进行了统计，并分别统计有运气七篇大论和没有运气七篇大论的情况，结果如表 27-7 所示：

表 27-7 《灵枢》和《素问》"天人合一" 概念的比较

	天	地	德	天气	地气	风气	春	夏	秋	冬	四时	星辰	合计
《灵枢》	145	71	4	1	1	1	44	58	38	50	36	0	449
《素问》	579	340	60	54	53	20	113	132	104	114	79	8	1656
无运气七篇大论	323	198	14	21	20	14	95	113	89	101	76	7	1071

结果发现，包括运气七篇的今本《素问》，其与天相关的概念合计达 1656 次，《灵枢》为 449 次，《素问》是《灵枢》的 3 倍多。即使将《素问》中的运气七篇全部去掉，文本字数从 10.8 万锐减到 7.4 万，与《灵枢》的 7.9 万字基本相等，其中与天相关的概念频次为 1071，仍是《灵枢》的 2 倍。说明即使没有七篇大论的《素问》原本，天人合一思想也是其中主要阐述的内容，并不全是由运气七篇带来的。

第四节 《素问》是如何诞生的

总体上看，《素问》从编撰者到内容，相比《灵枢》均出现了较大的变化，《灵枢》侧重理论，《素问》强调应用，但两书的内容仍高度相关。《素问》无论在理论上还是应用上，都对《灵枢》构成了补充和完善，由此推测编撰者们事先已对两册书的内容有所统筹，正如《灵枢·九针十二原》所述的 "异其篇章，别其表里，为之终始。令各有形，先立针经"。先立的针经即《灵枢》，是为里的核心理论，对中医的解剖学、生理学和医疗器械及其使用做了系统论述；后立的《素问》为表，是对《灵枢》理论的应用和延展，包括更多的致病因素、养生以及针灸在临床各科的应用等。本章的词频统计结果印证了皇甫谧 "《素问》论病精微，《九卷》是原本经脉" 的划分，但他未提及《素问》对络脉理论的贡献。现中医教科书所总结的包括十二正经（灵）、奇经八脉（灵、素）、十二经别（灵）、十二经筋（灵）、十五络脉（灵）、十二皮部（素）、浮络（素）、孙络（素）的庞大经络系统是由《灵枢》和《素问》共同构建的。

《灵枢》在编撰完成后，尚未来得及确定书名就流传于外，故有 "九卷" "九墟" 等临时书名，后来有人根据其中多次提到的 "针经" 一词，将书名定为《针经》，最后使用的 "灵枢" 一名，其中的 "灵" 字可能与早期 "九灵" 的书名有关，而 "枢" 字体现了《灵枢》开篇所讲的 "欲以微针通其经脉，调其血气，营其逆顺出入之会" 的针灸机制，如果将经脉气血视为河流，则腧穴（会）恰似河中的枢纽闸门，"灵枢" 之意可能是 "灵验的枢纽"。《灵枢》以外的其他内容在完成编撰之后，因其问答形式被冠以"素问"的书名，可理解为"基本的医学问题"，类似现代的《医学百问》《十万个为什么》等书名。两册最初都没有"黄帝"或"黄帝内经"的前缀。

《灵枢》和《素问》的成书时代应相距不远，从东汉第二次校书的110—120年，到196年张仲景在《伤寒杂病论》序中提到"素问、九卷"两书，前后仅76年，此时两书均已完成。皇甫谧（215—282）所在的晋朝是东汉灭亡后的第一个新朝代，与张仲景著《伤寒杂病论》的年代仅相隔几十年，两人看到的应为同一套《灵枢》（当时称《九卷》）和《素问》。后来皇甫谧根据两书的卷数猜测其为"医经七家"中的《黄帝内经》18卷，后世采纳此说，在《素问》前冠以"黄帝内经"，成为《黄帝内经·素问》，《灵枢》之前的《针经》书名也被改为《黄帝针经》。

历史上，《灵枢》与《素问》各自独立地漂泊了几个朝代，直到南宋史崧（1155年）以高丽所献的《黄帝针经》（1093年）为底本，增修音释，才形成了传世本的《灵枢》。《素问》则被多次注释增补，先后有晋代皇甫谧的《针灸甲乙经》、隋代杨上善的《黄帝内经·太素》和南朝全元起的校本等。唐代王冰（762年）增加了可能来自张仲景所列书目中《阴阳大论》的运气七篇，并对全书进行了详细注释，形成《重广补注黄帝内经素问》，最后由北宋校正书局林亿等（1057年）对该书进行了校勘，又增补了《素问·刺法论》和《素问·本病论》两个遗篇，才构成了完整八十一篇的宋版《黄帝内经素问》。

参考文献

［1］张维波，高也陶，李宏彦.《黄帝内经》成书年代解析［J］.中华医史杂志，2017；47（3）：162-166.

［2］王燕平，李宏彦，张维波.《黄帝内经·灵枢》编撰者解析［J］.中医学报，2020，35（12）：2508-2513.

［3］黄龙祥.《针经》《素问》编撰与流传解谜［J］.中华医史杂志，2020，50（2）：67-74.

［4］黄龙祥.《针经》《素问》编撰与流传解谜［J］.中华医史杂志，2020，50（2）：67-74.

［5］王永炎，鲁兆麟，任延革.任应秋医学全集［M］.北京，中国中医药出版社，2015：3873.

第二十八章 《黄帝内经》学术源流解析
——对《汉书·艺文志》之医经七家的考察

通常认为，《黄帝内经》即《汉书·艺文志》中所列医经七家之一的《黄帝内经》18卷，此说源自皇甫谧《针灸甲乙经》序，后被普遍接受。然而最近的一些研究对此观点提出了挑战。俞世伟首先指出，《黄帝内经》非医经七家之一，而是医经七家内容的总和[1, 2]，曹东义也支持此说[3]。笔者等从造纸术和微针制造技术的角度进一步佐证了俞氏猜测[4]。如果此说成立，则医经七家就是《黄帝内经》的主体结构，对医经七家的考察就是对《黄帝内经》学术源流的考察。

医经七家的总共175卷，以人名分类其实只有三家，即黄帝（内经18卷、外经37卷）、扁鹊（内经9卷、外经12卷）和白氏（内经38卷、外经36卷），还有不能归入这三家的称为旁卷，共25卷。三家医经的卷数分别占医经175卷的31%、12%和42%，其中白氏医经几乎为黄帝和扁鹊两家的总和，如此宏大的篇幅，却是来无影，去无踪，堪称中医文献之谜。对于黄帝和扁鹊医经，后世文献还多少有一些线索，如《史记·扁鹊仓公列传》（以下简称《扁仓传》）中，仓公从他师父公乘阳庆那里接受了当时仍为禁书的黄帝、扁鹊脉书，仓公这段经历的准确时间为西汉的高后八年（前180年），而"医经七家"一名的出现不早于刘向的《别录》（前6年），《汉书·艺文志》是在《别录》以及后来的《七略》基础上写成的，故《别录》的成书年代为其上限，距仓公得到两家脉书间隔174年，黄帝内外经和扁鹊内外经应与其有一定关系，或为其中的一部分。

《汉书·艺文志》序讲，"汉兴，改秦之败，大收篇籍，广开献书之路。迄孝武世，书缺简脱，礼坏乐崩，皇上喟然而称曰：'朕甚闵焉！'于是建藏书之策，置写书之官，下及诸子传说，皆充秘府。至成帝时，以书颇散亡，使谒者陈农求遗书于天下。诏光禄大夫刘向校经传、诸子、诗赋，步兵校尉任宏校兵书，太史令尹咸校数术，侍医李柱国校方技。每一书已，向辄条其篇目，撮其指意，录而奏之。"这次修书主要是将散落的书籍整理归档，而非著书，故类似黄帝、扁鹊脉书的民间藏书很可能被此次皇家所征集，并被分门别类，形成了医经七家、经方十一家、房中术八家和神仙术十家。皇家对书籍的分类原则没有详细记载，但根据进行此项工作都为专业人士来看，书籍的分类都应该是有根据的，其中负责校方技（医书）的李柱国是侍医，即皇帝的保健医，水平应该不低，其分类的可信度较高，那么，黄帝、扁鹊和白氏这三类医书讲得都是哪些内容？扁鹊医学已有一些研究，如李伯聪先生曾著有《扁鹊与扁鹊学派》一书[5]，影响很大，此后又有曹东义、黄龙祥等学者探讨了扁鹊学派的学术思想[6, 7]。但另两家医经特别是白氏医经的研究几乎为空白。如果能搞清楚这三家医经的内容和发展源流，则《黄帝内经》所代表的中医理论的学术源流也就基本清楚了。

第一节　扁鹊医经

以求解未知数的方法，若有三个未知数，当从最容易的一个开始解起。目前人们对扁鹊医学的了解较多一些，主要是因为有《扁仓传》的正史资料，而对扁鹊的记载更是源自战国时期流传至西汉司马迁著《史记》年代（前104—前91年）的扁鹊行医的故事构成，是目前所能获得的最早期的可靠医学资料之一。

1.《扁鹊传》记录的扁鹊医学

《扁鹊传》共计2026字，其中重要的医学概念出现频次如表28-1所示。

表28-1　《史记·扁鹊仓公列传》"扁鹊传"中重要医学术语的出现频次

气	脉	经脉	刺	经	络	经络	血脉	腠理	五藏
5	10	0	1*	1	2	0	3	2	5
阴	阳	阴阳	诊	血气	气血	色	五**	石	针
13	16	2	2	1	0	2	13	3	2

注：* 为刺杀，** 为其中有5个为"五日"

由表28-1的统计结果可知，《扁鹊传》中使用最多的概念是阴阳，但多为分开使用，阴阳合用的频次只有2次。排名第二的是"脉"，共计10次（血脉3次，诊脉1次，切脉1次，诀脉1次，阳脉1次，阴脉1次，言脉1次，脉乱1次），由此可见，这里的脉主要指血管，包括血脉和可切的动脉，脉乱指得也是动脉。诊脉的范围更广，除了切诊还有望诊，即观察表浅静脉。诀脉结筋是上古俞跗的方法。只有阳脉和阴脉可能与经络有关，因为后面提到了"会气闭而不通"，"气"和"通"与经络概念相关。但阴脉和阳脉是否指经脉，尚未可知，类似十二经脉、奇经八脉的名称和循行路线也未出现。《扁鹊传》最后讲："至今天下言脉者，由扁鹊也。"讲得就是扁鹊诊脉的本事，是中医诊断学的鼻祖。后世的《脉经》《扁鹊脉法》《扁鹊阴阳脉法》都被认为是扁鹊医学的传承。

《扁鹊传》中第三多的概念是"五脏"，是诊病的对象，即："以此视病，尽见五藏症结。"显然，诊脉的目的是要知道病在五脏的什么部位，也就是现代医学所说的病灶。当然，《扁鹊传》中的病灶不限于五脏，还包括血脉、腠理、肠胃和骨髓。而五脏作为人体的重要功能结构，在《扁鹊传》被突出强调，后世学者认为扁鹊开创了脏腑辨证[5]。

《扁鹊传》中所提到的治疗方法主要有镵石、针石、（汤）熨、酒醪等，这里的针石是针形的砭石，而非后来的金属针，砭石是扁鹊使用的主要工具。在西汉刘向编的《战国策》中，还有《医扁鹊见秦武王》一文，其中有"扁鹊怒而投其石"的描述，也证明扁鹊所用的医疗工具为砭石。

总之，扁鹊医学的特征是以脉诊为诊断，五脏、血脉、腠理等为病灶部位，砭石为主要治疗手段的医学体系。《扁鹊传》讲扁鹊是喝了长桑君的药后，有了特殊的视觉能力，可以"尽见五脏之疾"，诊脉不过是个借口（特以诊脉为名尔）。虽然民间有用透视诊病的方法，存在可能性，但在后世医学著作中未见此法的记载，其可信度较低。实际情况也许正好相反，扁鹊因诊脉辨病的水平太高，后人将其神话，认为扁鹊具有特殊的透视功能。切脉作为中医诊断的重要手段在《内经》《难经》和《脉经》等书中均有大量记载，特别在《脉经》中，明确为扁鹊脉法的地方有：诊损至脉第五、扁鹊阴阳脉法第二、扁鹊脉法第三、扁鹊华佗察声色要诀第四、扁鹊诊诸反逆死脉要诀第五，其中还有多处"扁鹊曰"的字样，可能是扁鹊医经的原版内容。将脉诊、色诊等诊断学内容作为扁鹊医学的主要特征是学界的共识。

2.《仓公传》解析——仓公不是扁鹊医学的传人

李伯聪先生认为仓公是扁鹊医学的传人[5]，而《史记·太史公自序》中讲："扁鹊言医……而仓公可谓近之矣。"只认为仓公与扁鹊接近，并未说仓公是扁鹊的传人。将仓公与扁鹊的传记合写一处主要是因为两位都是著名的医生，职业相同，正如《史记正义》所述："……太仓公次之也。"

《仓公传》比《扁鹊传》的内容丰富很多，全文约8000字，为《扁鹊传》的4倍，其中包括了25个医案，是《扁鹊传》的5倍，承载的医学信息非常丰富。仓公早年所学甚杂，《仓公传》讲仓公"少而喜医方术。高后八年，更受师同郡元里公乘阳庆。庆年七十余，无子，使意尽去其故方，更悉以禁方予之，传黄帝、扁鹊之脉书，五色诊病，知人死生，决嫌疑，定可治，及药论，甚精。"仓公在公乘阳庆传书之前就学过多种医术，而后者传给仓公的不仅有扁鹊脉书，还有黄帝脉书和五色诊病，这些是诊断学的内容，另外还有药论等。由此可知，仓公所学到的医学知识，并非扁鹊一家。

仓公时代所使用的医疗工具主要为砭石、艾灸和草药，前两者合称砭灸，在《仓公传》中出现3次，如"济北王遣太医高期、王禹学，臣意教以经脉高下及奇络结，当论俞所居，及气当上下出入邪逆顺，以宜镵石，定砭灸处"，"针灸"一词虽然出现过一次，即"此皆饮食喜怒不节，或不当饮药，或不当针灸，以故不中期死也"，但后面出现了类似的语句"法不当砭灸，砭灸至气逐"，说明前面的"针"指的是砭针，类似《扁鹊传》中的针石。

张建斌先生在《经络千古裂变》一书中指出仓公构建并完善了经脉理论[8]，包括直接使用了经脉概念（4次）和络脉概念（5次），还有经病、上下经脉（手足经脉）和十二经脉等重要的经络概念。仓公得公乘阳庆的医书时间为高后八年（前180年），是一个准确的时间坐标，司马迁做《史记》为前104—前91年，李柱国校《医经七家》的成书下限是前26年，《灵枢》的编纂时间为110—120年，均在其后，但《黄帝内经》资料第一次集结的时间却大大早于仓公时代（见第二十五章），根据高也陶的分析，此次集结为扁鹊在秦国被秦太医令所杀之前后，此时，《黄帝内经》所依据的原始资料已经具备，而该资料并未正式公布。在随后的战乱和太平年代中，不断地流失和重新征集，公乘阳庆收藏的可能就是其中一部分。到了东汉邓太后主政期间，汉室对征集的医书进行重新编辑整理，特别是太医令郭玉与邓太后和其他太医的对话被专司记录皇帝言行的《起居注》所记录，成为后来的《黄帝内经》（见第二十六章）。

3.《难经》部分内容是对扁鹊医经的发展

《难经》成书于《内经》之后，但相距不远，这是学界比较一致的看法。《难经》使用了类似《内经》的九九八十一章模式，并对《内经》中出现的大量内容进行了讨论。《难经》中涉及《内经》的内容本节不作分析，作为中医四大经典之一，《难经》最重要的价值在于建立了"独取寸口"诊五脏六腑之疾病的诊断学方法，也就是《难经·一难》开篇所说的"十二经中皆有动脉。独取寸口。以决五脏六腑死生吉凶之法"。十二经之动脉是《内经》概念（见第七章），衍生出遍体脉诊法、人迎寸口比较脉诊法和寸口脉法。《难经》放弃了前面两种脉诊，仅使用寸口脉（独取寸口）即挠动脉处的寸、关、尺和浮、中、沉构成的三部九候来诊断脏腑疾病，该方法被后世医家特别是中医内科所普遍使用，为中医诊断学做出了巨大贡献。《难经》发展了通过切脉诊断五脏六腑疾病的方法，与扁鹊医学的脉诊脏腑特征十分吻合，而《难经》作者又借用了"秦越人"的扁鹊之名，足见其与扁鹊医学的深厚关系，作为扁鹊学派的一部分，当之无愧。当然，《难经》还有其他的原创内容，如肾间命门学说、奇经八脉概念的提出等，对《内经》的相关理论也有发展，加上寸口脉法等，成为中医理论不可或缺的一部分。清代徐大椿在《难经经释》序的开篇之言"难经非经也，以灵素之微言奥旨引端未发者，设为问答之语，俾畅厥义也"的评论笔者不敢苟同，就中医理论的构成而言，《难经》是有独立地位的。

《难经》所依据的原始文献很可能也是医经七家175卷，故与《内经》有很多相通的内容，此时《灵枢》《素问》尚未正式编撰成书，故《难经》只有"经言"的字样，没有今本《内经》中"黄帝曰""岐伯曰"等人物对话，"经言"可能指的是医经七家或其他早期文献。《难经》与《内经》相异的部分可能有其他的来源，如经方家、房中家等，本章以《黄帝内经》的学术源流为主题，对《难经》的详细分析将另文展开。

4.《脉经》中载有大量的扁鹊医学内容

《史记·扁鹊仓公列传》中有关扁鹊脉诊的内容十分有限，《汉书·艺文志》所列的扁鹊内外经 21 卷也是有名无实。真正记载扁鹊脉诊的内容被王叔和的《脉经》所收录。《脉经》由西晋王叔和撰于公元 3 世纪，其中明确注明为扁鹊脉诊的标题有 4 处，即卷五中的"扁鹊阴阳脉法第二""扁鹊脉法第三""扁鹊华佗察声色要诀第四"和"扁鹊诊诸反逆死脉要诀第五"，另外在卷四的"诊损至脉第五"中，有一处"扁鹊曰"。《脉经》以脉诊为核心内容，若笼统地将脉诊全部归在扁鹊名下，则书名应为"扁鹊脉经"才对，实际并非如此，可见《脉经》中的脉诊有多个来源，不独为扁鹊所有，反证其标明"扁鹊"的地方可能确为扁鹊医经的内容，李柱国分类医经七家很可能也是以书中"黄帝曰""扁鹊曰""白氏曰"的问答人名为依据的。

第二节　白氏医经

解开扁鹊医经的内容后，还有黄帝医经和白氏医经两家，而前者的知名度更高一些。李伯聪先生指出，存在扁鹊学派和黄帝学派[5]，刘澄中先生更是描绘了扁黄两学派的大战，最后以扁鹊被杀而告终[9]。扁鹊被秦太医令所杀有史为证，但这是否是学派之争引起的？黄帝学派的特征是什么？在两位学者笔下的黄帝学派其实就是《内经》特别是《素问》的内容，因为《黄帝内经》就冠以"黄帝"之名，被皇甫谧认为是医经七家之一、扁鹊医经之外的《黄帝内经》18 卷，使得不少人对在《黄帝内经》之外寻找《黄帝外经》《扁鹊内经》等"遗书"津津乐道，导致了医学上的"造经运动"。我们的观点是：《内经》是黄、扁、白三家医经之合，因此，从《内经》本身很难解出黄帝医经的内容。以黄帝命名的古籍很多，而托名白氏的典籍却很少，反而成为解题的线索。

1. 白氏医经与白氏

有关白氏医经的线索很少，张效霞认为白氏医经可能是百氏医经之误[10]，此说不尽合理。首先，医经七家中已经有了《旁篇》25 卷，记载了三家之外的杂家学说，没有必要再来一个"百家"，第二，《汉书·艺文志》是皇家校书，出现这种错误是不允许的。但白氏医经一名没有在任何后世的医籍中提及，研究此经的难度极大。我们最终想到了一个途径，即查看白氏一族的起源，相对于黄帝和扁鹊都是一种称谓而言，"白氏"有明显的姓氏特征，此经应由白姓之人或白姓家族所写。以秦越人扁鹊是春秋战国人，黄帝的时代则更远，与其并列的白氏医经的形成应不晚于战国时期，在这个时期的白氏家族中，有没有跟医学相关的人物呢？借助互联网的检索能力，我们发现在远古时期我国姜姓部落首领炎帝座下，有一个大臣叫白阜，精通水脉，为疏通水道做出了贡献。其子孙便以白为姓，称白氏（百度百科"白姓"），《姓氏寻源》有"元命苞云：炎帝臣有白阜怪义之子，为神农通水脉，当为白氏之始"[11]。我们知道，《黄帝内经》中有大量的将经脉比喻为自然河流，将疏通经络比喻为疏通水道的描述，笔者团队的实验研究表明，经络是人体的细胞外液通道，即水通道，与白阜的通水脉特长相对应。那么，为什么精通水脉的白阜以白为姓呢？在《管子·水地》中有："水者，地之血气，如筋脉之通流者也。故曰：水，具材也。何以知其然也？曰：夫水淖弱以清，而好洒人之恶，仁也；视之黑而白，精也。"讲水的颜色为"视之黑而白"，意思是"看水的颜色虽黑，但本质则是白的"（译文），提示"白"姓与水的白颜色有关；另外，该篇还将水比喻为"地之血气"，就像人体的"筋脉之流通"，进一步证明了地下水脉与人体经脉的相似性。

医经七家175卷，白氏医经72卷，占比42%，《黄帝内经》中的什么内容可以占到如此大的体量呢？答案是针灸经络。《灵枢》也称《针经》，被公认是针灸的经典理论，涉及的内容有经络、腧穴、针具、针法等多方面内容。《素问》中也有大量的针灸经络内容，只是更偏重应用而已（见第二十七章）。

2. 两湖与四川出土的四处经脉医学资料

1973年，湖南长沙马王堆出土了一批写在帛纸上的古医书，称为马王堆帛书，其中有三部与经络相关，即《足臂十一脉灸经》《阴阳十一脉灸经》和《脉法》，前两篇的书名为整理者所加，描述了十一条经脉的循行、病候和治疗，是十二经脉理论最早期的著作。《脉法》则描述了用砭石刺开经脉，治疗脓肿的临床实践，是用石针疏通经脉的描述（见第二章），与《灵枢》一书开篇所讲的"欲以微针通其经脉"的核心思想相吻合。1983年在湖北江陵张家山发现了一批竹简，内容与马王堆帛书基本相同，简称张家山汉简。1993年，在四川绵阳的双包山汉墓中发现了一具经脉木人模型，在28cm涂有鬓黑漆的木制人体模型上用红色描绘了十条清晰的经脉线，包括手三阳、手三阴、足三阳和一条督脉，缺足三阴经。无独有偶，2015年，在四川成都双回镇的老官山发现了一个西汉古墓，称为老官山汉墓，其中有医简920支和一尊14cm长的经脉漆人模型。以西汉时期的生产水平，如果不是经常使用，不会花费这样大的力气制作一个针灸用的经络模型。老官山医简（现称天回医简）中还配有大量的文字，经整理后确定为《内经》之前的医学内容[12]，此时的腧穴与经脉还没有完全融合，腧穴名称多为经脉加部位的简单名称。

从四个地方出土的经脉文献的学术发展看，马王堆帛书可能是最早的经脉著作，其脉字为"温"，张家山汉简与马王堆相同，而老官山医籍明显比马王堆和张家山医籍丰富和先进，显示了经脉理论不断完善渐进的动态过程。

关于老官山汉墓所葬之人的姓氏，目前发现的唯一线索是在M1的出土漆器上阴刻的"景氏"铭文[12]，应为墓葬主人的姓氏。景氏据《姓氏寻源》讲："景氏之先出于畢氏，又云从楚王于梦泽，差为侍臣，画汉象于灵台丹推名将，是以景出于楚也。"[11] 而畢氏也是白氏的来源之一，据《元和姓纂》《尚龙录》等资料所载，颛顼帝的后裔陆终娶鬼方氏为妻，生下六个儿子，其中第六个儿子叫季连，赐姓芈。季连的后裔于公元前689年迁都郢，改国号楚，楚平王之孙惠王即位后，楚令子西把熊胜招回国，任巢大夫，封在白邑，称为白公胜。其子孙便以祖辈封邑名为氏，称白氏。因此，白氏一支源自畢氏在楚国的后裔，与老官山汉墓的主人之一景氏有着相同的姓氏来源和发源地。现湖北和湖南正是战国时期的楚地，在湖北张家山和湖南马王堆均发现了完全类似的经脉医籍，证明它与楚国人物有关，可能包括白氏和景氏。另据《揭秘》一书考证，景氏曾为楚之望族，西汉初年景氏贵族迁至关中一带，后景氏一支又迁入蜀地[12]，该迁移路线恰恰可以将湖南长沙马王堆、湖北江陵张家山、四川绵阳双包山和四川成都老官山四个出土经脉医书的地方串联起来（附图31）。

推测景氏携早期的经脉医籍从两湖北上到关中，然后西迁至成都平原，在此继续发展经脉理论，并广泛收集了更多的医书，最后将这些资料作为陪葬入土。对老官山医籍的断代分析认为，其成书在战国[12]，故该资料有可能在秦灭古蜀国时被秦国所收集，并与扁鹊所携之医籍一起，成为《黄帝内经》第一次集成时的原始文献（见第二十五章）。

3. 白阜、白阜岭与马王堆帛书

水源是人类居住的最重要条件，除了显在的河流湖泊，地下水源的寻找也是一个重要方面。在人类历史包括西方的历史中，都不乏有善找水源的专家。白阜是善找水脉的专家，恰好在湖南的桂阳县有一个白阜岭，其上甘泉长流，称为白阜甘泉，该岭以白阜命名，可能是白阜生前所居之处；其山多甘泉，与白阜通水脉的本领相合；白阜为炎帝臣，此处正是炎帝发现野生稻谷的地方，"天降嘉禾"的嘉禾县就在白阜岭附近，与炎帝与白阜的君臣关系相呼应。最重要的是，白阜岭距发现古经脉书出土地的长沙马王堆仅一百多公里，即善通水脉的白阜的居住地与出土经脉医书的地点高度重合，白阜为白氏始祖，以白氏命名的医经可能与白阜或白氏之后的家族成员有关。

第三节　黄帝医经

前面两节分别解析了扁鹊医经和白氏医经的内容，前者为脉诊脏腑，后者为针灸经络。《内经》作为一个完整自洽的医学理论体系，除了解剖学、脏腑经络、诊断学、脉诊和治疗学、针灸之外，还有一个重要的知识就是天人合一。天人合一理论是《黄帝内经》的核心理论之一，其主要内容即五运六气。天人合一理论认为，天的规律与人自身的规律有相似性，医者在分析人体疾病变化时，要同时考虑天气运行的影响。天与人的连接纽带是数术，即由阴阳、五行、六气等一系列数术概念描述的天人规律和对应关系。如《素问·阴阳应象大论》开篇所说："黄帝曰：阴阳者，天地之道也，万物之纲纪，变化之父母，生杀之本始，神明之府也。"阴阳既描述天地变化的规律，同时又是生杀即人的生死规律的根本。那么，《内经》中的天人合一理论从何而来？按照《内经》由三家医经组成的假设，去掉扁鹊医经的脉诊脏腑和白氏医经的针灸经络，剩下的黄帝医经，其主体内容是否就是《内经》最重要的理论之一 —— 天人合一理论呢？

1. 天人合一理论中的天文历法

在天人合一理论中，天文历法是最重要的前提知识，而历法也只有皇家才有资格和条件去做。黄帝作为中华民族的人文始祖留下了很多东西，历法是其中最重要的知识之一。《素问·六节藏象论》有"黄帝问曰：余闻天以六六之节，以成一岁"，显然，《内经》将一年的太阳周期分成了六个节点。肖军指出，这六个节点分别对应日晷上冬至、夏至和春秋分太阳的升落方位，并用三阴三阳进行了命名，冬至、春分、夏至太阳升起的方位是少阳、阳明、太阳，夏至、秋分、冬至太阳落下的方位是厥阴、少阴、太阴，即《素问·六微旨大论》曰："帝曰：愿闻天道六六之节盛衰何也？岐伯曰：上下有位，左右有纪。故少阳之右，阳明治之；阳明之右，太阳治之；太阳之右，厥阴治之；厥阴之右，少阴治之；少阴之右，太阴治之；太阴之右，少阳治之。此所谓气之标，盖南面而待之也。故曰：因天之序，盛衰之时，移光定位，正立而待之，此之谓也。"的次序（天之序），也称为气之标，另外还有六气之本，为风热湿火燥寒，皆为六气概念，是天人合一的重要数术基础[13]。

2. 天人相应思想

天人合一的具体表现就是天人相应，如《素问·阴阳应象大论》有"天有四时五行，以生长收藏，以生寒暑燥湿风。人有五脏，化五气，以生喜怒悲忧恐。"，类似"天有/地有……人有"的语句模式在《内经》中有很多，如《灵枢·邪客》中有：

黄帝问于伯高曰：愿闻人之肢节，以应天地奈何？伯高答曰：天圆地方，人头圆足方以应之。天有日月，人有两目；地有九州，人有九窍；天有风雨，人有喜怒；天有雷电，人有音声；天有四时，人有四肢；天有五音，人有五脏；天有六律，人有六腑；天有冬夏，人有寒热；天有十日，人有手十指；辰有十二，人有足十指，茎垂以应之，女子不足二节，以抱人形；天有阴阳，人有夫妻；岁有三百六十五日，人有三百六十五节；地有高山，人有肩膝；地有深谷，人有腋腘；地有十二经水，人有十二经脉；地有泉脉，人有卫气；地有草萑，人有毫毛；天有昼夜，人有卧起；天有列星，人有牙齿；地有小山，人有小节；地有山石，人有高骨；地有林木，人有募筋；地有聚邑，人有䐃肉；岁有十二月，人有十二节；地有四时不生草，人有无子。此人与天地相应者也。

　　该段包括 13 个"天有"和 12 个"地有"，对应了 25 个"人有"，是天人相应思想的集中阐述。其中"地有泉脉，人有卫气"指水在土壤和生物组织中共同遵循多孔介质流动的达西定律（见第五章），解开了卫气的组织液本质，这句话的科学内涵就一目了然了。

　　上面的天人相应还是比较直观的。《素问·阴阳应象大论》中有："帝曰：余闻上古圣人，论理人形，列别脏腑，端络经脉，会通六合，各从其经，气穴所发，各有处名，溪谷属骨，皆有所起。分部逆从，各有条理。四时阴阳，尽有经纪。外内之应，皆有表里，其信然乎。"则是太阳年周期的 6 个时间节点与自然界六气和人的五脏六腑的对应关系，肖军将其总结在图 28-1 之中，称为天人同构图。

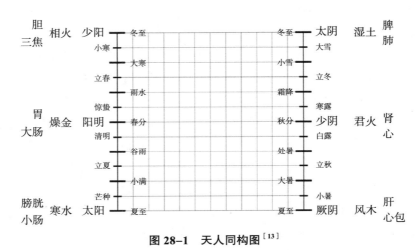

图 28-1　天人同构图[13]

　　由此可见，中医的气概念是有时间特征的，但它不是简单的时间流逝，而是某个变量在随时间周期性运动时，在不同时间节点的表现，三阴三阳是周期性气变量中的六个特征点（见第十二章第五节）。

3. 自然气候如何影响人体

　　《内经》很重视自然气候对人体的影响，《灵枢·九宫八风》是一篇很古老的文献，其中讲述了一年中气候对人体的影响。高也陶指出，《九宫八风》是与《周易》不同的两个体系，它与在安徽含山凌家滩发现的玉龟版及后来发现的太乙九宫占盘上记录的信息十分相似，可能源自华夏文明的北来支，距今已有 5500 年之久[14]。

　　根据忆忘的考察，《黄帝内经》的冠名为北宋晚期，主要原因是代表"五运六气"学说的"运气七篇"（七篇大论）被王冰增补进之前的《内经》版本，说明在王冰的眼里，五运六气是属于黄帝医经的理论。五运六气包括五运和六气两个方面，五运即五行的木、火、土、金、水，配十天干，与人体的五脏对应。六气包括两个方面，一为风、寒、暑、湿、燥、火的六种自然因素，二为与时间周期相关的六气，也称六节或天道六六之节，以三阴三阳为符号，是天人合一的关键。

六气概念进入医学的最早年代出现在《春秋左传·昭公元年》（前541年）医和（秦和）行医的故事里：

> 晋侯求医于秦。秦伯使医和视之，……天有六气，降生五味，发为五色，征为五声，淫生六疾。六气曰阴、阳、风、雨、晦、明也。分为四时，序为五节，过则为灾。

这里的六气虽然与《内经》六气的具体名称"寒、暑、燥、湿、风、火"有所不同，但存在一定的关系，可称为"秦和六气"。首先，阴阳只是秦和六气中的两种气，而在《内经》中，阴阳为类称，可代指两类性质相反的事物，这从一个方面证明了《内经》的主体学术思想晚于秦和时代。在秦和六气中，除阴阳外，晦明显然是一对概念，"晦"为农历每月的末一天，月亮被全部挡住，没有月光，"明"则与此相反，晦明也代表黑夜与白天，昏暗与晴朗。根据阴阳为阳光照射得到与照射不到的本意，晦明可能特指月光。此时，阴阳只有狭义的阳光含义，还未成为代表两类事物的类称。阳光照射带来热量，故秦和六气中的阴阳可对应《内经》六气中的热、暑、火。秦和六气中的"雨"可对应《内经》六气中的"湿"，两种六气中的风可相互对应。由于火能产生光明，故"明"可对应"火"，而晦与燥之间似乎找不到明确的关系，勉强对应之。《内经》不同篇章中的六气名称略有不同，六气与五行也有特定的对应，具体如表28-2所示。

表28-2　六气与五行的对应关系

三阴三阳	厥阴	少阴	太阴	少阳	阳明	太阳
《左传》六气	风	明	雨	阳	晦	阴
天元纪大论	风	火	湿	暑	燥	寒
至真要大论	风	火	湿	热	燥	寒
六微旨大论	风	热	湿	火	燥	寒
五行	木	君火	土	相火	金	水

另外，六气后面涉及的五味、五色、五声（五音）也都是《内经》常用的概念，足见两者的密切关系。医和与医缓都是秦国的著名医生，比记载扁鹊的时间还早。重广补注黄帝内经素问序（林亿序）有：

> 秦和述六气之论，具明于左史。厥后越人得其一二，演而述《难经》。西汉苍公，传其旧学，东汉仲景，撰其遗论。晋皇甫谧刺而为《甲乙》，及隋杨上善纂而为《太素》。时则有全元起者，始为之训解，阙第七一通。迄唐宝应中，太仆王冰笃好之，得先师所藏之卷，大为次注，犹是三皇遗文。

这里明确指出是秦国的医和（秦和）建立了六气学说，后期的医学理论均与此有关，而王冰得先师所藏的运气七篇被认为是三皇遗文，可归为黄帝。六气的内容就出自运气七篇的《素问·阴阳应象大论》《素问·六微旨大论》和《素问·天元纪大论》，证明属于黄帝的运气学说与秦国医和的六气学说的密切关系。秦国地处西北，与黄帝氏族的起源于陕北渭水流域的地理位置相合，黄帝问道广成子的崆峒山也在此处。虽然黄帝作为中华人文始祖，其影响可遍及中华大地，但其核心的思想有可能主要保存在西北一带，并被春秋时代的秦国所继承。秦国宰相吕不韦主持编写的《吕氏春秋》，其中有不少内容与《内经》相似，相关内容包括阴阳五行观，十二纪与五运六气、五音五味等，均与天文历法和数术有关，另外《灵枢·邪客》中的天圆地方之说见于《吕氏春秋·季春纪·圆道》"天道圆，地道方，圣王法之"，更详细的比较可参考高也陶先生的《秦太医令编纂黄帝内经》一书[15]。

　　另一证据来自《素问·天元纪大论》中鬼臾区的身份。鬼臾区又作鬼容区，号大鸿，即《史记·五帝本纪第一》中的黄帝臣大鸿。《史记·孝武本纪》记载："黄帝得宝鼎宛朐，问于鬼臾区。区对曰：'黄帝得宝鼎神策，是岁己酉朔旦冬至，得天之纪，终而复始。"该段记载与"天元纪"之名十分吻合。

　　根据《内经》原文，《素问·天元纪大论》是在古经《太始天元册》的基础上完成的，即：

　　鬼臾区曰：臣积考《太始天元册》文曰：太虚寥廓，肇基化元，万物资始，五运终天，布气真灵，揔统坤元，九星悬朗，七曜周旋，曰阴曰阳，曰柔曰刚，幽显既位，寒暑弛张，生生化化，品物咸章。臣斯十世，此之谓也。

　　这里的"臣斯十世"，表明鬼臾区是一个世传的职位，可能就是研究天文历法的官员，而"积考"一词说明《太始天元册》可能是一本天文观察的数据记录集，需要积累很长时间（十世）才能获得天体运行的规律。这些工作都不是寻常百姓能够完成的，一定是君王的行为。该篇中还有："帝曰：夫子之言，上终天气，下毕地纪，可谓悉矣。余愿闻而藏之，上以治民，下以治身，使百姓昭著，上下和亲，德泽下流，子孙无忧，传之后世，无有终时，可得闻乎？"显示出问话人的帝王身份。黄帝作为农业化中国的始祖，需要准确把握一年中的节气变化，以指导农作物的播种和收割时间，故需要专人负责天文历法的研究。这一推论在某种程度上证明了天人合一理论来自轩辕黄帝及其继任者，至少是在其天文历法研究的基础上完成的，天人合一理论是黄帝医经的主要内容。

第四节　三家医经思想的融合——《黄帝内经》的诞生

　　医学理论的形成不可能一蹴而就，它需要多种学说反复交织、互相渗透、取长补短，经过长时间的酝酿后方可建立，《内经》代表的中医理论就是这样诞生的。三家医经各有所长，扁鹊医经擅长诊断，白氏医经擅长经络和针灸治疗，黄帝医经则提纲挈领，从天人合一、数术同构的角度构建理论模型，三家学说最终统一为《黄帝内经》，成为中华民族留给人类的最宝贵财富。

1. 阴阳五行思想向医学的渗透

如第一节所述，阴阳五行概念在扁鹊医经已经使用。阴阳的概念起源很早，在西周或西周之前就已形成，在五经之一的《诗经》中就有不少阴阳词汇的使用[16]。阴阳学说虽然不是黄帝医经的典型特征，但鉴于阴阳与黄老之学的密切关系（见第二十五章），将其归于黄帝医经比较合理，五行也是如此。西汉刘向整理的《别录》云："言阴阳五行，以为黄帝之道。"证明阴阳五行理论为黄帝医经所推崇。

扁鹊生活在战国时代，在西周之后，其医学内容中使用阴阳概念一点也不奇怪。周朝的疆土遍及中国大部，阴阳逐渐成为当时社会对事物二分类的通用词汇，扁鹊将其应用于医学是很自然的。

五行的明文见于《尚书·洪范》，相传为西周初年文字，有人认为是箕子向周武王陈述的"天地之大法"。周部落源自华夏民族，因为遭到戎、狄等游牧部落的侵扰，周部落的首领古公亶父率领周人迁移到岐山（今陕西岐山县东北）下的平原定居下来。生活于渭河流域（陕西关中地区），其始祖姬弃就是被称为农神的"后稷"，《说文》云："黄帝居姬水，以姬为氏，周人嗣其姓。"因此，五行思想作为黄帝学派的特征是有历史依据的。

后来五行思想演化成五行学说，邹衍（前324—前250年）是五行学说的创立者，为战国末期齐国人。《扁鹊传》中多次出现"五"，特别是与"脏"合用的五脏，在短短的2000字中竟出现了5次。五脏是传世本《内经》的核心概念，是五行学说在医学上的应用。扁鹊的出生地渤海郡和主要活动地河北内丘与邹衍所在的齐国很近，受其影响当属自然。

在代表白氏医经的马王堆帛书两部灸经中，阴和阳分别用于经脉的命名，形成了阴经和阳经两大类经脉，具体则是以三阴三阳的名称与经脉结合的，说明此时黄帝医经的六气概念已渗透到经脉学说之中。马王堆帛书两部灸经中的阴和阳分别出现了35次和28次，但没有阴阳合用的情况（"阴阳十一脉灸经"是研究者起的篇名），与《扁鹊传》有些相似（《扁鹊传》有2次阴阳合用）。马王堆帛书中的"五"共出现6次，都是对病候数的统计，不具备五行特征。另外两部同时出土的《脉法》和《阴阳脉死候》中也没有类似的五行概念。上述结果的一种可能是马王堆帛书的成书年代早于西周，另一种可能是白氏医经的发源地两湖和四川距五行诞生地的齐国较远，其影响尚未波及此地。

在《足臂十一脉灸经》中，曾出现"上足（脉）六、手（脉）五"，这两个数字与五运六气似有吻合，但若以腰以上为阳对应天，腰以下为阴对应地，则应该是足为五条经、手有六条经才与天六地五相吻合。手部有五条经脉特别是手阴经只有两条的情况实验实测的结果有一定程度的吻合（见第八章），而非刻意对应，但经脉十二的数字仍与术数有关。《灵枢·经别》有：余闻人之合于天道也，内有五脏，以应五音、五色、五时、五味、五位也；外有六腑，以应六律，六律建阴阳诸经而合之十二月、十二辰、十二节、十二经水、十二时，十二经脉者，此五脏六腑之所以应天道也。"显然，十二经脉是与天道相合的特殊数字。

2. 扁鹊医经诊脉对经脉学说的渗透

黄龙祥指出，经脉学说与扁鹊脉法之间存在血缘关系[7]，依据在于经脉病候中的是动病与扁鹊医学中的脉候十分相似，这些脉候同时也被记载于《灵枢·邪客》《灵枢·论疾诊尺》等篇中，称为"标本脉法"。由于《内经》是由三家医经合成的，故其中存在扁鹊医经的内容一点也不奇怪。至于马王堆帛书中《阴阳脉死候》的内容与扁鹊医经中"五色脉诊"的相似，提示该书有可能来自齐鲁的扁鹊学派。湖南马王堆帛书（前168年）和内容基本相同的湖北张家山《脉书》（前186年）均出土于西汉时代的墓葬，此时据《内经》资料第一次在秦国集成的时间（前310年）已过数百年，上述两书的写作风格虽似楚人，但执笔人有可能传抄了从宫廷流出的禁书，就像仓公的师傅公乘阳庆手中的禁书。当然，这些相同或相似内容的医书到底孰先孰后，谁影响了谁，已无从考证，至少从目前获得的出土文献来看，汉朝以后，三家医经的内容已在中华大地上广为流传，相互融合，为最终形成《黄帝内经》奠定了坚实的基础。

3. 淳于意（仓公）对脉诊和经脉理论的运用

《史记·扁鹊仓公列传》虽为人物传记，但其中传递了大量的医学信息，其中的《仓公传》体量达8000字，张建斌在他的《经络千古裂变》一书的开篇即指出，仓公淳于意创立了经脉理论。

"脉"是《内经》最复杂的概念之一，在《仓公传》之前，"脉"同时兼有诊脉之脉和循行之经脉的意思，《仓公传》将两者明确分开。《仓公传》中"脉"字共出现114次，远高于《内经》的主角"气"（62次）。在"脉"字之前有"诊"或"切"者达40余处，其中明确为"诊脉"的有7处，"诊其脉"14处，"切其脉"16处，显然这些内容都与诊断有关。经脉是《仓公传》中明确提出的概念，共出现4次，如"臣意教以经脉高下及奇络结，当论俞所居，及气当上下出入邪逆顺，以宜镵石，定砭灸处，岁余"。这里，经脉与奇络对立出现，后面紧跟着腧穴和气，与《内经》中经脉为主干，其中有气的运行和经穴的分布的定格理论已经十分接近，再其后则提出了用砭石和艾灸对其进行治疗。"经脉"一词又进一步演变为"经"，如"和即经主病也，代则络脉有过"，显然这里的"经"字后面省略了"脉"。新范式的建立用于区分诊脉之脉和经脉之脉。与"经脉"或"经"先后出现的是十二经脉名，如"太阴""蹶阴""少阳"等，证明经脉是对这些以三阴三阳命名之经脉的统称。

虽然在《仓公传》中首次出现了"经脉"一词，但并不能说经脉理论就是由仓公或在仓公时代建立的。由经脉所概括的具体十二经脉的循行路线、病候、治疗等内容早已在马王堆帛书、张家山医简、绵阳木人经络模型和老官山汉简等楚国蜀地一带被发现，该医学内容传到仓公之手后，上述具体的十二经脉只是被仓公或他的师辈概括为经脉。就像奇经八脉的具体八条经脉在《内经》中就已存在，《难经》只是将其归纳为"奇经八脉"而矣。

《仓公传》中还有了"络脉"的概念，共出现 5 次，与经脉相当，说明络脉是相对与经脉的一个独立概念，因此，在仓公时代，经络系统已经有了雏形，但此时尚未形成《灵枢·经脉》中的"络脉十五"的系统络脉理论，完整的经络系统和理论直到《素问》时才得到建立（见第二十七章）。从治疗的角度看，《仓公传》中没有明确的金属针刺内容，其中虽有 5 处"刺"字，但很可能是用镵石进行的刺法，《内经》中的微针系统在《仓公传》中未见描述，微针器具的冶炼技术革命是导致《灵枢》即《针经》诞生的直接原因。

总之，在仓公所在西汉中期的齐鲁一带，源自楚国蜀地的经脉理论和齐鲁本土的脉诊理论已经开始融合，但与经脉理论密切相关的金属针具在当时还未传到齐鲁，故围绕微针特别是毫针进行的补泻手法在《仓公传》中未有提及，而它正是《灵枢》所阐述的重要内容。《仓公传》对经脉腧穴的治疗工具主要为齐鲁特产的砭石以及艾灸。这也再次证明以微针为主要工具的针经——《灵枢》诞生于西汉仓公时代（前 176 年）之后。

早在公元前 3000 年左右，医学的种子就已经播撒在中华大地上，《素问·移精变气》指出："上古使僦贷季，理色脉而通神明，合之金木水火土四时八风六合。"《史记·扁鹊传》有："臣闻上古之时，医有俞跗，治病不以汤液醴洒，镵石挢引，案扤毒熨，一拨见病之应，因五脏之输，乃割皮解肌，诀脉结筋，搦髓脑，揲荒爪幕，湔浣肠胃，漱涤五藏，练精易形。"上古大医僦贷季、俞跗建立了色脉诊断、五行四时的天人思想和诀脉结筋的手术疗法[16]，并逐渐形成了黄帝医经、扁鹊医经和白氏医经三大医学流派。在随后的 3000 年里，以阴阳五行、天人合一为代表的黄帝医经，以脉诊脏腑砭石为代表的扁鹊医经，和以针灸经络腧穴为代表的白氏医经在长期各自的发展中，又不断融合，相互借鉴（附图 32、表 28-3），终于在东汉时期完成统一，诞生了不朽的人类医学宝典——《黄帝内经》。

表28-3 《黄帝内经》成书前的医学相关事件编年表

年代	朝代	地点	人物	事件	书籍－出处
公元前3000多年	摩西五经	古巴比伦	傲贷季 JUDAS	理色脉而通神明	《内经》[16]
公元前3000年		成都平原	俞跗（鱼凫）	解剖和外科手术	《史记》[16]
公元前2500年	黄帝时代	安徽凌家滩		《九宫八风》原型	凌家滩玉龟版[14]
公元前2200年		四川	岐伯	早期医学对话	《汉书·艺文志》《内经》
公元前1045年	古蜀国时代	成都平原	柏灌、鱼凫或鳖至三星堆	白氏？俞跗附手术	原始《白氏医经》？
公元前581年	春秋	晋国	秦国医和－晋景公	病人膏肓	《左传》
公元前551年	春秋	晋国	秦国医缓－晋平公	六淫致病	《左传》
公元前531—前526年	晋昭公时人相	晋国	扁鹊－赵简子		《史记·扁鹊仓公列传》
公元前407年	战国	河北沧州	扁鹊诞生		
公元前400—前357年	战国	齐国	扁鹊－齐桓公	疾病发展层次	《史记·扁鹊仓公列传》
公元前316年	战国	咸阳	李醯、扁鹊	秦灭古蜀国，扁鹊，得早期经书。秦太医令杀扁鹊，《内经》资料第一次集结	《史记·扁鹊仓公列传》
公元前340—前260年	战国	齐国		邹衍阴阳五行学说	
公元前310年	战国	秦国	吕不韦	十二纪、六论	《吕氏春秋》
公元前239年	战国	秦国		秦国统一七国	
公元前221年	秦朝	秦朝		焚书令	
公元前213年	秦朝				
公元前205年	西汉	山东淄博	淳于意	诞生	
公元前202年	西汉建立	长安（西安）	刘邦	黄老政策	
公元前241—前180年	西汉吕后	江陵张家山		十一经脉	张家山竹简

年代	朝代	地点	人物	事件	书籍－出处
公元前179年—前104年	西汉		董仲舒	五行生克	《春秋繁露》
公元前203年—前157年	西汉文帝	长沙马王堆		两部灸经、脉法、阴阳脉死候	马王堆帛书
公元前180年	西汉		公乘阳庆	公乘阳庆传淳于意医书	《史记》
公元前176年	西汉景帝		淳于意	淳于意献书汉景帝	《史记》
公元前188年—前156年	汉景、武帝	四川		经穴髹漆人像	老官山汉墓
公元前?—前139年	武帝二年		刘安献书	五行生克模型	《淮南子》
公元前104年—前91年	西汉		司马迁	扁鹊仓公列传	《史记》
公元前77年—前6年	西汉成帝		刘向、李国柱	李柱国校医书	《别录》
公元前5年	西汉		刘歆		《七略》
32年—92年	东汉		班固	《黄帝内经》18卷	《汉书·艺文志》
57年—121年	东汉		蔡伦	造纸（105年）炼铁（97年）	《后汉书》
79年—106年	东汉		托名秦越人	独取寸口脉、命门学说等	《难经》
?—105年	东汉		郭玉、汉和帝	汉和帝考察郭玉针术	《后汉书·郭玉传》
105年—121年	东汉	洛阳	邓绥	邓太后执政16年	《后汉书》
108年	东汉	洛阳	刘珍、蔡伦	第一次校书（汉家书）	《后汉书》
110年—120年	东汉		邓绥、郭玉等	第二次校书（百家艺术），《灵枢》《素问》诞生	《后汉书》
196年	东汉	长沙	张仲景	提及《素问》《九卷》《难经》	《伤寒杂病论》

第二十八章 《黄帝内经》学术源流解析——对《汉书·艺文志》之医经七家的考察

309

参考文献

［1］俞世伟.《黄帝内经》与《灵枢》《素问》关系考析［J］.安徽中医学院学报，1993，12（3）：58-60.

［2］俞世伟.《灵枢》成书新识:《黄帝内经》等医经合编成《灵枢》的考证［J］.中医文献杂志，1994，（4）：21-23.

［3］曹东义，王生茂，郭双庚，等.《素问》《灵枢》热病成就分析［J］.湖北民族学院学报（医学版），2008，25（4）：1-4.

［4］张维波，高也陶，李宏彦.《黄帝内经》成书年代解析［J］.中华医史杂志，2017；47（3）：162-166.

［5］李伯聪.扁鹊和扁鹊学派研究［M］.西安：陕西科学技术出版社，1990.

［6］曹东义.神医扁鹊之谜［M］.北京：中国中医药出版社，1996.

［7］黄龙祥.经脉学说与扁鹊脉法的血缘［J］.中国针灸，2015，35（5）：517-523.

［8］张建斌.经络千古裂变：理论演变与临床应用的断代研究［M］.北京：人民卫生出版社，2017.

［9］刘澄中.临床经络现象学［M］.大连：大连出版社，1994.

［10］张效霞.《白氏内经》原为《百氏内经》［C］//中华医学会医史学分会第十四届一次学术年会论文集.中华医学会医史学分会.2014，542-545.

［11］［清］张澍.姓氏寻源.长沙：岳麓书社，1991，549.

［12］梁繁荣，王毅.揭秘敝昔遗书与漆人：老官山汉墓医学文物文献初识［M］.成都：四川科学技术出版社，2016.

［13］肖军.解析黄帝内经历法［J］.天文爱好者，2020，7：79-83.

［14］潘亚敏，陈涛，高也陶，等.上古玉龟版与《九宫八风》：再探《黄帝内经》源头［J］.医学与哲学（A），2017，38（7）：62-66.

［15］高也陶.秦太医署编纂黄帝内经［M］.世界和平与健康研究会出版，2018.

［16］吴丽莉，潘亚敏，高也陶.上古名医僦贷季和俞跗与《黄帝内经》思想源头［J］.医学与哲学，2016，37（12A）：79-83.

后　记

　　与《黄帝内经》的结缘大概是在 1982 年我放暑假在青岛的某一天。这天，我去逛了一个旧书店。一进门，一眼便看到了书架上放着的一本黄黄的小册子——《灵枢》。1982 年暑假，我曾去导师祝总骧教授的实验室实习，之后就决定读他的研究生了。由此我知道有一部《黄帝内经》，是中医理论的经典，由《灵枢》和《素问》两部书组成，特别是《灵枢》，中医经络的知识多出于此，于是我立刻就买下了这本在当时看来就像武功秘籍、我几乎一句话也看不懂的《灵枢》，从此这本书就成了我的枕边读物。

　　1984 年初的寒假期间，一天我阅读《灵枢》，当读到"中气穴，则针游于巷"时，书中对"巷"的注释为"街巷空穴之处也"。我突然联想到：人体组织之间所构成的间隙不就是一种微缩的街巷吗？根据这个描述，经络应该就是组织间隙啊！这个灵感让我以为解决了千古之谜而欣喜若狂。冷静下来后才发现，还是有很多问题，特别是在经络中运行的气是什么，仍未得解。如果将经络比成一条河，光知道河床而不知道河水是什么，仍不算揭示了河的本质。因此，经络为组织间隙的解只能算一个联立双未知数的一半，另一个未知数：在经络中运行的气是什么？仍未破译。从 1984 年到 1992 年，求解第二个未知数整整用了我 9 年的时间。期间曾想过多种方案，比如气可能是一种电子激发能，在细胞上的蛋白质之间共振转移；气是密集中枢神经网络中某种特殊的突触联系通路；想好了又推翻，一次次地尝试……继续读《黄帝内经》。我逐渐发现，《内经》所描述的气具有很多水的特性，比如，将气的运行比喻成水的流动和灌注，很多穴位的名称也使用了泉、池、溪等与自然界水系相同的称谓，这使我意识到，经络中的气可能就是一种水，但它是什么水呢？为什么它能在经络里流动而不到处乱跑？

　　1992 年的某一天，我走在东直门立交桥上，望着桥下滚滚的车流，突然联想起大学时学习的海流知识：海里也没有边界，不像河似的有个河床，但其中却有相对稳定的海流，是密度、风力等因素造成的，经络中的气说不定也遵循类似的物理原理。循着这一灵感，又通过大量的实验验证，我终于获得了与经络组织间隙联立的经气答案——组织液。解开这两个《内经》的关键概念，为后面一系列《内经》概念术语的理解奠定了基础。虽然经络和气的答案无法仅通过经典文本分析获得，但长期阅读《内经》，对理解这两个概念具有重要作用，另一个因素就是多学科的知识背景，所谓"它山之石可以攻玉"。

随着经气的解开，经络的本质被进一步修正为低流阻的组织液通道，而经气又进一步分解为浅层组织液——卫气和深层组织液——营气。至此，很多中医概念的关系豁然贯通，再后面解三阴三阳的空间内涵，由于知道了足三阴经在体内的循行位置，三阴三阳只用了几个月就解开了。在经络类概念解析的基础上，我们又把研究的疆土拓展到了脏腑，最初的契机是试图阐明经脉脏腑相关的机制。我相信经脉可以调节脏腑机能，但必须是趋于稳态的双向调节。正是因为有电子学、控制论等理工科背景，加上瑞典 Fuxe 教授的容积传输理论，我终于构建了经脉脏腑相关的"电路"模型。第十二、第十三两章是从经络过渡到《内经》其他概念的桥梁。

经络和经气概念是解开其他中医概念的坚实基础，解膀胱概念正是因为有了气的科学内涵，才可以推导出"气化"的含义，反推膀胱如果仅仅是储尿的器官，则难以解释"藏津液、气化则能出焉和水津四布"等膀胱的功能。

从经水概念的解析开始，北京中医药大学针推学院的王燕平教授和她的研究生开始参与进来。中医科班的介入大大提高了解析的效率，我们一起解析了经水、任督二脉循行、肾经冲脉循行等一系列涉及经络理论根本的内容。王老师的研究生基本都是我跟她联合培养的，其中的李宏彦后来又读了我的博士，针刺补泻手法的解析、膜概念以及经脉与内脏通过内脏韧带的联系等就是她在硕博士期间的部分科研内容，为本书增添了更多的科学元素。

"神明"概念的解析源自对《太一生水》这一道家文献的好奇，在这篇文献中也出现了《内经》多次使用的"神明"概念，并与天地阴阳等高度相关。我开始穷追"神明"概念的内涵，终于发现原来它代表一种阴阳变化的周期性规律，而心脏的节律性搏动正好符合这一含义，进而对心的"神明出焉"提出了与现代中医不同的新见解。假"神明"解析之势，我又对"神"和"精神"发起了进攻。由于"神"是《内经》中与精和气同等地位的中医核心概念，这篇文章成了一部重头戏，字数一度过万，后来发现有些收不住了，才不得不裁掉部分内容，被裁的部分构成了《黄帝内经》生命观解析的部分内容。

2020 年 1 月爆发的疫情让我休了一个长假，在此期间我通读了《医学免疫学》，以便知己知彼。对抗体形成过程的了解，让我想起研究鱼经络时发现的类经脉线与淋巴管高度重合的现象，瑞士 Swartz 教授发现的组织液流动诱导淋巴管形成的文章又为这一重合做了背书，这些实验证据使我从经络角度理解了中医"正气存内，邪不可干"的科学内涵，最终和我的学生王泽、宋晓晶一起，完成了"卫气卫外功能的解析"。

任督二脉解析的文章也是在疫情期间完成的，这篇几乎跟经络气血解析相同规模的长文是对经络可视化研究的一个总结，还原《内经》甚至《内经》之前经脉循行路线的可能结构是经络研究的重要环节。

真气和阳气的解析与现代生物学关系密切。我的博士生宋晓晶有分子生物学的背景，帮我完成了真气与蛋白质关系的部分内容，同时我对相关的气概念进行了梳理，将中医基于"气"的形而上思想进行了一次小结，只留下使用频次最高的阳气。阳气解析是最新完成的，下了很大功夫，我不仅重温了体温生理学的全部中文资料，还查阅了关于汗液调控的最新英文综述，并追踪到 β 受体的原始实验文献，参考了北京师范大学刘里远的经络研究，四易其稿，才将阳气解析出来。该解析使我对基于分子水平的现代生理学有了更多了解，至此才算进入生理科学的殿堂。同时，我再次感叹《内经》的伟大，它对疾病病理特征的描述细致入微，令人叹为观止。

"平人"概念的解析与我一直感兴趣的经络诊断技术有关。为了找到表征健康的客观指标，我查阅了《内经》对健康状态的描述和测评方法，发现早在 2000 年前，《内经》就有了现代科研中"健康人"的论述，而且对亚健康和健康人有着更细微的划分，人类健康谱的绘制是这个研究的最大收获，《内经》为人类健康指明了方向。

脉象是《内经》理论的重要组成部分，并延伸到另一部重要的经典《伤寒论》中。脉象反映经气的说法比比皆是，如何解开这一对重要关系？借助经络气血解析的结果，同时使用一些力学知识，脉象的秘密开始显露，但这个解析有待实验验证。我曾安排一个研究生进行脉象与组织液关系的实验研究，但因各种原因没有成功，只好以后再说了。《黄帝内经》的生命观是我从物理学角度对生命本质的一个探索，该研究涉及数值模拟等数理科学基础以及发育生物学的知识，未来还有很大的拓展空间。

对《黄帝内经》其书的研究大大超越了我的专业范围。偶然的机会，我接触了中医最早的医疗工具——砭石，进而对什么时候开始使用金属针产生了兴趣，因为《灵枢》开篇就说"无用砭石，欲以微针通其经脉"，这一古代的医疗技术革命是《内经》成书的重要线索，加上蔡伦发明造纸术的时间，我终于推测出了《灵枢》的成书年代，并且将时间范围缩短至 10 年。在此基础上乘胜追击，又解析了《灵枢》的编纂者，其中的部分信息来自忆忘先生（网名）对西汉末年侍医李柱国与涪翁关系的精彩分析，而邓太后是《内经》编纂组织者的想法，早在 1997 年我写《经络是什么》时就萌发了："我们可以推测，《内经》是某个对医学有着浓厚兴趣和相当造诣的国君……进行的一次大规模研讨、编纂、整理工作。"再往后的《灵枢》《素问》解析，得益于犬子为我编制的一套词频分析软件，他的专业是统计学，本书几乎所有的词频统计都是用这个软件完成的。计算机的强大检索功能是完成本工作的重要条件。在很早的时候，我就花钱将整版的《内经》文本录入计算机，做成 word 文件，这为后来学习《内经》提供了极大方便，古人注解《内经》是没有这个便利的。可以说我们对《内经》概念的解析只有在高科技时代才有可能真正完成。《内经》学术源流解析也得益于网络的发达，我从网络海量的信息中找到了远古的白氏祖先——白阜，惊喜地发现他正是炎帝身边善调水脉的大臣，一系列看似孤立的考古发现串联成逻辑相关的历史故事，好似穿越回古代……当然，这一业余研究结果有待史学家的认证。

2018 年，我参加了第八届生命物理学论坛，组织者任在晋老师希望我介绍一下我的中医研究方法，我想了一下，用"两证一文"做了概括。"两证"就是科学实验的外证和自我锻炼的内证，"一文"就是对《黄帝内经》文本的研究。《内经》文本研究与经络实验研究有着很大的不同，涉及不少文史知识。为了研究《灵枢》的成书和编纂者，我专门买了一套与《黄帝内经》成书相关的《后汉书》，以便查找线索，使解析《内经》成了包括文科的真正多学科研究。随着年龄的增长，我对文史的兴趣也逐年攀升，以往旅游时从不关注的人文景观，现在也会多看几眼。岁月对人的雕琢着实不小，借此后记略作抒怀，希望能籍古人之智慧，早日到达真理的彼岸。

"两证一文"的研究其实难以严格区分，最终的目标就是要读懂《内经》，揭示它的科学内涵。唐代玄奘法师从长安出发，一路跋山涉水，从印度带回珍贵经文，并对其进行翻译，帮助人们理解佛教教义，本书的完成与此有异曲同工之妙。玄奘是用汉语翻译梵文写成的佛经，我们则是用现代人通用的科学语言翻译《黄帝内经》，因此，研究《内经》的这几十年也可视为"取经"的过程。与唐玄奘从中国去印度取经相反，我是站在现代西方科学的角度求取东土的《黄帝内经》，是一次两千年的穿越，现在这个经终于取回来了。当然，"译经"的工作还远未结束，破译《内经》对人类健康的意义无法估量。记得中学时，我还写过一篇自己不畏艰难解方程的作文，被语文老师当作范文在两个班朗读，解难题、探未知是我永恒的乐趣。

最后，衷心感谢《中医学报》《中国针灸》《中华医史杂志》《中医杂志》和《针刺研究》等杂志对刊登本书原创文章的大力支持，感谢中医古籍出版社对出版本书的全力支持，感谢院创新工程、国家自然原创项目对出版本书的资金资助，感谢所有参与支持这项工作的朋友！

张维波

2022-2-27　于北京

附　图

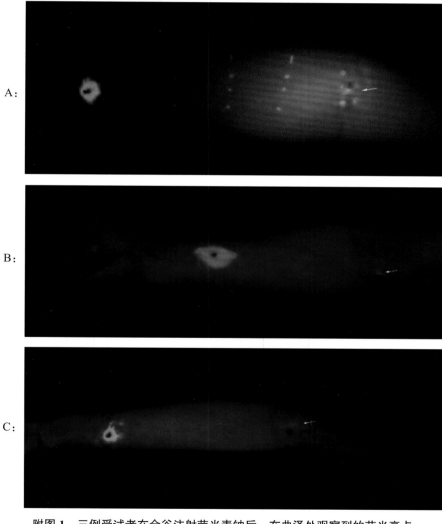

附图1　三例受试者在合谷注射荧光素钠后，在曲泽处观察到的荧光亮点
注：其中C图为一小段线状亮线，但在曲泽处仍有较强的荧光亮点

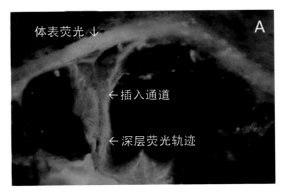

附图2　"经之分间"通道由体表荧光、插入通道和深层荧光轨迹组成的立体通道结构，包含了深层经隧的营气通道和浅层经分的卫气通道

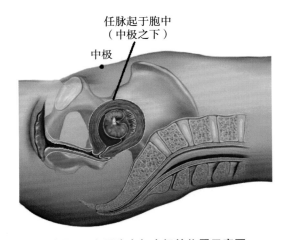

附图3　女子胞中与中极的位置示意图

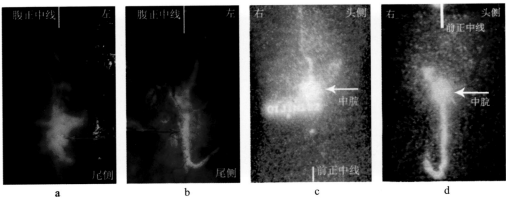

附图4　大鼠和人体任脉示踪剂在剑突处偏离正中线的现象

注：a为大鼠在剑突向右偏的情况；b为大鼠在剑突向左偏的情况，蓝箭头为针头位置，绿X为注射点位置；c为女性在中脘注射同位素后在剑突向右偏后继续上行至咽喉附近；d为男性在中脘注射同位素后沿腹中线向下迁移

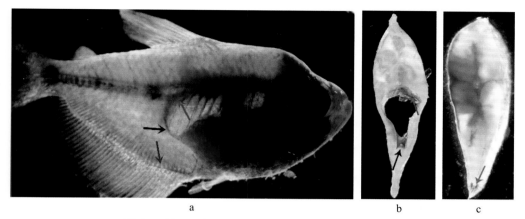

附图5 使用阿尔新蓝示踪剂对透明鱼腹正中线的显示

注：a 从侧面看的腹正中线，蓝箭头为腹鳍边缘的第一段（AMT1），对应任脉的腹浅支，黑箭头为腹正中线的第二段（AMT2），对应任脉的腹深支，红箭头为位于脊柱下面的第三段（AMT3），对应任脉的背深支；b 为 AMT3（红箭头）和 AMT2（黑箭头）的横断面图；c 为 AMT1 的横断面图（蓝箭头）

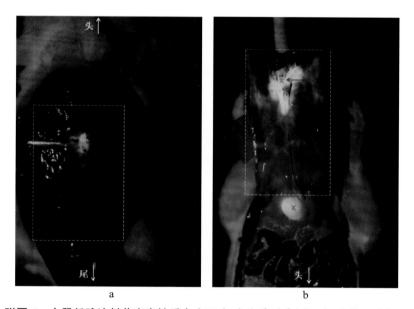

附图6 大鼠任脉注射荧光素钠后在皮下（a）和腹壁内侧面（b）的迁移轨迹

注：蓝箭头为针头位置，绿 X 为注射点，红 X 为膀胱，白色虚线为腹壁剪开后翻起的区域

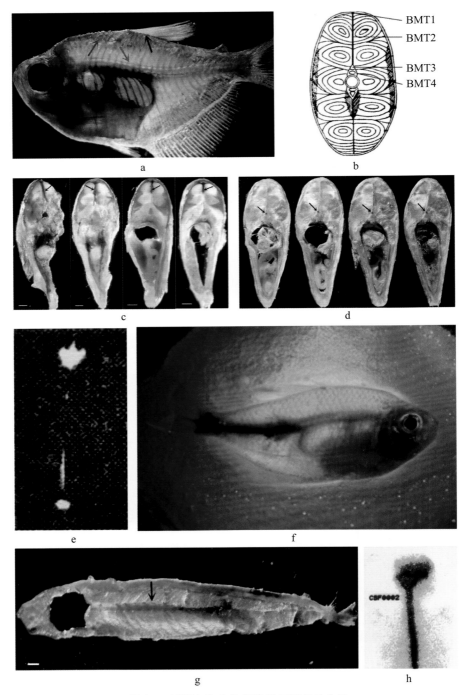

附图7　透明鱼和人体督脉的示踪剂分布图

注：a 为从鱼的侧面看的第一条分支（BMT1，黑箭头）、第二条分支（BMT2，蓝箭头）、第三条分支（BMT3，红箭头）；b 为从横断面上督脉 4 个分支的位置示意图；c 为鱼 BMT2 的横断面图（黑箭头）；d 为鱼 BMT3 的横断面图（黑箭头）；e 为人体在注射同位素后，沿脊髓内上行至左右侧脑室的图片[6]；f 为鱼 BMT4 的侧面图，可见染料沿脊柱向前到腹腔边缘，向后到尾部；g 为鱼 BMT4 的冠状切面图，可见染料沿脊柱周围迁移（黑箭头）；h 为同位素沿督脉路线循脊髓迁移的矢状面图[6]

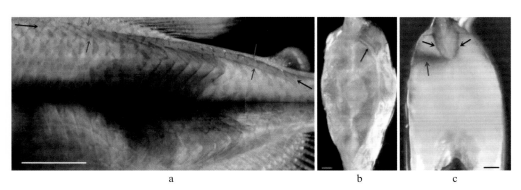

附图 8　阿尔新蓝沿透明鱼背侧区域的迁移轨迹

注：a 为两条相对独立的背侧线，红箭头为 BST1，蓝箭头为 BST2，黑箭头指示两条背侧线互相融合的带状路线；b 为 BST1 与 BST2 在皮肤浅层的融合（黑箭头，图片为 1mm 厚的水平切片，蓝带为厚度方向）；c 为左右侧的 BST1（黑箭头）及左侧的 BST2（红箭头）

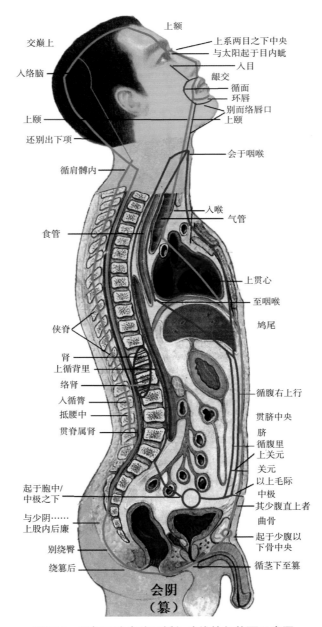

上额

交巅上

上系两目之下中央
与太阳起于目内眦
入目
龈交
循面
环唇
别而络唇口
上颐

入络脑

上颐

还别出下项

循肩髆内

会于咽喉

入喉
气管

食管

上贯心
至咽喉
鸠尾

侠脊

肾
上循背里
络肾
入循膂
抵腰中
贯脊属肾

循腹右上行

贯脐中央
脐
循腹里
上关元
关元
以上毛际
中极
其少腹直上者
曲骨
起于少腹以
下骨中央
循茎下至篡

起于胞中/
中极之下

与少阴……
上股内后廉

别绕臀

绕篡后

会阴
（篡）

附图9 任督二脉内外环循行路线的矢状面示意图

注：其中蓝色线条和文字为任脉，绿色线条及文字为督脉。该图的督脉为男子路线，女子从起点曲骨到会阴一段的路线是"入系延孔，其络循阴器合篡间"，在该图中无法表示

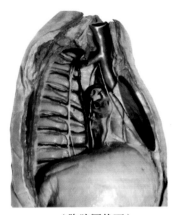
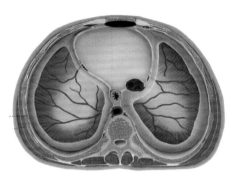

a（胸腔冠状面）　　　　　b（胸腔水平面）

附图 10　纵隔与胸骨间的"胸中"窄区域（灰色半透明椭圆区）解剖图

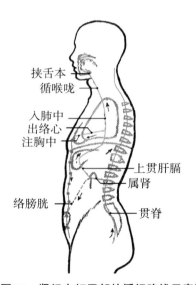

附图 11　肾经在躯干部的循行路线示意图

注：蓝色为足脊上支躯干段（KI-1），绿色为肾舌上支（KI-2），黄色为肺胸中支（KI-3），红色为肾经的脉气所发路线

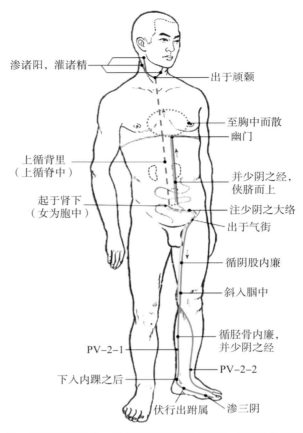

渗诸阳，灌诸精
出于颃颡
至胸中而散
幽门
上循背里
（上循脊中）
并少阴之经，侠脐而上
起于肾下
（女为胞中）
注少阴之大络
出于气街
循阴股内廉
斜入腘中
循胫骨内廉，并少阴之经
PV-2-1
PV-2-2
下入内踝之后
伏行出跗属
渗三阴

附图 12　冲脉循行路线、肾经胸腹下支及少阴之大络的分布示意图

注：紫线为腹喉上支（PV-1），绿线为腹足下支（PV-2），蓝线为腹浅上支（PV-3），红线为肾经的脉气所发路线，橙色为少阴之大络，虚线为体腔内行段

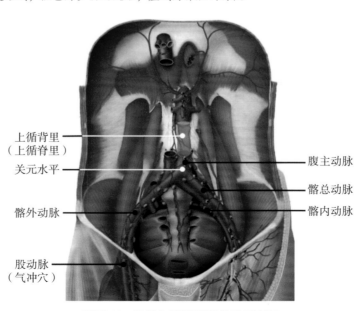

上循背里
（上循脊里）
关元水平
髂外动脉
股动脉
（气冲穴）
腹主动脉
髂总动脉
髂内动脉

附图 13　冲脉与腹腔动脉关系示意图

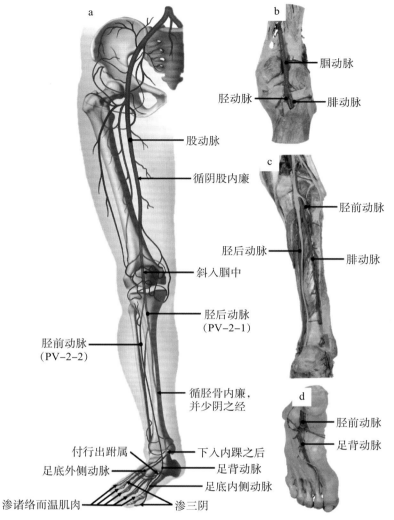

股动脉

循阴股内廉

腘动脉

胫动脉

腓动脉

胫前动脉

胫后动脉

腓动脉

斜入腘中

胫后动脉
（PV-2-1）

胫前动脉
（PV-2-2）

循胫骨内廉，
并少阴之经

胫前动脉

足背动脉

付行出跗属

下入内踝之后

足底外侧动脉

足背动脉

足底内侧动脉

渗诸络而温肌肉

渗三阴

附图 14　冲脉与下肢动脉关系示意图

注：a 为下肢区，b 为膝后区，c 为小腿后区，d 为足背区

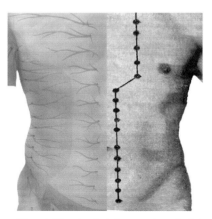

附图 15　神经末梢丛与冲脉肾经交会穴在腹部的分布

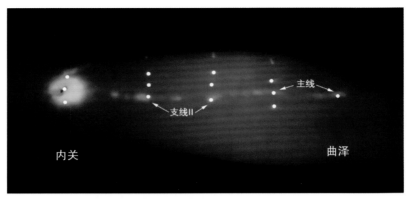

附图 16　左臂内关注射荧光素钠后的迁移轨迹

注：迁移线沿两筋之间的内关穴逐渐偏向桡侧，沿心包经支线Ⅱ上行，再回到心包经的主线上

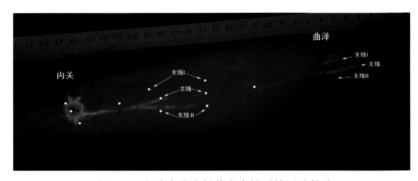

附图 17　左臂内关注射荧光素钠后的迁移轨迹

注：主迁移线除与附图 16 相同外，在偏向桡侧处有一分叉，分出的一支有继续沿心包经主支移动
的倾向。主迁移线过肘部后有继续向尺侧偏移的倾向

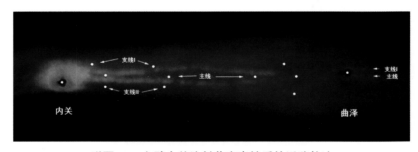

附图 18　左臂内关注射荧光素钠后的迁移轨迹

注：其中上面一条先偏向桡侧后又偏回到主线，另一条（下面）先偏向尺侧后又偏回到主线，到肘
部为基本平行的两条

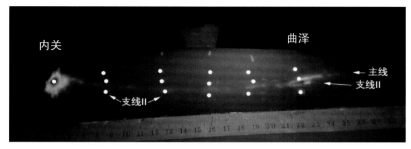

附图 19　左臂内关注射荧光素钠后的迁移轨迹

注：过肘后的迁移线明显偏向尺侧

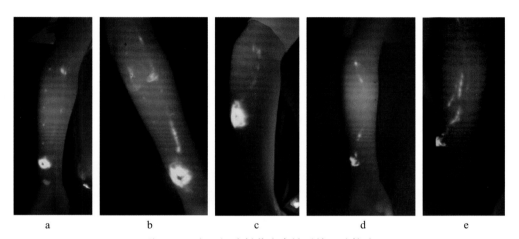

附图 20　左心经注射荧光素钠后的迁移轨迹

注：a，b，d 为在神门上 2 寸注射；c 为在神门上 6 寸注射；e 为在神门上 4 寸注射

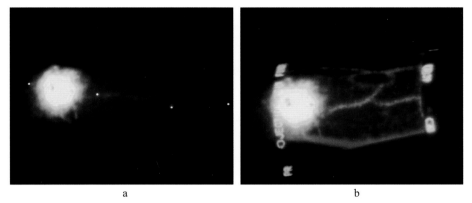

附图 21　1 例肺经注射荧光素钠的迁移轨迹

注：a 为左臂肺经注射荧光素钠后的迁移轨迹，b 为与静脉显像仪的比较

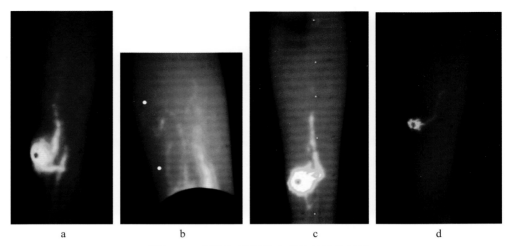

附图22　3例肺经注射荧光素钠的迁移轨迹

注：a为右肺经腕横纹上2寸注射荧光素钠后出现4条迁移线；b为同一例偏桡侧照相放大，并将注
射点附近的扩散光斑用物体遮挡，最左边一条在肺经实测线（白点）偏内侧一点，另3条与心包经
主线和两条支线位置接近；c为肺经腕横纹上2寸注射荧光素钠后，向尺侧扩散一点，然后沿心包
经主线迁移；d为右肺经腕横纹上6寸注射荧光素钠后，持续向尺侧迁移

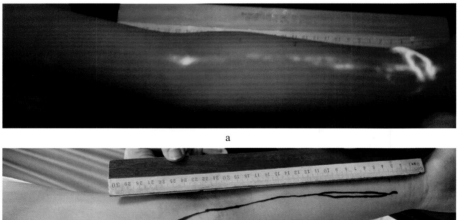

附图23　1例大肠经注射荧光素钠的迁移轨迹

注：a为左大肠经注射荧光素钠后先横向心包经偏移，然后沿心包经向上迁移，过肘后上行到臂内
阴的地方；b为用标记笔标记荧光素钠轨迹后，在正常光线下拍摄

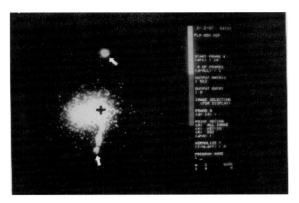

附图 24　小型猪胃经低流阻通道注射同位素后出现的循经离心迁移

注：＋为注射点，△为标记的低流阻点

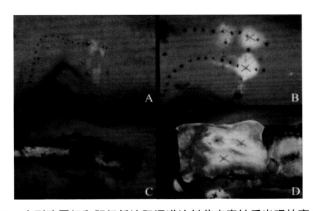

附图 25　小型猪胃经和胆经低流阻通道注射荧光素钠后出现的离心迁移

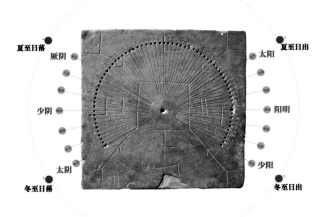

附图 26　三阴三阳的定义图

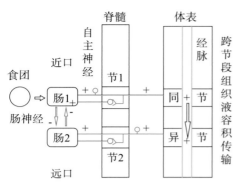

附图27　内脏活动保持稳态的神经体液
联合调节机制

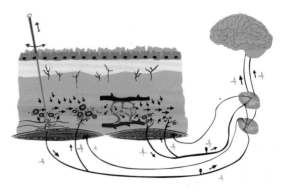

附图28　针刺形成循经感传的神经体液
接力传递机制

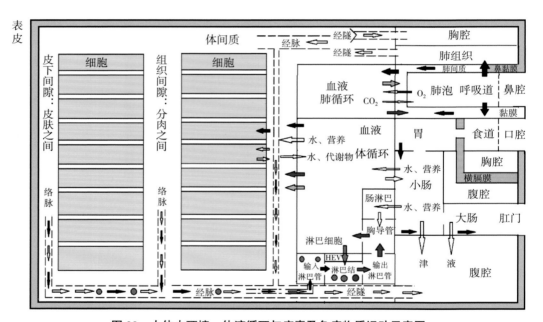

图29　人体内环境、体液循环与病毒及免疫物质运动示意图

　　注：空箭头为水、营养和代谢物的运动方向，黑箭头为病毒侵袭方向，黄箭头为炎症因子释放，绿箭头为淋巴细胞穿越高内皮细胞小静脉（high endothelial venule，HEV），紫箭头为适应性免疫应答，蓝球为抗原提呈细胞，绿球为B细胞，紫球为T细胞

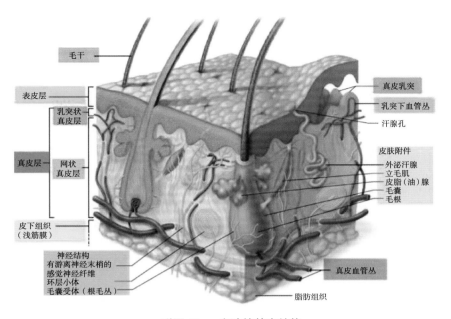

毛干

表皮层

乳突状
真皮层

真皮层

网状
真皮层

皮下组织
（浅筋膜）

神经结构
有游离神经末梢的
感觉神经纤维
环层小体
毛囊受体（根毛丛）

真皮乳突

乳突下血管丛

汗腺孔

皮肤附件
外泌汗腺
立毛肌
皮脂（油）腺
毛囊
毛根

真皮血管丛

脂肪组织

附图 30a　皮肤的基本结构

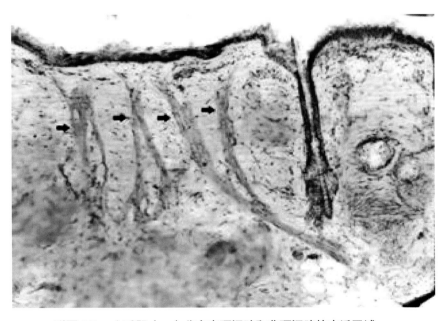

附图 30b　立毛肌（→）分布在顶汗腺和非顶汗腺的广泛区域

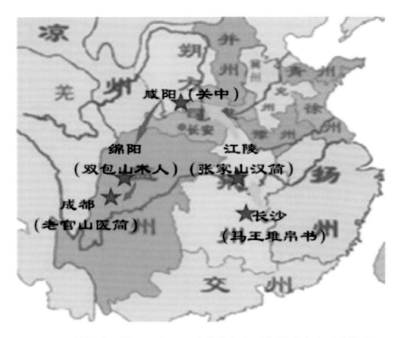

附图 31　楚蜀地区的四处出土经脉著作与白氏和景氏家族活动的关系

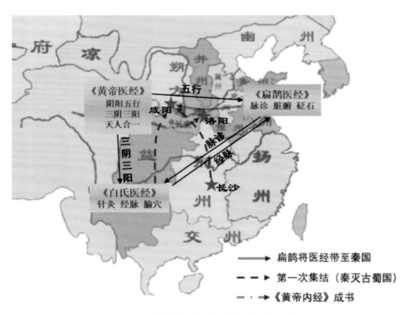

附图 32　《黄帝内经》成书路线示意图